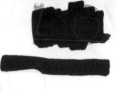

Vacunas

UNA GUÍA PARA PADRES INTELIGENTES

Vacunas

UNA GUÍA PARA PADRES INTELIGENTES

Cómo tomar decisiones seguras y sensatas sobre los riesgos, beneficios, y alternativas

AVIVA JILL ROMM

C.P.M., Especialista Herbolaria A.H.G.

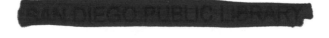
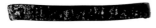

Inner Traditions en Español
Rochester, Vermont

Inner Traditions en Español
One Park Street
Rochester, Vermont 05767 USA
www.InnerTraditions.com

Inner Traditions en Español es una división de Inner Traditions International

Titulo original: *Vaccinations: A Thoughtful Parent's Guide* publicado por Healing Arts Press, sección de Inner Traditions International, EEUU

Traducción al español por Martha Laura Malo Esparza de la edición en inglés de Inner Traditions International

Nota para el lector: La intención de este libro es ser sólo una guía informativa. Los remedios, enfoques y técnicas descritos aquí, tienen el propósito de complementar y no ser un sustituto de un cuidado médico profesional o un tratamiento. No deberán usarse para tratar alguna enfermedad seria, sin previa consulta con un profesional calificado en el cuidado de la salud.

ISBN-13: 978-1-59477-005-0
ISBN-10: 1-59477-005-0

Impreso y encuadernado en los Estados Unidos de Lake Book Manufacturing

10 9 8 7 6 5 4 3 2 1

Diseño de texto y arreglos por Priscilla Baker
Este libro fue tipografiado en Janson, con Arepo como un tipo de exhibición

Contenido

Prólogo

Vacunas: una guía para padres inteligentes, proporciona a los lectores una mirada a los muchos aspectos de este tema controversial, que es una preocupación creciente para los padres de hoy. Muchos de ellos se esfuerzan para encontrar las respuestas a sus preguntas sobre las vacunas, deseando obtener el panorama completo. Aviva Jill Romm enfrenta a los lectores con los riesgos y beneficios de las vacunas, de las enfermedades prevenibles con vacunas y la investigación más reciente sobre los acercamientos de la inmunidad y la prevención de enfermedades. Toda esta información ayuda a los padres a tomar decisiones informadas sobre la inmunización de sus hijos.

Elección es la palabra clave y una que con frecuencia no se les presenta a los padres. El hecho de que puedan decidir si vacunan o no a sus hijos es, a veces, un concepto nuevo y presenta algunos obstáculos. Entender la salud y la enfermedad, aprender cómo prevenir las enfermedades, cuando sea factible, y elegir el tratamiento con los menos riesgos posibles, son la clave de una óptima salud para nuestros hijos y familias. La libertad de elección en el cuidado de la salud, incluye la decisión de vacunar o no. Los padres deberían preguntar sobre el uso rutinario de las vacunas, investigar el tema, hacer preguntas y leer la literatura informativa. Esto no constituye una desconformidad, sino mejor aún, promueve las decisiones educadas. Los padres bien informados pueden hacer mejores elecciones para sus hijos.

Vacunas: una guía para padres inteligentes, cubre otro importante tema en el cuidado de la salud, que es la prevención de la enfermedad. Para algunos padres, el concepto de prevención también puede ser algo nuevo. El prevenir la enfermedad al adoptar cambios más saludables en el estilo de vida —incluyendo dieta; el apoyo inmunológico con vitaminas, minerales y hierbas; la mínima exposición a las toxinas ambientales y las actividades físicas— pueden optimizar una buena salud y reducir el riesgo de volverse enfermizos. Este libro ofrece a los padres muchas maneras de incorporar la prevención como parte de su estilo de vida familiar. Un niño con un saludable y fuerte sistema inmunológico, tiene mejor resistencia y una vital respuesta inmunológica cuando se necesita, disminuyendo la frecuencia y severidad de las enfermedades.

Hablar sobre un tema tan controversial no es una tarea fácil y una que yo, en lo personal, no desearía afrontar. En medio de la abrumadora cantidad de información contradictoria en la literatura, el reto de proporcionar una balanceada perspectiva sobre el tema, no podría haber sido sencillo.

Vacunas: una guía para padres inteligentes no toma partido. En lugar de eso, proporciona a los lectores una acertada información, para que puedan elegir inteligentemente cuando tomen decisiones sobre la salud de sus hijos. Romm habla del libro como un puente que une ambos lados, con la meta común de una óptima salud para todos los niños. Este libro es ese puente.

Mary L. Bove, N.D.
Clínica de Naturopatía de Brattleboro
Brattleboro, Vermont

Reconocimientos

Este libro ha necesitado un enorme apoyo, en términos de un esfuerzo de tiempo e investigación, para proporcionarle a usted, el lector, una precisa, actualizada y útil información. Le debo un eterno agradecimiento a mi esposo, Tracy, que tuvo que soportar mis incontables horas en la computadora y más horas de mí, tendida en el piso con libros y artículos apilados a mi alrededor (artículos por los que él pasó muchas horas buscando en bases de datos en línea y en bibliotecas médicas), y aún más, por sus oídos abiertos cuando hablaba, mitad con él y mitad conmigo misma en voz alta, sobre los muchos interesantes y problemáticos detalles, "hechos" y opiniones con los que me topé en mi investigación. Estoy segura de que en realidad, lo último que él quería a media noche en la cama, era oír sobre echinacea, polisacáridos y macrófagos, pero verdaderamente me escuchaba con gentileza, aun cuando sus ojos estaban cerrados.

Como partera y especialista herbolaria, no podía pedir por un grupo más rico de colegas y maestros, a quienes también tengo el honor de llamar amigos. A través de los años, éste se ha convertido realmente en un despliegue de algunas de las personas más pintorescas, dedicadas, humanas, humildes, compasivas, inteligentes, pensadoras independientes y pioneras que jamás haya conocido. Todas tuvieron el tiempo para una pregunta, una información, un acierto, una palabra amable o una valiosa discusión. Y cada una hace una contribución tan inestimable al mundo, que me inspira cada día.

También doy las gracias muy especiales a mis amigos médicos, antiguos y nuevos, y esos otros de ustedes en la pediatría, práctica familiar y obstetricia, que siguen honrando la libertad de elegir el cuidado de la salud —ustedes saben quiénes son.

Gracias a Jon Graham, de Healing Arts Press, por pedirme que escribiera este libro. Jon, hubieron momentos en los que pensé renunciar a este libro —lejos de la complejidad y controversia— pero tu interés en el tema y tu apoyo, me hicieron recordar constantemente qué tan importante es esta información y lo difícil que es para los padres y profesionales revisar este tema. Y para Lee Juvan, por ayudarme a conservar la integridad de este libro en cada paso del camino.

También estoy muy agradecida con mis suegros, Mendel y Anta Romm, por su apoyo emocional cuando nos mudamos "de regreso a casa" a Georgia (¡pueden creerlo: yo, una neoyorquina, llamando casa a Georgia!) mientras escribía este libro, y a todos nuestros amigos, cuyo cariño y ánimo ayudó a que sucediera.

Estoy eternamente agradecida a todas esas familias que me han invitado a sus vidas, casas, nacimientos y preocupaciones sobre los cuidados de la salud, durante los pasados quince años. Sé que muchos de ustedes sienten que han aprendido mucho de mí. Yo debo de decir que el aprendizaje ha sido mutuo y son ustedes los que pueden continuar, para hacer una verdadera diferencia en el cuidado de la salud en Norteamérica. Mantengan sus voces en alto.

Para terminar, a mis hijos, cuya presencia en mi vida vale más de lo que las palabras puedan decir. Que sean bendecidos con largas vidas, mucha felicidad y gran vitalidad.

Introducción

Primum non nocere—Ante todo, no dañar

Controversial desde el principio

Posiblemente hoy en día, no existe un tema de mayor controversia en la medicina que ese de la vacunación infantil. Que el tema pueda hasta describirse como controversial, es en sí mismo discutible, como muchos, sin duda la mayoría, en las profesiones médicas y de salud pública argumentarían que no es discutible y nada menos que una protección universal para los niños, por el uso rutinario de las vacunaciones, es una parodia del cuidado de la salud. Sin embargo, desde el moderno inicio del uso de las inoculaciones en humanos, han habido desacuerdos. Aún tan temprano como la primera mitad de siglo XIX en Inglaterra, existía una ofensa pública y horror sobre la inyección de "material repugnante" dentro del cuerpo, con el propósito de prevenir la enfermedad. De hecho, en 1840, en Inglaterra, el proceso de inoculación conocido como "variolación" se convirtió en un delito.[1] Sin embargo, hoy no es el gobierno el que abiertamente condena a las vacunas, son los padres preocupados y los profesionales médicos. Y aunque en el pasado los desertores de las contemporáneas costumbres médicas, pueden haber sido fácilmente marginados, los actuales padres y profesionales están preparados para defenderse, con argumentos convincentes y bien investigados. Agregue los medios de comunicación a la mezcla y se hace patente que, con el creciente conocimiento público, existe una polémica en nuestra cultura sobre la rutinaria y universal administración de vacunas para niños.

Nuevas preocupaciones sobre los métodos aceptados

Mientras que las campañas de vacunación han recibido una amplia aceptación pública durante la mayor parte del siglo XX, entramos al nuevo milenio con una creciente preocupación por parte del cada vez mayor número de padres y profesionales médicos, en relación con la seguridad de las vacunas cuando se les compara con el riesgo relativo de la enfermedad, en nuestra desarrollada

nación occidental. En los últimos 15 años, esta voz de preocupación, particularmente de los padres, ha crecido convirtiéndose en una formidable fuerza
política, que ha tenido un impacto significativo en las políticas de vacunación
en los Estados Unidos. En realidad, padres como Barbara Loe Fisher, fun-
dadora del Centro nacional de información sobre vacunación, y madre de un
niño lesionado por una vacuna, ha actuado exitosamente como grupo de presión por nuevas políticas del gobierno, tales como la Ley nacional de lesión de
vacunación infantil, de 1986. Esta ley es un programa federal de compensación, que también incluye las provisiones de seguridad de las vacunas, tales
como la obligación de informar y documentar las hospitalizaciones, lesiones y
muertes después de la vacunación.[2] Muchos de los padres actualmente activos
en las políticas de vacunación, lo son también de niños lesionados por las
vacunas. Siguiendo las normas, todos ellos vacunaron a sus hijos antes de
darse cuenta de que las reacciones a ello representaban un riesgo serio. Desafortunadamente, bastante seguido se da el caso de que sólo sabemos de los
peligros de un procedimiento, después de que experimentamos consecuencias
adversas.

Los preocupados argumentan que, para muchos niños, los riesgos de
reacciones adversas a las vacunas tienen más peso que los riesgos de contraer
las enfermedades en cuestión, o la probabilidad de dañinas consecuencias por
el contagio natural de las mismas. Además, ellos sostienen que los índices de
las reacciones a las vacunas son, por lo general, notablemente más altos de lo
que se reporta y que las consecuencias de las vacunas no sólo pueden tomar la
forma de manifestaciones de las que se puede abiertamente informar, tales
como las convulsiones y muerte, pero también puede mostrarse como los
crónicos, insidiosos y aparentemente inexorables problemas de salud que
están aumentando en nuestra sociedad, incluyendo asma, alergias, diabetes,
incapacidad de aprendizaje y desórdenes auto-inmunes, como la esclerosis
múltiple, lupus eritematoso, artritis, cáncer y SIDA. Muchos opositores a las
vacunas agregan una importancia política a este debate, insistiendo en que
existen subyacentes motivos económicos por parte de los fabricantes, además
de un deliberado intento por parte de la profesión médica, para ocultar las
reacciones adversas, por el miedo al litigio.

A la inversa, los defensores de la vacuna argumentan que mientras que, sí,
existen riesgos inherentes a la vacunación, estos son mínimos e insignificantes,
comparados con el riesgo potencial de las "enfermedades prevenibles con las
vacunas", como se les llama a las enfermedades por las que se vacunan a los
niños, y con la certidumbre de epidemias en la ausencia de los comprensivos
programas de vacunación. Además, sostienen que los riesgos de la vacuna

parecen ser significativos, sólo contra el actual horizonte de una sociedad libre de periódicas epidemias de enfermedades infecciosas que amenazan la vida, un producto de omnipresentes programas de vacunación que existen desde hace mucho tiempo.

Por el contrario, los negativos reportan, basados en la historia de la evidencia epidemiológica, que los índices de enfermedad para la mayoría de los padecimientos infecciosos ya estaban en descenso antes del nacimiento de las masivas campañas de vacunación, atribuible a las mejoras en la higiene y las condiciones de vida, una mejor nutrición, medidas sanitarias públicas, agua potable más limpia y, secundariamente, un mejor acceso al cuidado médico.

Un debate emocional

En momentos, parece que los argumentos sobre la vacuna, de ambos lados del debate, son claros y substanciales; en otros, histéricos y poco claros; los dos lados parecen tomar una postura blanca o negra, con poco espacio para una discusión sensata y un respeto mutuo, y ambos proporcionan una evidencia emocionalmente distorsionada para apoyar sus casos. Existen no pocas historias de los horrores de las enfermedades epidémicas anteriores a las vacunas, y es abrumador el número de desgarradoras historias de niños dañados por ellas. Esto les dificulta a los padres decidir si vacunan a sus hijos, y cuándo y cómo hacerlo, para optimizar su salud y seguridad. Es comprensible que muchos padres encuentren difícil, si no es que imposible, inyectar concientemente material enfermo en sus perfectamente sanos y florecientes hijos, sabiendo que la posibilidad de reacciones adversas es muy real, aunque mínima. Como un activista de las vacunas dijo, si le sucede una reacción adversa a su hijo, entonces el riesgo es del 100 por ciento. Por otro lado, los padres están muy preocupados por la posibilidad de que sus saludables hijos sean dañados por enfermedades que son posibles de prevenir.

Fuerzas políticas contra la libertad personal

La fuerza política detrás del campo a favor de la vacunación, permite un saludable desacuerdo y una discusión pública entre dos preocupadas partes, para empeorar las medidas punitivas para aquellos que no estén dispuestos a adaptarse. Los reducidos cupones WIC para las madres que no vacunan a sus hijos, el litigio en contra de los padres que no cumplen con los recomendados programas de vacunación, la dificultad de inscribir a los niños en la escuela y hasta la amenaza de la Corte, de vacunar a los niños en contra de la voluntad de los padres, son todos escenarios familiares para aquellos que escuchan historias de padres que trataron de ejercer su libertad de elección en el cuidado de la salud. Aquellos que deciden no vacunar, se ven forzados, al inscribir a sus hijos en la escuela, a firmar lo que una madre, nutrióloga y esposa de un médico, describe como los formatos de la "mala mamá". Estos establecen enfáticamente que, como padre que decide no vacunar o a hacerlo selectivamente, usted está concientemente sometiendo a su hijo al riesgo de enfermedades que amenazan la vida, y que acepta toda la responsabilidad de que su hijo pueda ser dañado permanentemente o morir como resultado. Los padres que abiertamente deciden no vacunar a sus hijos, ya sea debido a sus razones filosóficas, religiosas o hasta médicas menores, son castigados por rehuir lo que se ha llegado a considerar como la obligación del honesto ciudadano norteamericano. Por supuesto que a ningún doctor ni administrador escolar se le pide que firme un formato similar, aceptando la responsabilidad total de que los padres acepten las vacunaciones y el niño sea dañado. Tampoco lo harían.

Sin contar con un significativo soporte político, aquellos que se oponen a los mandatos de las vacunas y desean opciones de vacunas más seguras, confían en grupos de apoyo, de fuentes de información y ejercen presiones políticas para influenciar a los padres, los médicos y la política. Sólo en los años recientes ha sido que políticos, como el Diputado Dan Burton, cuyo nieto fue dañado por las vacunas y ahora es autista, ha tomado el asunto de la vacuna como una abierta agenda política. Por ejemplo, el Diputado Burton ha sido una fuerza móvil detrás de la recientemente completada audiencia congresista, para investigar las posibles ligas entre las vacunas del sarampión, paperas y rubéola (SPR) y el autismo.

Lo que está claro para muchos, es que el problema de las vacunaciones a infantes es uno que todo padre enfrentará, ya que se espera que todo niño norteamericano que pueda ser vacunado, lo será. Hasta hace poco, sólo unos cuantos padres se habían cuestionando en algún momento el uso rutinario de las vacunas para sus hijos, pero con la creciente divulgación pública de las posibles conexiones entre las vacunas y problemas tales como la toxicidad de mercurio, cáncer y el autismo, más padres están tomando nota e investigando estos asuntos.

En realidad, la controversia de la vacunación es un doble debate que se extiende más profundamente, que sólo el tema de una vacuna segura y eficaz. También es una pregunta de si uno tiene el derecho individual para elegir si se vacuna o no. De hecho, la discusión deja al descubierto los mismos cimientos filosóficos de la libertad individual, sobre los que nuestra nación está construida. El asunto de la libertad personal se yuxtapone con la seguridad pública. Puesto de forma sencilla, el mandato público en el que las campañas de vacunación descansan, consiste en que el individuo no tiene la libertad de arriesgar la salud pública, al decidir no vacunar. Esta premisa asume que son los miembros no vacunados de una población, los que amenazan el bienestar de los que sí lo están, y que son las mismas vacunas las principales responsables de promover la salud en nuestra sociedad. Muchas suposiciones y conjeturas están implícitas en este axioma, al igual que las semillas de más de unas cuantas excelentes preguntas. Por ejemplo, si las vacunaciones son tan eficientes, entonces, ¿por qué una pequeña parte de la población que no está vacunada, amenaza a una bien protegida totalidad? ¿Por qué la vacuna de polio vivo ha estado en uso continuo, a pesar del hecho de que el único incidente de la polio en los Estados Unidos en más de una década, ha sido un resultado directo de recibir una vacuna de polio vivo o de la exposición a alguien que había sido vacunado con polio vivo? Ciertamente, los éticos biomédicos han ignorado por mucho tiempo a la vacunación como un tópico ético biomédico, pero también es necesario que se explore desde este ventajoso punto. ¿Dónde empiezan y terminan la libertad individual y la responsabilidad social? Aún más importante, ¿quién decide, y en qué conjeturas y evidencias se basa?

Buscando el equilibrio

Soy conservadora en mis puntos de vista sobre la vacunación, y como partera y proveedora de cuidado de la salud, soy una incondicional partidaria de las medidas de salud pública. No soy tan inocente ni presumida como para asumir que las medicinas alternativas y la vida saludable son siempre suficientes para prevenir o tratar las enfermedades. Además, habiendo visto lo que la enfermedad puede hacer al cuerpo humano, agradecida me inclino ante la ciencia médica. Con todo, también soy una ardiente defensora de la libertad individual en el cuidado de la salud, en particular cuando se trata de inyectar en el cuerpo sustancias que se sabe causan reacciones adversas y que, a largo plazo, pueden provocar desórdenes crónicos. En mi mente, esto pertenece claramente al reino de la decisión personal. Como científica, conservo la mente abierta a la investigación de nuevas posibilidades, y como una al servicio de la humanidad, estoy abierta al primer orden de la doctrina médica *"primum non nocere"* ante todo, no dañar. Habiendo visto de primera mano el incremento en problemas crónicos de la salud infantil por varias décadas, me preocupan las implicaciones de las vacunas en nuestra salud continuada como una especie humana. Y habiendo encontrado familias cuyos hijos han sido visiblemente dañados por las vacunas, me pregunto por qué no existe más investigación sobre la seguridad de las mismas. Aunque las reacciones serias adversas pueden ser la excepción de la regla, definitivamente ocurren. Si tan siquiera existe una posibilidad de que el incremento en las discapacidades de aprendizaje infantil o los problemas de comportamiento que actualmente vemos, estén relacionados con las vacunas, entonces yo diría que es necesario hacer más evaluaciones. Mientras tanto, regularmente padres de todo el país me siguen preguntando sobre las vacunaciones. Están preocupados, quieren tomar las decisiones correctas para sus hijos y no saben dónde encontrar una perspectiva equilibrada. Por lo tanto, cuando mi editor me trajo la idea de escribir un libro sobre este tema, me acepté.

Al escribir un libro controversial, inherentemente uno toma un riesgo. Cuando un médico colega mío se enteró de mis planes de asistir a la escuela de medicina durante los siguientes años, en una nota personal me advirtió que en mis entrevistas en esa escuela no mencionara este libro, temiendo que yo fuera prejuzgada por haber escrito un libro que admite cualquier problema con las vacunas. Esto no me sorprendió, ya que en la extensa investigación que hice para preparar este libro, existe un tono irónico en la literatura médica hacia cualquier noción que cuestione a las vacunas, y la mayoría de los autores de artículos médicos, van hasta cierto límite para reafirmar la importancia de continuadas e ininterrumpidas prácticas de vacunas, a pesar de la prueba de que están asociadas con numerosos problemas de salud. También existe el reto personal de escribir un libro que proporciona una perspectiva equilibrada, cuando la literatura está repleta de información aparentemente contradictoria. Una minuciosa revisión de la literatura médica, incluyendo artículos en revistas y libros de texto sobre microbiología, inmunología y epidemiología médicas, nos proporciona un distinto sentido de los beneficios de vacunación, con por lo general poca, si es que hay alguna, mención de secuelas dañinas bien documentadas de las vacunas. Uno debe cavar más profundamente para encontrarlas. Los efectos colaterales son considerados inconveniencias menores o desechados como "definitivamente no causales", "riesgos necesarios" o posiblemente sólo "causales". Los estudios que claramente explican la causalidad de la vacuna en reacciones adversas, con frecuencia se dice que tienen defectuosas metodologías de investigación.

A la inversa, las personas y los grupos que proclaman los riesgos y peligros de las vacunas, a menudo parecen hacerlo en un vacío epidemiológico, al parecer ignorando la clara evidencia del impacto directamente positivo que las vacunas han tenido en la reducción y erradicación de la enfermedad. Cuando se habla de la evidencia epidemiológica, parece que para reafirmar sus creencias, ambos lados destacan selectivamente o disminuyen ciertos aspectos de los argumentos. Esto hace difícil hasta para la mayoría de los juiciosos lectores llegar a una clara y definitiva conclusión sobre las vacunas. Además, la investigación ocurre en una variedad tan amplia de ambientes y las vacunaciones se usan en poblaciones de una gran diversidad, que lo que podría ser verdad en un ambiente, no puede necesariamente proyectarse al otro. Para poder vacunar contra el tétanos a recién nacidos en la India, puede ser necesario un argumento totalmente diferente al que se requiere para vacunar contra el tétanos a todos los niños, en los Estados Unidos. Lo mismo pasa con las vacunas contra hepatitis B, pertussis y Hib (hemophilus influenza tipo B), entre otras. Ciertamente que para tomar decisiones apropiadas, se deben de considerar de forma individual todos los lados del argumento.

Otro riesgo que uno corre al decidir escribir imparcialmente sobre un tópico controversial, es que ningún lado se siente exonerado por el trabajo y, por lo tanto, ambas partes lo rechazan. Pero en este libro no se trata de escoger partido, ni consiste en hacer un argumento equivocado y otro correcto. En realidad, este libro busca ser un puente que una las partes en un deseo común, para lograr una óptima salud para todos los niños. Al tomar un acercamiento holístico para la salud y la enfermedad, este libro reconoce una multiplicidad de acercamientos que no son recíprocamente excluyentes.

El derecho a una elección informada

El propósito de este libro es ayudar a los padres a tomar decisiones inteligentes sobre el cuidado de la salud para sus hijos, operando en la premisa de que lo bueno del individuo y lo bueno de la sociedad no son variables independientes, que recíprocamente se excluyen, sino factores codependientes. Mahatma Gandhi dijo, "cualquier acción que esté dictada por el miedo o coerción de cualquier clase, deja de ser moral". Cualquiera de esas acciones también deja de promover la salud. La enfermedad toma muchas formas, incluyendo la opresión, y como una cultura, debemos decidir qué formas deseamos abrazar.

Promoviendo la salud optima

Como una extensión del debate sobre las vacunas, exploro la naturaleza de la salud y la enfermedad, como algo más que únicamente un fenómeno unidimensional y reduccionista, aunque sí se dirige a las bases biológicas y fisiológicas de la inmunidad. Ofrezco a los lectores opciones para promover una óptima salud infantil a través de la nutrición, higiene, sentido común, manejo del estrés y medicina herbal, sin importar su decisión de vacunar o no. Esto es significativo, no sólo porque los niños saludables son más resistentes a la infección, sino porque existe alguna evidencia que indica que no sólo los niños nutricionalmente bien alimentados pueden evitar las reacciones de las vacunas, sino también que el anticuerpo que responde a las vacunas, puede mejorarse en niños como esos, dando como resultado una enriquecida eficacia de vacuna. Una salud óptima es la clave para una situación ganadora y eso es lo que este libro hace. Todos queremos lo mejor para nuestros propios hijos y para todos los niños. Tengo la esperanza de que este libro apoye a padres y profesionales a encontrar un camino saludable a través del laberinto de la controversia de la vacuna.

UNO

Una historia curiosa

Los intentos documentados de prevenir o reducir la enfermedad, por medio del uso de materiales infectados de personas o animales enfermos, se remonta aún más atrás en la historia de lo que uno se puede imaginar, hace tanto como en el siglo V a.C.[1] De verdad, no es de sorprenderse que por siglos, una de las más grandes preocupaciones humanas haya sido el superar la enfermedad, al considerar que las epidemias y las plagas han diezmado familias enteras en cuestión de días, y a comunidades enteras en unos cuantos años. Sólo en Europa, más de 60 millones de personas murieron de viruela, entre los finales de los siglo XVII y XVIII —abarcando un periodo de tiempo de sólo cien años. En el punto máximo de la epidemia durante el siglo XVIII, Europa perdió aproximadamente 15 millones de personas cada veinticinco años.[2] Millones de los demás quedaron desfigurados para siempre.[3] En realidad, la viruela fue un enorme estímulo para los esfuerzos originales de desarrollar lo que ahora podemos llamar vacunas.

Primeros intentos de vacunación

En el siglo V a.C., la noción de inmunidad aparecio primero en los registros históricos de medicina. En ese momento, el historiador griego Tucídides (460–400 a.C. aproximadamente) tomó nota de que, durante una plaga en Grecia que eliminó a casi un cuarto de la población, algunas personas que habían estado expuestas, escaparon de la infección, mientras que otras se enfermaron y recuperaron y jamás se volvieron a infectar de esa enfermedad.[4] Las actuales prácticas de vacuna se basan en el conocimiento de que un individuo que sobrevive a la exposición de la enfermedad, está posteriormente protegido de dicho padecimiento.

Los intentos de dar inmunidad a la enfermedad, en particular a la viruela, generalmente incorporaba la exudación o la costra de la úlcera de la viruela al protocolo del tratamiento. Supuestamente los chinos intentaron tratar la viruela con la inoculación, tan temprano como en el siglo VI a.C. Sin embargo, el primer registro escrito de tales intentos apareció mucho después y se tituló

The Correct Treatment of Smallpox [El tratamiento correcto de la viruela]. Se le atribuye a una monja budista practicante, durante el reino de Jen Tsung (1022–1063 d.C.). Aparentemente, ella recomendaba seleccionar las costras de un mes, de casos que tuvieran sólo unas cuantas pústulas, excepto en clima caliente, cuando eran de cerca de los quince a veinte días. Las costras se secaban y pulverizaban junto con unas plantas específicas. Luego se usaba un tubo curvo de plata para soplar el polvo en las fosas nasales de aquellos que aún no estaban enfermos.[5] Su elección de pústulas de un caso leve, que se había permitido desarrollar por algún tiempo, después de la etapa más virulenta, indica que ella podría haber meditado la necesidad de inducir una reacción leve, en lugar de una verdadera infección, que podría haber ocurrido por el uso del exudado de víctimas muy infectadas. Las modernas preparaciones, conocidas como atenuación, también suministran material infectado menos dañino, al debilitarlo por medio del calor o al introducirlo en animales vivos.

Otro antiguo texto chino de medicina, *The Golden Mirror of Medicine* [El espejo de oro de la medicina] describe cuatro formas de inoculación contra la viruela:

1. Se tapa la nariz con polvo de costras, extendido sobre lana.
2. Costras pulverizadas se soplan dentro de la nariz.
3. Se le pone la ropa interior de un niño infectado a un niño sano, por varios días.
4. Se rocía un pedazo de algodón con el contenido de una pústula infectada y se mete en la nariz.[6]

A los intentos de tratar la viruela de esa manera se les llamó "variolación" variolus refiriéndose a la viruela. Irónicamente, hasta la fecha, los padres que desean que sus hijos se expongan a las enfermedades infantiles como la varicela, pueden recrear el método 3 dentro de sus familias y entre compañeros. Hasta han habido intentos de enviar ropa "infectada" por correo, entre amigos, para asegurar la exposición de las enfermedades infantiles en los primeros años de la escuela primaria.

El primer intento de variolación oral, llamado "preventivo", parece haber sido a principios del siglo XI, mencionado en un tratado de Wang Tan, un primer ministro chino de los emperadores Sung.[7] Esta práctica también fue ampliamente ejercida por médicos en el Medio Oriente y en la India, donde los brahmanes hindúes lo practicaron en intervalos regulares durante el siglo XVI.[8] De acuerdo con León Chaitow, medicina isopática, el intento para curar la enfermedad por medio del uso de sus propios productos, fue enseñado en la Edad Media por el doctor-maestro Paracelso y este método fue utilizado por los sacerdotes druidas de la antigua Britania y Alemania, en el medioevo.[9] Aparentemente, técnicas similares se estuvieron utilizando en Constantinopla en 1672, donde una anciana mujer circasiana habría cortado una cruz en la piel del "paciente" y aplicado exudado fresco de viruelas en la herida abierta.[10] Lady Mary Wortley Montagu, de Inglaterra, intentó introducir esta práctica en su país, a su regreso de Constantinopla, en 1721.[11]

Jenner y la viruela

Se creía que la viruela era una enfermedad endémica de África, Asia y el Medio Oriente, importada a Europa por los Cruzados y traída a América por los barcos de esclavos y por los conquistadores españoles. Floreció en las sobrepobladas y antihigiénicas ciudades y pueblos de principios de la revolución industrial, donde la alimentación, el agua para beber y los mecanismos para deshacerse de desechos eran inadecuados.[12] De este contexto fue que surgió el trabajo de Edward Jenner.

En la década de 1700, el concepto de inmunidad de una enfermedad que ocurre de forma natural, era un fenómeno reconocido. Las familias conocían el valor de dejar que una enfermedad siguiera su curso a través de la familia, para que ellos no fueran vulnerables a la siguiente epidemia.[13] La idea de inducir artificialmente una leve forma de enfermedad, no era un gran esfuerzo de imaginación y probablemente se predicaba sobre esta observación. El proceso de variolación se volvió común entre las clases altas, en sus intentos de evitar la enfermedad. Era costumbre de la gente visitar la casona del farmacéutico local, conocido como un establo de inoculación, donde el boticario "arañaba los brazos del paciente con un cuchillo y cubría las heridas con vendajes untados con las costras secas de víctimas de viruela".[14] Este proceso podría haber sido precedido por sangrías, hambres y purgas, otras prácticas comunes de ese tiempo.[15] Por lo general, aquellos que recibían el tratamiento de variolación se mantenían encerrados en la casona, de dos a tres semanas, hasta que sus fiebres cedían y las costras de viruela secaban y se caían. En este momento, ya no se les consideraba contagiosos.

Mientras que hubieron numerosos éxitos de la variolación, muchos de los que la recibieron, desarrollaron serios casos de viruela, como un resultado directo y murieron. Los problemas en muchos de aquellos que sobrevivieron incluían a la ceguera, cicatrices y erupciones adicionales de la enfermedad, porque la inmunidad a ésta no estaba garantizada por este tratamiento. Adicionalmente, enfermedades como la sífilis y la tuberculosis estaban con frecuencia presentes en las costras y exudado extraídos de quienes tenían estas enfermedades, además de la viruela, dando una significativa oportunidad a tales padecimientos, para infectar a los receptores de la variolación. De acuerdo con Diodati, más del 75 por ciento de la gente sobrevivía a la infección natural de la viruela, mientras que ninguna de las curas propuestas, ni la variolación, probaron ser medios seguros para tratar a la viruela.[16]

Estaba claro que Jenner (1749–1823), un médico inglés, con frecuencia considerado el "padre de las vacunaciones", no inventó el proceso de variolación; sin embargo, puede haber sido el primero en intentar organizar sistemáticamente la práctica de inoculación.[17] Él debe sus discernimientos originales a un joven granjero y criador de ganado, llamado Benjamín Jesty, que se volvió inmune a la viruela después de contraerla por medio de su ganado. Con toda intención, Jesty inoculó a su esposa y a sus dos hijos pequeños la viruela bovina, para protegerlos de la susceptibilidad a una epidemia de viruela. La familia de Jesty permaneció inmune por quince años. En 1776, Jenner proclamó que las lecheras que contraían la viruela bovina, una enfermedad relativamente menor, no podrían contraer la viruela. Intentó probar esto, al tomar material infectado de la mano de la lechera Sara Nelms e inyectarlo en el brazo de un niño saludable de ocho años llamado James Phipps. Cuarenta y ocho días después, Jenner le inyectó la viruela y no tuvo ningún efecto. Concluyó que el niño había sido vacunado con éxito, el término *vacuna* se deriva de la palabra en Latín *vacca* que significa "vaca". Jenner siguió promocionando públicamente su vacuna. No fue sino hasta unos años después de que sus propios exitosos experimentos se habían publicado, que Jenner reconoció la contribución de Jesty a su propio conocimiento y comprensión.[18] Como era una profesión típicamente dominada por los hombres o la ciencia del momento, la anterior contribución intentada por Lady Montagu no fue reconocida debidamente.

Sin embargo, no pasó mucho tiempo antes de que los colegas de Jenner disputaran su argumentación y él mismo tuvo que admitir que habían habido muchos casos de manos lecheras que contrajeron la viruela, a pesar de una previa infección con la enfermedad del ganado. En respuesta, Jenner creó en 1798 una nueva vacuna utilizando "grasa de caballo", insistiendo que los hombres que antes de ordeñar a las vacas, manejaban esta grasa —una rancia y grasosa secreción parecida al pus de los cascos infectados de los caballos— no podían contraer la viruela. Postuló ahora que se podía proteger a los niños de la viruela, si se les inyectaba con vacunas de vacas que habían sido infectadas con la grasa de caballo. Jenner la llamó "viruela bovina de grasa de caballo" y empezó a publicar sobre el tema. Hasta empezó a inocular a la gente, utilizando secreciones directamente de los caballos. El público se rebeló ante sus propuestas, y cada intento de verificar sus recomendaciones conducían al fracaso.[19]

No obstante, en 1806, cuando el Dr. Robert Willan, un estimado médico de ese tiempo, publicó un tratado sobre vacunas y únicamente mencionó a la vacuna contra la viruela bovina, ésta fue "exaltada como el verdadero medicamento profiláctico" y el público la aceptó con facilidad.[20] Poco después, el Parlamento otorgó a Jenner grandes cantidades de dinero para promover sus vacunas. Con rapidez, se volvió una práctica común darla a todos los infantes, por toda Europa. Sin embargo, hubieron numerosos casos de viruela reportados entre los vacunados. Al principio, se negaron, y luego se decía que cuando los casos ocurrían entre los vacunados, estos eran leves. Cuando estuvo claro que la gente estaba muriendo aún después de haber sido vacunados, se dijo que estos casos eran el resultado de lo que se llamó "vacuna bovina falsa". Se dio una y otra explicación de los fracasos de las vacunas. Una solución propuesta fue dar múltiples vacunas en un tratamiento, cada uno en un lugar diferente del cuerpo. También se sugirió la revacunación.

Afortunadamente, la mayoría de las epidemias de viruela eran autolimitantes y contenidas regionalmente. De acuerdo con Neil Miller,[21] antes de las leyes de vacunas obligatorias de 1853, el más alto índice de mortandad por viruela por cualquier periodo de dos años en Inglaterra, fue de tan sólo dos mil casos. Aunque estaba claro que quienes eran vacunados, fácilmente transmitían la enfermedad a otros; la vacunación impedía que se esparciera, sólo si todos estaban vacunados contra ella. Así, leyes de vacunación masiva obligatoria nacieron a principios del siglo XIX, siendo Bavaria el primer país que inició tales ordenamientos, en 1807.[22] Sin embargo, las más devastadoras epidemias ocurrieron después de la institución de las leyes de vacunación obligatoria. Entre 1870 y 1872 en Alemania, más de un millón de personas tuvieron la enfermedad, de las cuales 120.000 murieron. El 96 por ciento de éstas habían sido vacunadas.[23] Esto pasó quince años después de las vacunaciones obligatorias. Con el tiempo, después de desastrosos brotes de viruela en Europa, los métodos de Jenner se prohibieron, aunque la vacunación contra la viruela continuó hasta 1979, cuando la Organización mundial de la salud (OMS) declaró que la viruela se había erradicado mundialmente.[24] En la actualidad, los requerimientos generales de la vacunación obligatoria varían de un país a otro, desde ciertas naciones en Sudamérica que requieren la vacunación obligatoria en masa, varias veces al año, para todos los niños dentro de cierto rango de edad, a las vacunas obligatorias rutinarias, dadas por una clínica o médico privado, hasta los países de Europa occidental que no tienen leyes de vacunación obligatoria, haciéndolas voluntarias.

El despertar de una nueva era de vacunación:
De Pasteur a la actualidad

Durante los ochenta y siete años entre Jenner y Pasteur, germinaron nuevas ideas y fueron exploradas, en particular aquellas de debilitamiento, definidas como "un cambio particular en el modo de cultivo" que puede "disminuir la virulencia del microbio infeccioso", y el paso de materiales infecciosos a través de animales para reducir su malignidad en la gente.[25] Louis Pasteur, un químico investigador, desarrolló ideas basadas en los métodos de Jenner, perfeccionadas con los avances en el entendimiento científico, con la intención de dirigirse al asunto de la enfermedad animal. Desarrolló vacunas para prevenir el cólera en pollos, así como el antrax en ovejas y el ganado bovino. Reconoció la necesidad de sustituir la vacunación persona a persona con algo más seguro y que tuviera menos probabilidad de transmitir otras enfermedades.

Por ahora, las ideas de atenuación y virulencia se desarrollaron bien, y Pasteur pudo reducir lo infeccioso de las bacterias, para que se pudieran administrar con menos riesgo de causar realmente la enfermedad, mientras aún está dando inmunidad. Lo significativo de esto, es que él utilizó el material derivado de aislar una bacteria específica. Los microscopios aún no eran lo suficientemente poderosos para detectar los virus. Así nació la teoría del germen —su entendimiento de que diferentes organismos causan distintas enfermedades. Esta idea se ha convertido en un fundamento de la bacteriología, inmunología y medicinas modernas. Mientras que Pasteur no pudo aislar el virus de la rabia, reconoció que esta infección era transmitida a través de la saliva. Atenuó el organismo al inyectar la saliva infectada de perro en la médula espinal de un conejo. Posteriormente, cultivó la médula, la secó y utilizó como base de su vacuna contra la rabia. La oportunidad para dar su inyección a un ser humano llegó en el verano de 1885, cuando le llevaron a un joven llamado Joseph Meister, que había sido mordido por un perro rabioso. Dado que no había cura conocida para la rabia en ese tiempo, el experimento parecía únicamente razonable. Después de recibir una serie de inyecciones, cada una más virulenta que la anterior, por un periodo de diez días, Meister seguía con vida, convirtiéndose en la primera persona de la que se tenía conocimiento que había sobrevivido a la mordida de un animal rabioso.[26]

NO TODA LA POPULARIDAD

El trabajo de Pasteur no fue recibido con aclamación pura. De hecho, muchos de sus contemporáneos dijeron que sus vacunas contra la rabia mataban a más personas de las que curaba.[27] "Los críticos de Pasteur notaron que frecuentemente se daba el caso de que el mismo animal sospechoso, había mordido a más de una persona y a quienes no recibían la vacuna de Pasteur, les iba igual, si no es que mejor, que a los que sí las tenían. En algunos casos el animal que no recibía tratamiento sobrevivía, mientras que el paciente tratado, fallecía".[28] En efecto, la vacuna fue extremadamente reactiva y causó numerosas muertes. En ese momento, había un tremendo clamor contra las prácticas de vacunación para los humanos. Plotkin y Mortimer las describen como "cáusticas protestas contra cualquier tipo de vacunación".

Sin embargo, Pasteur era tan sabio como listo y para continuar su misión, utilizó sus habilidades para establecerse a sí mismo como una autoridad internacional en vacunas, fundando el Instituto Pasteur. No obstante, las acusaciones contra él siguieron. Se había sugerido que muchas de sus curas podrían haber sido inventadas.[29] En 1905, Paul Remlinger, un médico militar que se había entrenado en el Instituto Pasteur y que por cinco años supervisó prácticas antirrábicas en Constantinopla, divulgó que para evitar la publicidad adversa, el Instituto calladamente había ocultado un alto incidente de parálisis y otros desórdenes neurológicos, debido a las vacunas contra la rabia.[30]

Existen más interrogantes sobre la integridad de Pasteur y la originalidad de su trabajo. Por ejemplo, en 1887 el laboratorio de Pasteur publicó un ensayo sobre el exitoso desarrollo de una vacuna de cólera muerta, clamando el crédito del descubrimiento, a pesar del hecho de que dieciséis meses antes, los científicos Edmund Salmon y Theobald Smith, de Norteamérica, habían publicado un ensayo para este efecto.[31] Ellos estaban trabajando para el Departamento de Agricultura de los Estados Unidos, en el momento de su descubrimiento de la vacuna de cólera muerta, y su aclamación no fue de ningún modo, nada cercano a lo grande que fue la de Pasteur. Sin embargo, el gobierno norteamericano y el Instituto Pasteur estuvieron sumergidos en una disputa sobre los derechos del descubrimiento, por varios años. Interesantemente, la vacuna de Pasteur estuvo en uso hasta 1953 y en la historia o en los libros médicos hay escasa mención de sus principios cuestionables.

Los contemporáneos y colegas de Pasteur también habían empezado a hacer significativos descubrimientos sobre la inmunidad y los patógenos. En 1882, Élie Metchinkoff descubrió los fagocitos, las células blancas de la sangre que destruyen a los organismos invasores: Paul Ehrlich demostró la inmunidad pasiva adquirida, la habilidad de los mamíferos hembras, de conferir inmunidad a sus crías, a través de la leche materna, y también hizo importantes descubrimientos sobre anticuerpos. En París, Pierre Roux y Alexandre Yersin demostraron que era la toxina de la difteria la que conducía a los síntomas clínicos de esta enfermedad. Y en Alemania, Emil von Behring descubrió la base de la vacuna contra la difteria: la antitoxina. Desafortunadamente, con frecuencia, estas preparaciones fueron letales para los humanos. Fue Ehrlich quien descubrió la estrategia de la dosificación para la toxina de la difteria, que todavía se sigue en la actualidad.[32]

¿LOS MICROORGANISMOS CAUSAN LA ENFERMEDAD?

La simple noción de que las bacterias (y, ahora reconocemos, los virus) causan la enfermedad, encaja perfectamente en el cada vez más mecanicista punto de vista mundial, de finales del siglo XIX. La teoría era algo como esto: existen microorganismos en el medio ambiente, que se meten en nuestro organismo y nos enferman, los matamos con sustancias poderosas y nos recuperamos. O los prevenimos de que nos enfermen con diferentes y poderosas sustancias (vacunas) y no nos enfermamos. Principio y fin. Pero no todos los científicos de esos tiempos estaban satisfechos con esta sencilla perspectiva mecanicista.

Pierre Jacque Antoine Bechamp, un científico contemporáneo de Pasteur, y cuyo trabajo tiene todo menos haber caído en la oscuridad, estuvo trabajando constantemente hacia un mejor entendimiento de los microorganismos y la enfermedad. En realidad, existe la sugerencia razonable de que mucho del trabajo de Pasteur, estuvo cimentando en los descubrimientos de Bechamp, sobre la influencia de los microorganismos en la fermentación, y que en cierto grado, Pasteur puede haber plagiado el trabajo de este científico.[33]

Bechamp no creía que los microorganismos causaran la enfermedad, sino que surgían y se multiplicaban en algún estado de indisposición, siendo las formas maduras de los organismos, llamadas microcimas, que habitan naturalmente en nuestras células. Esta creencia, de que las bacterias no podrían existir sin un entorno o medio de apoyo, era compartida por medicos eclécticos (médicos que incorporaron la botánica, la homeopatía y las terapias nutricionales a sus prácticas) de finales del siglo XIX y principios del XX, quienes veían a la "materia mórbida" como un material productor de enfermedad, que proporcionaba un medio para el crecimiento bacterial. De hecho, a las bacterias se les veía como organismos capaces de romper la materia mórbida y "limpiarla".[34] Lindlahr, que fue un médico como aquellos y el autor del libro *Nature Cure* [Cura natural], veía a la enfermedad crónica y aguda, como manifestaciones de vitalidad disminuida, que permitía que se acumularan en el cuerpo la materia de desecho y las toxinas, y formaran caldos de cultivo para la enfermedad. A las bebidas alcohólicas y estimulantes narcóticos, drogas, vacunas, antitoxinas, envenenamiento accidental y supresión de enfermedades agudas (limpieza de la naturaleza y esfuerzos sanadores) se les consideraban factores que contribuían a disminuir la vitalidad.[35]

El contraste de los dos puntos de vista, se puede comparar con las contemporáneas perspectivas alópatas contra el criterio holístico de salud y enfermedad. En el último, los organismos fuera del cuerpo causan la enfermedad que lo invaden al azar. En éste, se cree que un cuerpo sano puede resistir la generación de la enfermedad, mientras que el tejido débil o enfermo proporciona un gran caldo de cultivo para las infecciones. En el anterior punto de vista, el ser humano no puede ejercer ninguna influencia sobre la infección, siendo totalmente vulnerable al medio ambiente. En el último, el individuo puede afectar la salud, a través de la nutrición y otras prácticas que la promuevan y permite el fortalecimiento individual.

En cambio, lo que parece ser sólo una extraña porción de la historia, en realidad proporciona tierra fértil para argumentos en los terrenos filosóficos y fisiológicos, ambos a favor y en contra de la vacunación. Como lo pone el crítico de la vacuna, León Chaitow, "esta divergencia de puntos de vista, es fundamental para la comprensión de las alternativas para estandarizar los procedimientos de inmunización", con el argumento alternativo reforzado por la realidad, de que no todos aquellos expuestos a los agentes infecciosos adquieren la enfermedad asociada con esos organismos en particular.[36]

Al final del siglo XIX, la medicina moderna iba por buen camino hacia una casi decidida batalla importante contra los organismos infecciosos. Existían dos vacunas de virus humanos, la vacuna Jenner contra la viruela y la Pasteur contra la rabia, ambas vacunas vivas. También había tres vacunas bacterianas humanas: cólera, peste y tifoidea, todas usaban bacterias muertas. Las teorías fundamentales de inmunidad y vacunación fueron establecidas, y mientras que han sido elaboradas y refinadas, hoy continúan en la actualidad para formar la base de estas ciencias.

LAS VACUNAS MODERNAS

Constantemente se están investigando y desarrollando nuevas vacunas, en un esfuerzo para eliminar o erradicar enfermedades como el SIDA y el cáncer, así como otros "problemas" de la existencia humana —hasta el embarazo, en la forma de anticonceptivos transmitidos con vectores basados en la vacuna. El tiempo entre el inicio de la década de 1900 y principios de los años 1970s, fue de un rápido desarrollo y refinamiento de la vacuna, produciendo la mayoría de las inoculaciones comunes para los niños, que se utilizan en la actualidad. Las investigaciones están también en el camino para encontrar métodos de administrar las vacunas en países en vías de desarrollo, para reducir los problemas que surgen de la falta de almacenaje en frío, y acceso adecuado a agujas estériles para las inoculaciones inyectables. Por ejemplo, en la actualidad los alimentos están genéticamente alterados para controlar las paperas, a fin de tener un sencillo y reconocible método amplio de suministro generalizado de vacunación contra esta enfermedad, que aún es una causa mayor de mortandad y enfermedad en los países en vías de desarrollo.

En 1912, Jules Bordet y Octave Gengou desarrollaron la primera vacuna contra la pertussis, y buscaron detener la difusión de la tosferina en Tunisia. Las bacterias se crecían en grandes peroles y se mataban con calor, además se le agregaba formaldehído como un conservador. Esta mezcla se inyectaba a los niños, aunque se sabía que contenía impurezas, porque no se conocía la forma de separar los antígenos (el mecanismo protector). Se le consideraba como una vacuna cruda. Irónicamente, una vacuna muy parecida, la pertusis de célula completa, se usó en los Estados Unidos hasta hace sólo unos cuantos años. Los intentos para purificar y mejorar la vacuna contra pertussis fueron continuos, creando una confusión tal en los mercados europeos y americanos, que en 1931 la Asociación Médica Norteamericana (AMN) la quitó de su lista de drogas aprobadas.[37] En la década de 1940 se descubrió que agregando un "auxiliar" a la vacuna, una sustancia que aumenta la estimulación de la producción de anticuerpos de la vacuna, podría mejorar su efectividad, mientras que permitía que se usaran menos bacterias. En 1943 Pearl Kendrick, una investigadora norteamericana quien, en 1932 había dedicado el trabajo de su vida a la investigación de la vacuna contra pertussis, documentó que el alumbre o sustancias basadas en el aluminio, podrían servir para este propósito. Entonces, fueron agregados a esta vacuna. Hasta la fecha, muchas de ellas aún incluyen estos tipos de sustancias (para bien o para mal, como se verá en el capítulo 3). La misma investigadora, pensando en la molestia de los niños al recibir múltiples inyecciones, fue la responsable de haber combinado pertussis con la difteria y el tétanos, para producir la vacuna PDT. Como veremos después, de todas las vacunas, a la pertussis se le ha implicado en un gran número de reacciones a la misma, que ha sido un problema desde el principio de su uso. Hace varios años, los médicos norteamericanos empezaron a ofrecer a los padres la opción de usar la vacuna contra pertusis acelular, hecha con las mínimas partes reactivas de la bacteria de la pertussis. En Japón ha sido utilizado esto por mucho tiempo, lo que promueve un índice de reacción a la vacuna especialmente más bajo que el de los Estados Unidos. Sin embargo, los japoneses tampoco inmunizan a los niños contra la pertussis sino hasta después del segundo año de edad, y esto puede ser en particular el responsable de la disminución en la incidencia del problema. En algunos estudios parece que la pertussis acelular es menos reactiva; sin embargo, en otros se han notado reacciones similares como con la vacuna de célula completa. Ver el capítulo 5, para una discusión completa sobre las posibles reacciones a la vacunación y los efectos laterales.

La naturaleza contagiosa del sarampión se demostró por primera vez en 1911, cuando los investigadores Goldberger y Anderson pasaron la infección humana de sarampión a monos. No fue hasta 1954, cuando una nueva tecnología estuvo disponible, que Enders y Peebles aislaron exitosamente el virus en monos y en tejido de riñón humano. Adaptar el virus de embriones de pollo y el consiguiente cultivo del virus en tejido de embriones de pollo, condujo al desarrollo y licencia de la vacuna contra el sarampión en 1963.[38]

Es raro que a las paperas se les haya considerado una enfermedad seria o peligrosa; no obstante, la vacuna se desarrolló para prevenir las raras complicaciones que pueden ocurrir en los adolescentes varones que las contraen, y los más extraños problemas asociados con las paperas en la niñez. Los investigadores Johnson y Goodpasture identificaron el virus de las paperas en 1934, como el agente causante involucrado en esta enfermedad, cuando la saliva de los pacientes humanos infectados se inyectaba en monos producía parotiditis, una inflamación de las glándulas parótidas y un síntoma característico de las paperas. La consiguiente propagación del virus de las paperas en huevos de pollo en embrión, condujo al desarrollo de la vacuna.[39]

La rubéola, casi siempre una enfermedad menor en los niños (de hecho, algunas veces enteramente asintomática) puede ser perjudicial para el bebé nonato de una mujer embarazada, en particular cuando se contrae durante el primer trimestre, pero también en los últimos trimestres. Puede conducir a lo que se conoce como el síndrome de la rubéola congénita (SRC), que incluye ceguera, sordera, enfermedades cardiacas, retraso mental y otros defectos serios de nacimiento, así como la muerte fetal. Norman McAlister Gregg, un oftalmólogo australiano, fue quien notó por primera vez la asociación entre la rubéola y los problemas congénitos y la relacionó con las cataratas congénitas. Empezó a notar que un desmedido número de bebés que le llevaban, tenían este problema y encontró que sus madres habían estado expuestas a la rubéola durante una epidemia en 1940. Epidemiólogos y especialistas en deformidades, de Australia, Suecia, los Estados Unidos y Gran Bretaña confirmaron sus hallazgos. Durante las siguientes dos décadas, se llevaron a cabo esfuerzos para aislar el agente infeccioso y reunir información estadística sobre el SRC. En 1962, un grupo de científicos de Boston y otro de Washington, D.C., aislaron el virus de la rubéola. Esta vez, la experimentación se hizo con monos verdes africanos. Una pandemia de rubéola empezó en Europa en 1962–63 y para 1964 había llegado a Norteamérica, llevando a la terminación de miles de embarazos por el miedo al SRC, así como a la huella en bebés con este síndrome. Esto causó un tremendo empuje en las comunidades médicas y científicas para el desarrollo de una vacuna. Para 1965–67, varios esfuerzos por atenuar la rubéola estaban preparados para ensayos clínicos y en los años de 1969–70 la vacuna contra la rubéola estuvo a la disposición en el mercado comercial, después de tener un tremendo impacto en la reducción de la epidemiología en el SRC y la rubéola.[40]

La poliomielitis es una enfermedad que ha estado en la población humana por siglos pero, hasta la primera mitad del siglo XX, nunca presentó un problema. No se describió como una entidad clínica hasta finales del siglo XVIII y principios del XIX.[41] Después de este periodo, surgieron epidemias cada vez más serias, que condujeron a aumentar el interés en el desarrollo de una vacuna contra la polio. "Para 1953, la incidencia de la poliomielitis paralítica en los Estados Unidos, era de más de 20 por cada 100.000 personas. Aunque no era un índice particularmente alto comparado con otras enfermedades, como la viruela, generó una tremenda preocupación pública debido a su misteriosa incidencia de temporada (un atributo que aún no está adecuadamente explicado por la medicina convencional), su naturaleza mutiladora y su propensión a paralizar los músculos respiratorios".[42]

En 1912, un temprano trabajo condujo al descubrimiento de que el virus de la polio puede estar en el tracto digestivo y se puede esparcir por personas asintomáticas, pero este descubrimiento fue virtualmente ignorado. La ruta de la transmisión del poliovirus no fue definitivamente determinado sino hasta cerca de treinta años después. Los primeros ensayos en humanos, con el poliovirus, se hicieron utilizando material derivado de tejido infectado de monos. En 1936, se usó en niños, en pruebas de campo conducidas independientemente, a pesar del hecho de que "faltaron pruebas apropiadas para la seguridad y eficiencia, y parece haber habido poca preocupación por el riesgo conocido que conlleva, con la inyección del tejido del sistema nervioso central. . . . Miles de personas recibieron estas vacunas, algunas de las cuales desarrollaron parálisis poco después de la inoculación, frecuentemente en el miembro vacunado".[43] Casi una década después, se demostró que era posible usar una suspensión de formaldehído del tejido del sistema nervioso central (SNC) de los monos, para inducir la formación de anticuerpos. Se consideraba que estas eran preparaciones no infecciosas. Luego, el virus se propagó en tejido de monos y era tratado con formalina para hacerlo más inmunizador. En 1954 se llevaron a cabo masivas pruebas de campo y poco después, en abril de 1955, la vacuna Salk, una vacuna poliovirus no infecciosa inventada por Jonas Salk, se introdujo en los Estados Unidos. Poco después, se incorporó el virus vivo desarrollado por Albert Sabin, que lleva su nombre, y con base en varias creencias, se convirtió en la vacuna seleccionada para la polio. Estas creencias incluyen la confianza de que el poliovirus vivo (PVV), también comúnmente referido como poliovirus oral (PVO), podría darse sin riesgo de parálisis; sólo del PVO se podría esperar que tuviera un impacto significativo en la prevención del poliovirus, que ocurre de forma natural en la comunidad; y se esperaba que el PVO confirmara una inmunidad más permanente y completa que el poliovirus muerto (PVM, ahora se le llama PVI, o poliovirus inactivado).[44]

Para 1964 el PVO era casi el único que se usaba y en ese año, la Academia Norteamericana de Pediatría (ANP) claramente enfatizó una preferencia por esta vacuna. La U.R.S.S. había tomado una decisión similar, mientras que Suecia, Finlandia y Holanda prefirieron el uso del PVI. Hasta hace poco, todavía persistía la práctica de administrar cuatro dosis de PVO a los niños, pero más recientemente, a la luz del hecho de que todos los casos de poliomielitis son un resultado de la vacunación, los Centros para el Control de las Enfermedades (CCE) recomendaron dar dos dosis de PVI, seguidas por dos de PVO; ahora, los CCE han revisado esa recomendación para el uso exclusivo del PVI.

Las décadas de 1980 y 1990 han visto el desarrollo de varias vacunas nuevas para niños —incluyendo las de hepatitis B, Hib (hemophilus influenza tipo B), varicela y rotavirus— así como las consecuencias asociadas con cada una.

VACUNACIONES OBLIGATORIAS

Aparentemente, los masivos programas de vacunación obligatoria surgieron de las epidemias de viruela del siglo XIX. Durante la década de 1800, se entendió que las vacunaciones no eran siempre efectivas para prevenir la infección: para que esto pasara, toda la población tenía que ser vacunada. Uno pensaría que las vacunas podrían o no funcionar, pero los médicos de ese tiempo comprendieron que la única forma de remotamente garantizar la habilidad de las vacunas para hacer lo que se había prometido, fue asegurar que los organismos infecciosos no pudieran encontrar ningún receptor sus-ceptible en la población humana. Esta es la premisa de la cual derivamos el concepto de "inmunidad en masa" que es el nivel del umbral que el alcance de la vacuna debe tener, para que una población sea protegida de cierta enfer-medad. Diferentes padecimientos tienen niveles específicos en los cuales ocurre la inmunidad en masa. Por ejemplo, la de pertussis ocurre cuando del 92 al 95 por ciento de la población está vacunada; la polio requiere del 80 al 85 por ciento de cobertura de vacunación y el sarampión del 88 al 95 por ciento.[45] Las leyes de inmunización obligatoria necesitaban de la total conformidad con los requerimientos de vacunación, o el enfrentamiento de las consecuencias legales.[46]

VACUNACIÓN MASIVA, OBLIGATORIA Y RUTINARIA

Se debe hacer notar que la vacunación en masa, la obligatoria y la rutinaria son tres entidades distintas, aunque se pueden combinar. Las vacunaciones en masa en poblaciones en riesgo tienen un objetivo (por ejemplo, niños, mujeres embarazadas, homosexuales) y las vacunas se dan masivamente, en diversos lugares predeterminados, dentro de un marco de tiempo específico. Por lo general, las enfermeras y médicos del servicio de salud pública son los que las administran, o aquellos que están especialmente entrenados para llevar a cabo los procedimientos de inoculación. Un ejemplo de una campaña de vacunación en masa, es la práctica en algunos países de Centro y Sudamérica, para vacunar bianualmente a todos los niños menores de dos años contra las enfermedades infantiles, sin importar su historial previo de vacunación o estado de inmunidad. Usualmente, esto se hace como campañas a gran escala ordenadas por el gobierno y los funcionarios de salud pública, para prevenir o limitar una epidemia en una población susceptible. Por lo general, a los receptores de las vacunas no se les lleva el historial clínico sobre sus alergias, reacciones previas, enfermedades actuales u otros factores de contraindicación.[47]

La inmunización rutinaria es la práctica con la cual la mayoría de los padres están familiarizados —llevan a su hijo al doctor o clínica para sus visitas regulares, en donde se vacuna al niño. Es posible que las vacunaciones rutinarias sean una parte de las campañas de vacunación masiva a largo tiempo, en las cuales las poblaciones están en la mira y se hacen intentos para vacunar al mayor número posible en ese sector.[48]

Las vacunaciones forzosas u obligatorias son aquellas que requieren una jurisdicción como un asunto legal, y por las cuales existen consecuencias si no se cumplen. En la actualidad, la legislación en Norteamérica varía de un estado a otro, con algunos de ellos que individualmente tienen ciertos requerimientos de vacunas, para tener derechos tales como la asistencia gratuita a la escuela. Del mismo modo, cada estado tiene su propio grupo de excepciones, ya sean por motivos médicos, religiosos, filosóficos o una combinación de estos. El capítulo 6, "Decisiones personales y políticas públicas", proporciona una mirada comprensiva a específicas políticas de vacunación y excepciones estatales.

DOS

Índices descendientes de enfermedad y la eficacia de la vacuna

Las vacunas han jugado un papel importante en mantener ciertas enfermedades bajo control, pero es evidente, por los registros epidemiológicos e históricos, que otros factores como la higiene, la nutrición y las condiciones de vida también son responsables de reducir el índice de enfermedad. Sin embargo, no está claro si las vacunas o las mejoras en la nutrición, higiene, sanidad, calidad del agua y las condiciones de vida tuvieron un gran impacto en la reducción de la enfermedad, en la primera mitad del siglo XX. La intención de este capítulo no es desacreditar el valor de las vacunas, sino ilustrar que ellas pueden ser factores secundarios al protegernos de la enfermedad. Es al conocer la importancia de las vacunas y sus limitaciones, que podemos tomar las decisiones más informadas y efectivas para la salud de nuestros hijos y la de nuestra sociedad como un todo.

El decline de las enfermedades infecciosas

Mientras que muchas referencias médicas hacen una mención breve del papel que los cambios sociales y las intervenciones no médicas de salud pública jugaron en la reducción de la enfermedad, pocos se desviaron aún ligeramente de la creencia de que la disminución de la enfermedad puede atribuirse principalmente a las vacunaciones. En efecto, parece que los defensores de las vacunas aceptan por completo que sin ellas volveríamos a tener epidemias rampantes de pertussis, difteria, sarampión, etc. Opiniones como esas no son difíciles de encontrar, en la abundancia de información sobre los beneficios de las vacunas a la que se tiene acceso fácil a través de los consultorios de los pediatras, la clínica de salud del condado y los sitios médicos en el ciberespacio.

De acuerdo con el World Health Statistics Annual [Anuario de estadísticas mundiales de salud], 1973–1976, volumen 2, "ha habido una constante disminución de las enfermedades infecciosas (por ejemplo, la viruela, difteria, tos ferina y fiebre escarlatina) en la mayoría de los países en vías de desarrollo, sin importar el porcentaje de inmunizaciones administradas en estos países. Las mejoras en las condiciones son por mucho las responsables, junto con una mejor nutrición, y son también los principales determinantes en el decline de los índices de mortandad".[1] El historiador y crítico social, Ivan Illich ilustra este punto:

> Las infecciones que prevalecieron en el comienzo de la era industrial pueden ilustrar cómo la medicina consiguió su reputación. Por ejemplo, la tuberculosis, alcanzó su máximo punto en dos generaciones. En Nueva York, el índice de mortandad fue ciertamente muy alto en 1812, y disminuyó a 37 por cada mil, para 1892, cuando Koch cultivó y tiñó el primer bacilo.[2]
>
> El índice bajó a 180 por cada 10.000 cuando el primer sanatorio abrió en 1910, a pesar de eso, la "tisis" aún ocupaba el segundo lugar en las tablas de mortandad. Después de la Segunda Guerra Mundial, antes de que se generalizara el uso de antibióticos, se había deslizado al décimo primer lugar con un índice de 48. De forma similar el cólera, disentería y tifoidea subían y bajaban fuera del control médico. Para cuando se había entendido la etiología o la terapia de estas enfermedades se había vuelto específica, habían perdido mucho de su relevancia. El índice combinado de mortandad de la escarlatina, difteria, tos ferina y sarampión de 1860 a 1965, para los niños hasta los 15 años, muestra que casi el 90 por ciento de la total disminución en el índice de muertes durante este periodo, había ocurrido antes de la introducción de los antibióticos y la inmunización ampliamente esparcida contra la difteria.[3]

Aún se discute el hecho de que era mucho más probable que las epidemias de viruela ocurrieran en comunidades donde se practicaban las campañas de vacunación a gran escala. Para 1810, el mismo Jenner sabía que su vacuna no confería una inmunidad para toda la vida.[4] Sin embargo, el trabajo de Jenner que precedió a la primera vacuna de Pasteur para humanos, contra la rabia, por sólo cerca de noventa años, fue el principio de la moderna furia de la investigación de vacunas, y las campañas de vacunación en masa y obligatorias.

El Dr. Richard Moskowitz, un graduado de la Universidad de Harvard, con una maestría en medicina de la Universidad de Nueva York y con una larga práctica como médico familiar, remarca, "existe un acuerdo muy difundido de que el periodo de tiempo desde que se introdujeron las vacunas comunes, ha visto una disminución notable en la incidencia y severidad de las correspondientes infecciones naturales. Pero aún no se ha probado la suposición convencional de que el decline es *atribuible* a las vacunas y continua siendo cuestionada por eminentes autoridades en el campo".[5] Moskowitz continúa diciendo que la incidencia y severidad de pertussis, por ejemplo, ya había empezado a declinar precipitadamente mucho antes de la introducción de la vacuna contra esta enfermedad. Él enfatiza este punto, citando al epidemiólogo C. C. Dauer, quien en 1943 dijo: "Si la mortandad por pertussis continúa declinando al mismo índice durante los siguientes 15 años, será muy difícil mostrar estadísticamente que [la inmunización de pertussis] tuvo algún efecto en reducir la mortandad debido a la tos ferina".[6]

Eficacia determinante

Delineando el principal factor causante en la historia del decline de enfermedades infecciosas, usando una evidencia estadística, no es un asunto simple u honesto, por las siguientes razones:

1. Los escondidos factores fundamentales pueden oscurecer la informa-ción. Por ejemplo, puede haber sido significativo el no reportar las enfermedades infecciosas, en particular cuando los casos eran leves, autolimitantes y que sólo necesitaban de un mínimo tratamiento (los peritos en estadísticas llaman a factores como esos "variables confusas").

2. Los datos y estadísticas se pueden manipular para apoyar los lados opuestos. Esto es común, tanto para los partidarios de las vacunas como para sus oponentes.

3. En por lo menos unos cuantos casos, parece que después de la introducción de ciertas vacunas, las enfermedades se redefinieron o reclasificaron con un nuevo criterio, haciendo que las estadísticas fueran seriamente defectuosas (se le llama "masajear las estadísticas").

4. Los médicos debido a su honesta pero falsa creencia de que una vez que una persona ha sido vacunada contra cierta enfermedad, no es posible que la contraiga, daban un mal diagnóstico a condiciones tales como la polio, en pacientes previamente vacunados, calificándola como meningitis aséptica, lo que también falseaba las estadísticas.

5. Ciertas enfermedades, como pertussis, pueden ser difíciles de diagnosticar, haciendo probable la falta de reporte.

6. Con frecuencia no existe una clara diferenciación estadística del estatus de vacuna, de salud, del nivel socioeconómico u otros factores que pudieran influenciar el predominio o frecuencia de la enfermedad.[7]

El Dr. Alan Hinman, ex director de la División de Inmunización, del Centro de medicina preventiva del CCE, hace el convincente comentario de que "la misma naturaleza de los datos epidemiológicos ha contribuido a la controversia, ya que virtualmente no hay un estudio epidemiológico con resultados absolutamente incuestionables, que permita una única interpretación". Una vez que estuvieron disponibles las drogas antibacteriales, no se les puede dar cierto crédito del decline en estas enfermedades, ya que estudios suecos documentan que los índices descendientes de mortandad por enfermedades infecciosas, después de introducir los antibióticos, son comparables con los índices de decline anterior a la introducción. "Muy bien puede ser que otros factores desconocidos, como la nutrición, cambios en los estatus socioeconómico y educacional, y cosas similares, han contribuido a la disminución en la mortandad observada en los Estados Unidos desde finales del siglo". Esto no es para descartar el valor o contribución de las vacunas y los antibióticos, sino para decir que "en la verdadera perspectiva de la historia natural de las enfermedades mencionadas [difteria, sarampión, escarlatina y pertussis], sólo han jugado una pequeña parte".[8]

Edward Mortimer, un fiel defensor de la vacuna, establece en su artículo "Inmunización contra la enfermedad infecciosa": "está claro que existen múltiples razones para la disminución en la mortalidad por enfermedad infecciosa en el siglo pasado, en los Estados Unidos, y en muchas instancias, es imposible determinar la contribución relativa de diferentes factores. Existe poca duda de que la historia natural de algunas enfermedades infecciosas han cambiado espontáneamente a través de los años, por razones que no están claras por completo".[9] Cuando Moskowitz discute el trabajo del célebre microbiólogo Rene Dubos, encontramos una corroboración de este hecho. Este científico observó que "las enfermedades microbianas tienen su propia historia natural, independiente de drogas y vacunas, en las cuales la infección asintomática y la simbiosis son mucho más comunes que la enfermedad evidente".[10] Parte de la variación en la historia natural de la enfermedad es la virulencia de los microorganismos, que puede cambiar con el tiempo. Hemos visto esto claramente con la acrecentada prescripción de antibióticos durante los pasados cincuenta años y los aumentos consecuentes en la resistencia antibiótica, llevando a cepas más virulentas de bacterias. También los microorganismos pueden perder virulencia y los humanos pueden desarrollar resistencia a la enfermedad. A finales del siglo XIX, la fiebre escarlatina era un problema tan serio, que los hospitales de aislamiento evolucionaron para contener las epidemias. Ahora se reconoce que la "evolución de los microorganismos a una forma más suave, ha resultado en la condición de que ahora tiene sólo menos importancia".[11]

¿Estas disminuciones en la mortandad habrían continuado hasta el punto en que, con el tiempo, las incidencias de la enfermedad se habrían vuelto tan bajas como ahora lo son, sin las vacunas, que recientemente han sido introducidas? O ¿las vacunas aumentaron y luego mantuvieron el decline? Por desgracia, es difícil contestar estas preguntas en una población altamente vacunada y tampoco es fácil ajustar los grupos con otras naciones. Sin embargo, los informes de otras desarrolladas naciones occidentales, de que la falta de programas obligatorios de vacunación sugiere que en verdad, las enfermedades habrían continuado decreciendo, con un potencial para que ocurrieran epidemias periódicas menores. Las erupciones de algunas enfermedades continuaron ocurriendo, hasta en poblaciones vacunadas.

Además, por debajo del supuesto de que las vacunas fueran las principales responsables de la reducción de las enfermedades infecciosas en este país, se encuentra la incuestionable suposición de que las vacunas siempre son efectivas. Este capítulo revisa los factores individuales que tergiversan la valoración exacta de la eficacia de la vacuna, y ve los índices de eficiencia de muchas vacunas comunes. No se debería desechar el hecho de que las vacunas tienen un lugar apropiado en la moderna salud pública y en el control de la enfermedad. Son particularmente importantes como una medida preventiva en las naciones en vías de desarrollo, que no cuentan con las ventajas de la asistencia pública, a la que en estos países se les atribuye la disminución de la enfermedad. Por supuesto, los países en vías de desarrollo continúan sufriendo terriblemente por la enfermedad, debido a la falta de muchas de las ventajas que nosotros tenemos, a pesar de los programas de inmunización en masa.[12] Es posible que necesitemos enfocar más nuestra atención hacia los ingredientes que promueven la salud, en lugar de sólo tratar de controlar la enfermedad.

Determinando la eficiencia de la vacuna

Por lo general, la eficiencia de la vacuna se determina en una de dos formas. La primera es la capacidad de la vacuna para inducir a los anticuerpos conocidos a que sean protectores, y la segunda es la habilidad de la vacuna para proporcionar protección ante la exposición.[13] Se sabe que las vacunas que se usan hoy en día, estimulan los anticuerpos protectores, en la mayoría de la población que las recibe. A pesar de esto, existen varios problemas con el uso de este método, para analizar la eficiencia de la vacuna. Para uno, los niños no son rutinariamente examinados para determinar la presencia de los anticuerpos. Tenemos muy poca idea de la forma en que muchos niños desarrollan anticuerpos por la vacunación rutinaria, y la evaluación a gran escala de esto es impráctica y prohibitivamente costosa. Por lo tanto, en realidad no sabemos qué porción de la población vacunada es inmune en realidad —sólo sabemos cuántos se vacunan. A pesar de eso, sabemos que las vacunaciones no son siempre seroconvertido —esto es, no todas las personas que las reciben, desarrollan los anticuerpos protectores.

Una antigua cliente mía que es muy curiosa, llevó a su recién vacunado hijo con el pediatra e hizo que le verificaran sus niveles de anticuerpos, para una enfermedad en particular contra la que el pequeño había sido totalmente vacunado. Su nivel de anticuerpos no mostró inmunidad a la enfermedad. Sin embargo, esto no significa que él no esté inmunizado. Un segundo problema con el uso de los niveles de anticuerpos, como determinantes de inmunidad, es el bien establecido hecho de que un niño con una alta dosificación de anticuerpos, aún puede contraer la enfermedad y un niño que no muestra evidencia de inmunidad basada en la prueba del suero sanguíneo, puede ser inmune.[14]

La técnica más efectiva para evaluar la eficiencia de la vacuna, parece ser el seguir la huella de la incidencia de la enfermedad en poblaciones vacunadas y en las que no lo están, durante un largo periodo de tiempo, así como comparar la incidencia de la enfermedad y la mortandad durante una época de prevacunación con una de vacunación. Otra vez, esto no toma en consideración las engañosas variables, tales como si los niños fueron amamantados, si tuvieron una inmunidad descendiente y por lo tanto una mayor susceptibilidad a las infecciones, si tuvieron casos, leves o serios, de infección, o su estatus nutricional y socioeconómico, factores de los que se sabe muy bien que contribuyen a la incidencia de la enfermedad. Tampoco cuenta para la falta de reportes, los malos diagnósticos ni otras condiciones similares que puedan sustancialmente distorsionar las estadísticas. Ni se toma en cuenta la dificultad para interpretar las estadísticas confusas. Aquí está un ejemplo de un artículo de 1978, de Edward Mortimer, en la revista Science [Ciencia], titulado "Inmunización contra las enfermedades infecciosas: la complacencia y la litigación ponen en peligro a los activos programas de inmunización", en el cual el autor toma la postura por parte de los profesionales y del público, al mantener altos índices de las vacunas.

> La falta de visibilidad de las enfermedades prevenibles con vacunas en los Estados Unidos, también ha resultado en una cierta cantidad de complacencia en los profesionales de la salud y en el público. En 1975 sólo se reportaron 116 muertes por enfermedades contra las que los niños son inmunizados rutinariamente. Esto ha resultado en menos del óptimo número de niños, que han sido inmunizados. Por ejemplo, en 1975 sólo 64,8 por ciento de niños, entre uno y cuatro años, habían recibido tres o más dosis de la vacuna contra la poliomielitis, comparado con el 73,9 por ciento en 1965.

La baja fue en 1973 con el 60,4 por ciento. Sólo el 75,2 por ciento, de los niños entre 1 y 4 años de edad, habían recibido tres o más dosis de las anatoxinas contra la difteria y tétanos, y la vacuna contra pertussis, y el 65,5 por ciento de la vacuna contra el sarampión. Este último déficit resultó en localizadas epidemias de sarampión con más de 41.000 casos en 1976.[15]

El texto anterior conduce a numerosas preguntas. ¿Entre 1965 y 1975 habían subido los índices de la polio, aunque los de vacunación habían bajado? ¿Cuántos niños habían recibido una o más dosis, y cuánta inmunidad se confiere por una vacunación incompleta? Si los índices de vacunación habían bajado tanto, ¿por qué no hubieron epidemias de enfermedades infecciosas? Y para terminar, ¿cuánto de la protección de la enfermedad se puede atribuir a la cobertura de la vacuna, cuando menos del 65 por ciento de la población está adecuadamente vacunada, en especial cuando se tiene en cuenta que a menudo existe tanto como un 10 a 20 por ciento de índice de fracaso de las vacunas, dejando potencialmente menos del 50 por ciento de la población efectivamente protegida? Uno puede ver la dificultad para confiar en reportes estadísticos como esos, y lo fácil que se pueden moldear estadísticas como esas, para que satisfagan las necesidades del investigador. Como un colega, un especialista internacional en vacuna, de los Centros para el control de la enfermedad (CCE), lo pone, las estadísticas de las vacunas se parecen un poco a las de la industria del tabaco —este negocio puede amasar montones de evidencia de estadística "para probar" que los cigarros no provocan cáncer, sólo con escoger selectivamente estadísticas que representen su causa.

En nuestra sociedad existe una fuerte tendencia a enfatizar, tanto los beneficios de las vacunas, como los desastrosos resultados asociados con la no-vacunación, haciendo probable que se ponga más énfasis en reportar la incidencia de la enfermedad en los no vacunados, que en los fracasos de la vacuna en los sí inoculados. Sin embargo, existe un factor limitante que también se debe revisar: el hecho de que con frecuencia, las estadísticas citadas por los críticos de la vacuna evidencian que durante una epidemia, los porcentajes de niños vacunados que contraen enfermedades son más altos que los de los niños no vacunados. En cualquier caso, de una epidemia en una población altamente vacunada, es virtualmente inevitable que el número de niños vacunados que contraigan la enfermedad, será igual o mayor al número de niños no vacunados que se contagien. Esto se debe a que la cantidad de niños vacunados sobrepasa la de aquellos no inoculados. Aquí presento una decente explicación de este fenómeno, descrita por el Departamento de salud y servicios humanos de los Estados Unidos y los CCE, en un folleto que elaboraron conjuntamente, titulado *Six Common Misconceptions about Vaccination and How to Respond to Them* [Seis malentendidos comunes sobre la vacunación y cómo responder a ellos], otrora un trabajo altamente propagandista sin referencias ni citas para verificar sus afirmaciones:

> En una escuela secundaria de 1.000 estudiantes, ninguno ha tenido sarampión. Todos menos 5 de ellos han tomado dos dosis de la vacuna contra esta enfermedad y por lo tanto están inmunizados por completo. Todo el cuerpo estudiantil está expuesto al sarampión y todo estudiante susceptible se infecta. Obviamente, los 5 niños no vacunados se contagiarán. Pero esperaríamos que de los 995 que han sido vacunados, varios no respondieran a la vacuna. El índice de eficacia de las dos dosis de vacuna contra el sarampión puede ser tan alto como el >99%. En esta clase, 7 estudiantes no respondieron y también se contagiaron. Por lo tanto, 7 de 12, o cerca del 58% de los casos ocurren en los estudiantes que habían sido totalmente vacunados.[16]

Desde luego, aquí existen muchas suposiciones, así como información faltante que podría ser relevante. Por ejemplo, el 100 por ciento de las personas en una población, que son susceptibles, no necesariamente contraen la enfermedad. Segundo, declarar "por supuesto, los 5 niños no vacunados serán infectados", es una total y propagandista hipótesis y usa la sintaxis y sicología. Sólo porque un niño no está vacunado, no significa que contraerá una enfermedad. Y aún más, pero posiblemente más importante, ¿cuál fue el resultado de la infección? ¿A los niños vacunados que contrajeron la enfermedad les fue mejor que a sus compañeros no vacunados? ¿Tienen problemas de salud crónica, como un 50 por ciento de incidencia de alergias mayor que sus compañeros no vacunados, como es común en poblaciones vacunadas? Las evaluaciones estadísticas no son imparciales ni sencillas.

No obstante, este es el mejor método que tenemos y el único que utilizaré para ilustrar que mientras las vacunas pueden ser una parte importante del control de la enfermedad, ellas no pueden protegernos tan completamente como estamos encaminados a creer.

Evidencia estadística y enfermedades específicas

El fallecido y renombrado pediatra Dr. Robert Mendelsohn pregunta, en su manera típicamente directa y sensata, "si las inmunizaciones fueran las responsables de la desaparición de estas enfermedades en los Estados Unidos, uno debe preguntar por qué desaparecieron al mismo tiempo en Europa, donde no se llevaron a cabo inmunizaciones en masa".[17] Moskowitz sostiene que muchas enfermedades, incluyendo la viruela, difteria, tétanos, tuberculosis, cólera y tifoidea, todas empezaron a desaparecer cerca del final de siglo XIX, "mucho antes que los antibióticos, las vacunas o cualquier medida específica para erradicarlas".[18] Mortimer atribuye tal descenso a la intervención humana en áreas como el control sanitario del suministro de agua y residuos, y al mejorado manejo del alimento, así como a las medidas de cuarentena (como con la tuberculosis, cuya mortandad declinó dramáticamente por 1945, antes del desarrollo de drogas efectivas contra esta enfermedad).[19]

Habiendo discutido la viruela en el capítulo 1, revisemos la incidencia y epidemias de la enfermedad, del siglo XIX a la fecha, de muchas de las enfermedades infantiles previamente comunes.

PERTUSSIS

Pertussis fue predominante y alcanzó una cima de incidencia de mortandad y morbosidad en el siglo XIX, cuando era común encontrar a las familias amontonadas en ambientes restringidos, en las ciudades de Europa y América "donde las letrinas en el patio trasero, el agua sucia de los pozos públicos y la nutrición inadecuada era lo común".[20] No hay duda de que para millones, ésta era una enfermedad a la que se le temía, en especial cuando uno considera que los tratamientos populares de los doctores de la época, incluían sangrados, purgas y prácticamente el envenenamiento del paciente con purgantes hechos de mercurio.[21]

La mortandad y morbosidad de pertussis tuvo un decline continuado en la Europa occidental y en los Estados Unidos, desde mediados del siglo XIX hasta la mitad del XX. Las muertes por esta enfermedad disminuyeron de 210 por cada millón en la década de 1870 a 21 por cada millón en 1940, aunque para entonces, unos cuantos norteamericanos habían recibido la vacuna contra la enfermedad, que hacía poco que se había desarrollado. En 1900, pertussis o tos ferina, mostró un índice de mortandad del 12,2 por cada 100.000 personas en Norteamérica. Para finales de la década de 1930, antes de la ampliamente generalizada inmunización contra pertussis, los índices de mortandad habían disminuido a aproximadamente 2 por cada 100.000. En Inglaterra 1 de cada 1.000 niños menores de quince años murieron por esta enfermedad a finales del siglo XIX; para 1940 este índice bajó en un 90 por ciento. En Suecia y Alemania la disminución de los índices de la mortalidad por pertussis fueron comparables y significativos.[22]

La vacuna de célula completa contra pertussis, tiene la mejor reputación para inducir reacciones severas, incluyendo una variedad de secuelas neurológicas permanentes y la muerte. De hecho, por esto es que Gran Bretaña decidió no requerir que los niños recibieran la vacuna contra pertussis y por lo tanto, los índices de esta inoculación disminuyeron dramáticamente. Esto nos proporciona una interesante base de comparación, así como la oportunidad de ver qué ha pasado con los índices de mortandad debido a pertussis. No es sorprendente que la incidencia de ésta se haya elevado, sino lo que es engañoso es que a pesar de esto, la mayoría de los casos son leves y ninguna fatalidad ha sido asociada con la enfermedad. El Dr. J. Strom nota que desde cerca de 1967, el pertussis se ha manifestado como "formas abortivas cada vez más leves, con una reducción corrspondiente de casos severos y clínicamente típicos".[23] John Tanager, en una carta a *Lancet* en 1982, escribió "debido a la ineficiente vacuna y al actual leve curso clínico de pertussis, en Suiza se dejó de vacunar en 1979". Él reporta que entre los años de 1977–1979 hubieron 19.000 casos, sin una sola muerte.[24] Reportes como esos son típicos en las naciones de Europa occidental. Los doctores han reportado poca diferencia en la intensidad y duración de casos en niños vacunados y en los que no lo están.

Las estimaciones de la eficacia de la vacuna contra pertussis varían. Se pensó que las primeras inoculaciones contra esta enfermedad, usadas en Inglaterra, tuvieron una eficiencia de entre el 20 y el 60 por ciento; esta vacuna se hizo más fuerte y ahora se considera que tiene un 80 por ciento de efectividad.[25] De acuerdo con Edward Mortimer, los datos indican que la vacuna tiene una eficacia de entre el 70 y el 90 por ciento, aunque él agrega que medir la efectividad es complicado, por el hecho de que es difícil diagnosticar la enfermedad, que por lo general, no se ubica bien en poblaciones vacunadas, en especial entre los adultos, que se supone que están inmunes.[26]

Nuevos brotes de pertussis han ocurrido como epidemias en los Estados Unidos, a pesar del alto índice de vacunación contra esta enfermedad. En 1993, hubo una erupción de tos ferina en la gran área de Cincinnati, con 6.335 casos reportados. La conclusión de un artículo en el *New England Journal of Medicine* [Revista de medicina de Nueva Inglaterra] fue: "ya que la epidemia de pertussis de 1993 en Cincinnati ocurrió ante todo, entre los niños que habían sido apropiadamente vacunados, es claro que la vacuna de célula completa contra pertussis fracasó para dar una protección total contra la enfermedad".[27] En alguna categoría de edad, el índice de vacunación fue tan alto como el 82 por ciento, para aquellos que habían recibido tres o más dosis, y el 74 por ciento habían recibido cuatro o cinco dosis.[28] Serias complicaciones de neumonía o "atelectasis" ocurrieron en un pequeño grupo de infantes. No hubieron muertes.

Un artículo de 1989 en el *Journal of Pedriatrics* [Revista de pediatría] reveló que "pertussis sigue siendo un significativo problema de salud en Nueva

Escocia, a pesar de la casi universal vacunación".[29] De aquellos que contrajeron la enfermedad, el 91 por ciento habían sido vacunados por completo y el 96 por ciento de ellos habían sido vacunados apropiadamente para su edad, llevando a una estimación del 45 por ciento de eficacia de la vacuna. Los autores agregan que "es probable que la incidencia reportada de pertussis sea una subestimación de la verdadera frecuencia de la enfermedad, porque a menudo, es mal diagnosticada".[30]

Es inevitable que con altos índices de vacunación en una población dada y la seguridad de que siempre habrá algunos fracasos en las vacunas, la mayoría de los niños que contraen una enfermedad como esa, habrán sido vacunados. Entonces, la pregunta es ésta: ¿Un índice del 45 por ciento de eficiencia justifica el riesgo de la vacuna, si la enfermedad en sí misma es típicamente leve y auto-limitante?

Sin embargo, el debate continúa, con los defensores insistiendo en que la vacuna tiene un alto índice de eficacia y uno bajo de complicaciones, comparado con los riesgos asociados con la enfermedad. Parece que la "evidencia indisputable" presentada por los defensores y detractores de la vacuna es todo menos absoluta. Por ejemplo, en un artículo de los Drs. Alan Hinman y Jeffrey Koplan, explicaron con detalle sobre los altos índices de complicaciones, que uno podría esperar en la ausencia de una vacuna contra pertussis, estimando que es más prudente utilizar la vacuna actual, a pesar de las complicaciones asociadas. Ellos citan a esta vacuna con un 80 a 90 por ciento de índice de efectividad, más alto de lo que se sugiere en otros artículos y testimonio de las epidemias.[31] Rebatiendo esa información de un artículo anterior del Dr. Koplan en el *New England Journal of Medicine* [Revista de medicina de Nueva Inglaterra], el Dr. Gordon Stewart, de la Universidad de Glasgow comenta:

> En primer lugar, ellos asumen que si no hubiera un programa de vacunación, los índices de incidencia, complicaciones y muerte por la tos ferina, serían ahora iguales a los de Massachusetts de 1940 a 1950. Con seguridad, esto no es verdad en cualquier enfermedad infecciosa. En segundo lugar, dan por hecho que la vacuna da un 70 por ciento de protección. Esta cifra omite los reportes recientes de Norteamérica, Australia y el Reino Unido, de que del 30 al 50 por ciento de los casos ocurren en niños vacunados. En tercer lugar, ellos indicaron que estuvieron usando las más pesimistas aproximaciones de toxicidad de la vacuna contra pertussis. Esto no es verdad. Recientes informes de los Estados Unidos indican una frecuencia mucho más alta de toxicidad. . . . Lo sorprendente es que ellos fueron demasiado lejos para predecir que la ausencia de su programa, conduciría a un aumento de 71 veces en los casos de tos

ferina y casi en cuadruplicar el incremento de muertes. Al hacer predicciones como esas, ellos ignoran la información confiable de que esto no ha pasado en Alemania occidental, el Reino Unido ni otros países donde la vacuna contra pertussis ha sido retirada por algunos años, en una escala masiva, o no ha estado disponible.[32]

La vacuna contra pertussis también puede haber disminuido la eficacia, sin sostener la inmunidad para la tos ferina. La susceptibilidad puede ser tan alta como el 95 por ciento, doce años después de la vacunación completa.[33] Está bien establecido que la enfermedad no se manifiesta en los adultos con los síntomas clásicos, apareciendo con más frecuencia sólo como una leve tos persistente. A menudo, estos adultos no sospechan que tienen pertussis y por lo general, no se les diagnostica como portadores, porque se supone que están inmunizados basándose en su positivo historial de vacunación. De acuerdo con la investigación de Randall Neustaedter, los más confiables estudios sobre la eficacia de la vacunación, abarcan a aquellos niños que viven en una casa con alguien que se haya contagiado de la enfermedad. Estudios como esos mostraron una variable en la eficacia de la vacuna, del 63 al 91 por ciento.[34] Por lo que respecta a la disminución de la eficacia, un estudio muestra un índice de efectividad del 80 por ciento después de la última dosis, el 50 por ciento entre los cuatro y siete años, y ninguno después de doce años.[35]

SARAMPIÓN

Mortimer proporciona una comparable evidencia en relación a la disminución en la incidencia del sarampión, que fue del 13,3 por cada 100.000 personas en 1900, al 0,3 por cada 100.000 en 1955, antes de la introducción de la vacuna contra el sarampión. Miller sostiene que entre 1915 y 1958, había ocurrido una caída del 97,7 por ciento en la mortandad relacionada con el sarampión y fue consistente incluso cuando el sarampión llegó a lo más alto de incidencia, como periódicamente hizo.[36] Esta disminución en la mortandad está asociada con dos factores significativos: la reducción del tamaño de las familias, que fue dramático entre 1915 y 1935, y la historia natural de la enfermedad.[37] Como la mortandad por el sarampión fue veinte veces más grande entre las familias pobres, la disminución en el tamaño de las familias condujo a una reducción en la incidencia general, de forma natural.

La selección natural del sarampión parece haber involucrado una incrementada tolerancia a la enfermedad, a través de sucesivas generaciones, debido a la repetida exposición. Con el tiempo, esto hizo que contraer la enfermedad fuera más seguro. En la ausencia de vacunación, la mayoría de la población se contagiaba de esta enfermedad y desarrollaba anticuerpos naturales, que les confería inmunidad de por vida. Las mujeres con inmunidad la pasaban a sus hijos a través del embarazo (por medio de la placenta) y de la leche materna. Por lo general, esta inmunidad pasiva protegía bien a los niños durante su primer año de vida. Igual que con otros microorganismos, también parece que con el tiempo, el organismo perdió algo de su virulencia.[38]

La introducción de la vacuna contra el sarampión coincidió con una continuada dramática disminución en la incidencia. Sin embargo, debe de recordarse que hasta tan tarde como principios de la década de 1970, menos de un cuarto de todos los niños habían sido vacunados, haciendo difícil atribuir una reducción como esa a la vacuna.[39] De hecho, se encontró que la vacuna muerta que se introdujo en 1963, no sólo había limitado la eficiencia, sino que condujo a un "sarampión atípico", una muy peligrosa forma de la enfermedad. Su uso se descontinuó en 1969.

La vacuna contra el sarampión no confiere una cierta o indefinida inmunidad. En una encuesta de 1978 que se llevó a cabo en treinta estados, más de la mitad de los niños que habían contraído el sarampión, habían sido apropiadamente vacunados.[40] "Desde la introducción de la vacuna, han aparecido periódica y consistentemente reportes de epidemias, en poblaciones totalmente vacunadas".[41] También, el reporte a los sistemas de vigilancia de vacunación puede ser inadecuado, distorsionando la incidencia actual de sarampión en niños vacunados. Por ejemplo, en 1974, los CCE determinaron que hubieron 36 casos del sarampión en Georgia, mientras que el sistema de observación del estado reportó 660 casos en el mismo año. Una encuesta entre pediatras de la ciudad de Nueva York encontró que sólo el 3,2 por ciento habían, de hecho, reportado los casos de sarampión al departamento de salud.[42]

Por lo general, las epidemias de sarampión ocurren en poblaciones altamente vacunadas. De todos los casos reportados de esta enfermedad en los Estados Unidos en 1984, más del 58 por ciento de los niños en edad escolar que la contrajeron, habían sido vacunados de manera adecuada. De la misma manera, en una epidemia de 1985, en un caso reportado de un grupo de 1.984 personas, el 80 por ciento había recibido la vacunación apropiada. Una revisión de las epidemias de sarampión en los Estados Unidos, demostró que cerca del 60 por ciento de los casos se encontraban entre niños de edad escolar.[43] Estudios canadienses revelan resultados similares. Otra vez, los niveles de vacunación más altos en una comunidad, junto con los anticipados fracasos de vacunas, inevitablemente conducen a tales estadísticas. Por lo tanto, el verdadero enfoque debe examinar el riesgo de la enfermedad, contra el de una reacción adversa a la vacuna y la probabilidad de que cualquiera de las dos cosas ocurra.

Una reciente epidemia de sarampión en una importante universidad de California, cuyo cuerpo estudiantil estaba vacunado en un 92 por ciento, condujo al reconocimiento, a nivel nacional, de que el sarampión puede y en realidad ocurre en adultos jóvenes "protegidos" y es posible que sea especialmente problemático en poblaciones de más edad como esa. Por consiguiente, ahora se recomienda que se vuelva a vacunar a los estudiantes en edad universitaria. Esto se refuerza por muchas universidades que ahora piden la prueba de revacunación, antes de permitir la inscripción. Se debe de notar que mientras muchos consideran que el problema de susceptibilidad al sarampión en aquellos que están vacunados, es uno que decrece en inmunidad, hay otros que creen que está relacionado con el fracaso de la primera vacuna.[44]

La vacuna contra el sarampión ha llevado a un cambio dramático en la epidemiología de la enfermedad —esto es, a qué población afecta la enfermedad típicamente. Antes de la era de la vacuna, la enfermedad era más común a comienzos de la niñez, en particular en niños de entre los cuatro y cinco años de edad. Era muy rara en los infantes, quienes casi universalmente adquirían la inmunidad pasiva de sus madres. Para 1993, más del 25 por ciento de todos los casos de sarampión fueron en bebés menores de un año. Los funcionarios de los CCE atribuyen esto al hecho de que, aquellas mujeres que fueron vacunadas contra el sarampión cuando eran niñas, en las décadas de 1960, 1970 y 1980, podrían no conferir la inmunidad pasiva a sus hijos, ya que sólo la enfermedad que ocurre naturalmente estimula un adecuado nivel de anticuerpos para hacer eso.[45] La vacuna no se da a niños en este grupo de edad, dejando a los bebés vulnerables a la infección de la cual ellos habrían sido protegidos de forma natural.

Era probable que la misma enfermedad causara otra, leve y no amenazadora, que raramente provocaba la muerte o secuelas a largo plazo, y confería una inmunidad de por vida. Los adolescentes y adultos, que con frecuencia experimentan consecuencias más serias de la enfermedad del sarampión, tenían menos probabilidad de contraerla. Sin embargo, en la actualidad, estamos viendo un cambio en la edad promedio de infección, hacia las categorías de más alto riesgo. Las estadísticas de 1995 indicaron que la infección de sarampión ocurre más a menudo en los niños de entre diez y catorce años, seguidas por aquellos de entre cinco y nueve años, y los jóvenes entre los quince y diecinueve años.[46] También se sabe que cuando el sarampión ocurre en aquellos fuera del rango pediátrico o en quienes fueron inmunizados con anterioridad, puede aparecer en la forma atípica, una complicación seria.

Catherine Diodati, especialista en la ética biomédica y autora de *Immunizations: History, Ethics, Law and Health* [Inmunizaciones: Historia, ética, ley y salud], habla del sarampión atípico de la siguiente manera:

> Se han notado los siguientes signos con las presentaciones atípicas del sarampión: la ausencia de las manchas de Koplik, erupción anormal del sarampión, persistencia de fiebres altas, necesitando hospitalización, hipoxia (falta de oxigeno a nivel celular, afectando al corazón y las funciones respiratorias, y causando confusión mental), y neumonía de células gigantes. . . .
> Una erupción atípica o la falta de ésta durante la infección, indica que la respuesta inmunológica es sólo parcialmente efectiva y que el virus puede permanecer por mucho tiempo y manifestarse más tarde. . . . La falta de erupción del sarampión . . . ha sido asociada con varias enfermedades inmuno-reactivas (por ejemplo, la artritis), las enfermedades de piel sebácea (como la dermatitis sebácea) padecimientos degenerativos de los huesos y cartílagos . . . y ciertos tumores.[47]

En realidad, es muy probable que en una población donde ya no existe alguna inmunidad pasiva, y la revacunación ocurre durante la adultez joven, la enfermedad volverá a cambiar epidemiológicamente y encontrará un nuevo receptor en el adulto y en poblaciones de personas mayores. La única solución a la vulnerabilidad de contraer el sarampión, para aquellos que fueron vacunados con anterioridad, es la revacunación continuada.

POLIO

La polio es otro ejemplo de una enfermedad cuya incidencia había empezado a declinar antes de la introducción de la vacuna. La vacuna de polio muerta desarrollada por Salk, se introdujo en 1955 y el poliovirus vivo de Sabin, en 1959. En la actualidad, aún se usan las dos en los Estados Unidos, aunque hasta 1998, se prefería el método de la vacuna viva. Los defensores de la vacuna otorgan todo el crédito de la reducción en las epidemias de polio en los años 1950s, a las campañas masivas de vacunación. No obstante, la evidencia epidemiológica pinta un cuadro conflictivo. Por ejemplo, de 1923 a 1953, antes de la introducción de la vacuna Salk, los índices de mortandad por polio en Norteamérica e Inglaterra habían disminuido al 47 por ciento y 55 por ciento, respectivamente. Otros países europeos comparten estadísticas similares. En Gran Bretaña, la enfermedad ya había declinado al 82 por ciento para 1956, justo al principio de la campaña de vacunación.[48] Las epidemias terminaron hasta en los países que rechazaron los programas obligatorios y de vacunación sistemática.[49]

Lo que es interesante sobre la disminución de la polio es que a diferencia de otras enfermedades, el decline no se puede atribuir al mejoramiento en la sanidad, el suministro de agua y demás. De hecho, es una enfermedad que se origina en países en vías de desarrollo.[50] Se sospecha que con el tiempo, el poliovirus puede volverse menos virulento y el portador humano, más resistente, permitiendo que disminuya la mortandad hasta en la continuada presencia del microorganismo.[51] El cambio en la enfermedad, de endémica a epidémica, ocurrió primero en sociedades con avances en higiene y sanidad, tales como los medios ambientes industrializados y urbanos de los Estados Unidos y Europa a principios del siglo XX.[52] Como los países en vías de desarrollo mejoran su infraestructura, la enfermedad disminuye en predominio.

La vacuna contra la polio fue desarrollada con la esperanza de evitar los casos de parálisis; aún durante las más grandes epidemias de poliomielitis, más del 90 por ciento de todas las personas expuestas permanecerán asintomáticas, y muchas de las demás experimentarán síntomas no más severos que el resfriado común. Los casos de parálisis no son frecuentes, ocurren en menos del 1 por ciento de todas las exposiciones a la enfermedad.[53] Sin embargo, hay que estar conscientes de que hasta el 0,5 por ciento en una población de 10 millones, es aún un índice de casos de parálisis alarmantemente alto. En las naciones en vías de desarrollo, donde la sanidad es escasa, el virus se esparce y casi todos los niños tienen anticuerpos, debido a la infección durante la infancia.

Está bien establecido que los únicos casos nuevos de polio en Norteamérica desde 1980, aparte de los muy pocos importados, son el resultado directo de la vacunación o la consecuencia indirecta de la exposición al virus derramado de alguien que recientemente ha sido vacunado.[54] Desde 1973, el número de casos anuales de polio debido al virus silvestre, es rebasado por aquellos que resultan de (poliomielitis paralítica asociada con la vacuna o PPAV).[55] En 1976 Salk testificó que la vacuna de virus vivo, que ha sido usado casi en exclusiva desde principios de la década de 1960, fue "la causa principal, si no la única" de todos los casos de polio reportados en los Estados Unidos desde 1961.[56]

De todas las enfermedades de las cuales uno podría tratar de establecer la eficacia de la vacuna, la polio es la más desafiante debido a los cambios que se hicieron en la clasificación de la enfermedad después de la introducción de la vacuna. Este es un ejemplo de la dificultad de establecer evidencia, así como estadísticas confiables en casos donde existen desconcertantes variables. Antes de la introducción del poliovirus vivo, una epidemia de polio se definió como 20 casos por cada 100.000. Después de su introducción, se estableció la nueva definición de una epidemia, siendo de 35 casos por cada 100.000.[57] Esto dificulta más la clasificación de los brotes de polio como epidemias. Además, el criterio de diagnóstico para la polio, cambió. Antes de la introducción de la vacuna viva, un diagnóstico de polio paralítica se podría hacer, si el paciente evidenciaba síntomas de parálisis por 24 horas. Sin embargo, desde 1969, por lo menos, la definición de la polio de los CCE ha requerido de que un diagnóstico de esta enfermedad no se pudiera efectuar, a no ser que el paciente mostrara síntomas neurológicos que persistieran por lo menos sesenta días después del inicio de los síntomas, o que el paciente muriera.[58] Esto redujo significativamente el número de casos que calificaban como poliomielitis, realzando la aparente eficacia de la vacuna.

La identificación mala de la enfermedad puede haber sido otro fenómeno común, que lleva a la aparición desproporcionadamente baja en la incidencia de la poliomielitis, comparada con la era anterior a la vacuna. Antes de la introducción de las vacunas contra la polio, no se hacía ninguna diferencia entre los casos de meningitis aséptica y la polio, ya que sus manifestaciones clínicas son demasiado parecidas. Durante la década de 1950, los casos de polio fueron diagnosticados seis veces más a menudo como la meningitis aséptica. Sin embargo, vemos una tendencia asombrosa que ocurrió en la década de 1960, con los casos reportados de meningitis aséptica subiendo, mientras que disminuían los casos reportados de polio. Aquí están algunos números de la *Tabla de salud del condado de Los Ángeles: Reporte de enfermedad y mortandad, enfermedades que se reportan.*[59]

Fecha	Meningitis viral o aséptica	Polio
Julio 1955	50	273
Julio 1961	161	65
Julio 1963	151	31
Septiembre 1966	256	5

Viendo el primer y último grupo de números juntos, obtenemos una sorprendente imagen de la relación inversa entre la incidencia de la enfermedad durante los años anteriores al cambio de frecuencia de los diagnósticos, y después.

Como se discutió anteriormente, muchos doctores tenían tal confianza en las vacunas, que naturalmente asumían que la presencia de los síntomas parecidos a la polio, en un paciente vacunado con anterioridad, no podría ser interpretado como polio, sino que debía ser otra enfermedad. Por desgracia, reinterpretaciones como esas de la polio hicieron excepcionalmente difícil valorar el impacto de la vacuna en la incidencia de la enfermedad.

RUBÉOLA

La rubéola es un virus leve que puede aparecer como erupción y fiebre ligera, pero con frecuencia es asintomático. A los niños no se les vacuna contra la rubéola por su propia protección, sino para proteger a las mujeres embarazadas, de ser expuestas a la enfermedad. El virus de la rubéola en la mujer encinta puede llevar a severos problemas congénitos en el feto, un problema conocido como el síndrome congénito de rubéola (SCR). Antes del uso de la vacuna, las epidemias de esta enfermedad brotaban cada seis a nueve años, con 100 a 500 casos por cada 100.000. Miles de bebés podían afectarse con el SCR en una epidemia de rubéola. Después de que la vacuna se introdujera en 1969, los casos cayeron a menos de 10 en cada 100.000.[60] El uso de la vacuna parece haber reducido dramáticamente la incidencia del SCR. Sin embargo, desde principios de la década de 1980, en la literatura médica han aparecido un número de artículos sobre la eficacia de la vacuna contra la rubéola, para proporcionar una inmunidad duradera. En ese sentido, el problema consiste en que, antes del uso de la vacuna, muchas niñas alcanzaron la madurez inmunes a la rubéola, debido a la exposición natural de la enfermedad. En la actualidad, la mayoría de las mujeres en los Estados Unidos no han tenido rubéola ni estado expuestas a ella de forma natural, sino que han sido vacunadas contra la misma. Se piensa que la protección de la vacuna disminuye con el tiempo, dejando así a las mujeres, que piensan que están protegidas, susceptibles en un momento en el cual es más probable que se embaracen.

De acuerdo con un estudio hecho a través del Departamento de pediatría en la Escuela de medicina de Bowman Gray, el índice general de susceptibilidad en alumnos de sexto grado, era del 15 por ciento, un índice que los investigadores dicen que es similar al que había en la era anterior a la vacuna.[61] Ellos sugieren que se requiere de medidas adicionales para reducir el riesgo del SCR. El método sugerido consiste en dirigirse a las poblaciones de niñas preadolescentes, de aproximadamente doce años de edad y vacunarlas, como se ha hecho en varios países de Europa occidental. En un estudio del Dr. Stanley Plotkin, entonces profesor de pediatría de la Escuela de medicina de la Universidad de Pennsylvania, el 36 por ciento de las adolescentes que habían sido vacunadas cuando bebés contra la rubéola, carecieron de alguna evidencia suerológica de estar inmunes.[62]

Es interesante que el estudio de 1980 revela que los estudiantes de bajos ingresos, fueron menos susceptibles que los de ingresos más altos, 10,2 por ciento contra el 16,5 por ciento de susceptibilidad, respectivamente. Los autores sugieren que esto se puede deber a una mayor oportunidad para una exposición natural, entre la población pobre.[63] Una mayor inmunidad significa menos probabilidad del SCR entre las mujeres embarazadas, surgiendo significantes preguntas sobre cambiar la epidemiología de la enfermedad a un grupo de edad potencialmente más vulnerable.[64]

ESCARLATINA E INFLUENZA

Entre 1900 y 1910 la mortandad debida a la escarlatina y a la garganta irritada por estreptococos fue de más de 10 en cada población de 100.000, disminuyendo al 0,5 por cada 100.000 antes del advenimiento de las intervenciones con drogas antibacteriales.[65] Es importante revisar esto en relación con el asunto de las vacunaciones, ya que ninguna vacuna se había desarrollado para la escarlatina, a pesar del número de víctimas mortales asociado con ella, en un momento dado. En este caso, se les dio a los antibióticos el crédito por la disminución. Mientras que en la actualidad la escarlatina no es para tenerle miedo, se debería recordar que una vez fue una enfermedad temida, con un alto índice de fatalidad. Lo mismo pasó con la gripe (influenza) una enfermedad a la que se le tenía miedo, que ocurría en epidemias y tomaba muchas vidas. Hemos desarrollado vacunas contra ella, incluyendo lo desastrosa que es contra gripe porcina, que continúa persiguiendo receptores, con efectos adversos a largo plazo, abarcando severas enfermedades degenerativas. Pero la mayoría de las personas saludables experimentan sólo unos cuantos días de malestar, sin tener efectos adversos.

DIFTERIA

A esta enfermedad ya no se le considera peligrosa en los Estados Unidos, donde la vacunación generalizada tiene el crédito de su erradicación. Continúa siendo un problema en las naciones en vías de desarrollo. La siguiente información aparece en *Beyond the Magic Bullet* [Detrás del proyectil mágico], por Bernard Dixon:

> La inmunización contra la difteria, introducida a gran escala alrededor de 1940, parecer haber tenido un efecto dramático en la incidencia de la enfermedad. El número de casos en Gran Bretaña cayó a entre cincuenta y sesenta mil cada año, hasta 1955, desde entonces sólo han habido epidemias esporádicas. Sin embargo, si tomamos una escala de un periodo más largo durante el siglo pasado, y alteramos el criterio, vemos un cuadro diferente. Las muertes infantiles por difteria bajaron continuamente de 1,300 por año en 1860, a menos de 300 anuales en 1940, con una particular gran caída alrededor de 1900, el año cuando la antitoxina se utilizó por primera vez. Sin embargo, la disminución pronunciada ocurrió entre 1865 y 1875 —antes de que el bacilo de la difteria hubiera sido aislado.[66]

Mientras que la difteria podría ser una enfermedad terrible para aquellos que experimentaron los peores casos, la mayoría de la gente no sucumbió a la enfermedad ni a sus potencialmente devastadoras secuelas, y ellos ganaron inmunidad permanente, por lo general al final de la niñez. La vacuna contra la difteria también se puede asociar con el fracaso en la adecuada protección contra la enfermedad. Por ejemplo, en Alemania, donde la vacunación obligatoria era un reglamento, hubo un gran incremento de casos en 1945, de 40.000 a más de 250.000 casos. Neustaedter resume esto como un aumento del 17 por ciento en el número de casos y un 600 por ciento de incremento en las muertes por difteria.[67] Los parisienses vieron un 30 por ciento de incremento en 1944, a pesar de la vacunación obligatoria, y lo mismo pasó en Hungría, donde también se requería de las vacunas, en dos años hubo un incremento del 35 por ciento en los casos en alrededor de dos años. En el caso reciente, la vacunación obligatoria se había estandarizado desde 1938. Hubo un triple aumento en Ginebra, Suiza, entre 1941 y 1943, aunque había habido una política de vacunación obligatoria desde 1933.[68] Durante esta temporada, las vacunas no fueron obligatorias en Noruega, pero sólo hubieron quince casos de difteria registrados.[69]

Al final de la Segunda Guerra Mundial, la vacuna se había descontinuado y hubo una disminución dramática en la incidencia de la enfermedad, a pesar de la pobreza de la postguerra y la nutrición inadecuada.[70] En Chicago, en 1969, hubo una epidemia de difteria, en la cual el 25 por ciento de quienes contrajeron la enfermedad habían sido totalmente vacunados, y otro 12 por ciento habían recibido menos de su serie completa de vacunas, pero mostraron evidencia serológica de inmunidad.[71]

Un reporte de 1975 sobre la difteria, de la Agencia de biología de la Administración de alimento y drogas, determinó que la difteria toxoide no es tan efectiva como se anticipó y la provisión de inmunidad permanente no es segura.[72]

Esta claro que las vacunas han contribuido a la reducción de la enfermedad. Por desgracia, es difícil determinar hasta qué punto las vacunas han reducido la incidencia de la enfermedad o si su natural reducción continuada habría ocurrido en su ausencia. Y si las vacunas son las responsables de la reducción, ¿a qué costo ha sido ganado este triunfo? Debemos considerar los precios: nuestra pérdida de inmunidad natural a ciertas enfermedades, la interrupción de la historia natural de la enfermedad (que habría resultado en la virulencia reducida de la enfermedad, con el tiempo), y las consecuencias a largo plazo, que apenas están evidentes, como los crecientes niveles de problemas crónicos de salud, que pueden estar relacionados con la vacuna. Exploraremos estos casos en los siguientes capítulos, pero primero, un vistazo al increíble sistema inmunológico.

TRES

El maravilloso sistema inmunológico

Es posible que uno de los aspectos más fascinantes de nuestra existencia humana es el funcionamiento del sistema inmunológico —las acciones fisiológicas cuya intención es mantener límites claros entre el "yo" y el "otro". Es nuestro sistema inmunológico el responsable de protegernos de los microorganismos invasores, ya sean bacterias, virus o parásitos más grandes, y que también nos permite integrar algunos de estos a nuestros sistemas, en relaciones mutuas (beneficios recíprocos). En realidad, probablemente este increíble sistema ha aparecido más en los medios de comunicación, en los pasados quince años, de lo que lo hizo nunca antes, con el predominio generalizado del VIH y el SIDA, condiciones que dejan al descubierto la importancia de un sistema inmunológico saludable, para proteger la vida humana. Pero para muchos, este sistema es un concepto abstracto o la imagen de una compleja defensa militar, preparada para golpear a todos los enemigos invasores en el frente civil. Pero esto significaría perder la riqueza y complejidad de esta altamente desarrollada cascada de químicos y células sanguíneas que se empieza a desarrollar en el útero y continúa hasta encontrarse con nuevos desafíos a través de toda nuestra vida, con una aparente inteligencia. Mientras que sería imposible hacerle justicia total al sistema inmunológico en algo menos que unos cuantos libros de texto y en comentarios ilustrativos, este capítulo aclarará los fundamentos de cómo nuestros cuerpos responden a los organismos invasores. También daremos una mirada a la forma en que trabajan las vacunas, cómo afectan a la inmunidad y para terminar, de qué están compuestas. En el capítulo 7, "Acercamientos naturales para la salud y la inmunidad", discutiremos muchos factores, como la nutrición y el manejo del estrés, que van dentro del óptimo funcionamiento de este sistema.

Nuevas fronteras en la inmunidad

A fin de que en este capítulo la ciencia no parezca reduccionista, es importante escoger una perspectiva sobre el sistema inmunológico, que sea holística, desde el principio. Francisco Varela lo pone muy concisamente, cuando dice que los nuevos puntos de vista en la inmunología, "sugieren que al sistema inmunológico se le considera más exactamente como una red cognitiva, semejante al cerebro y el sistema nervioso", a pesar de la falta de "órganos sensoriales espacialmente localizados".[1] El sistema inmunológico es una red independiente, cuyo propósito principal es establecer y preservar la identidad molecular. De esta forma se le puede considerar como una red proactiva más que simplemente un mecanismo reactivo y defensivo. Como Walene James escribe, citando a Varela: "viendo el cuerpo como un fluído sistema de interconectadas y recíprocas redes que interactúan continuamente en una biodanza molecular, es parte de un novedoso pensamiento contextual", permitiendo la "danza mutua entre el sistema inmunológico y el cuerpo . . . para tener una identidad cambiante y plástica, a través de toda su vida y múltiples batallas".[2]

Nos podemos salir más allá de las limitaciones de la ciencia física, al admitir el tremendo impacto que la mente y las emociones tienen en la inmunidad. Viéndonos como seres inteligentes, con células sensibles, que no son más que unos microcosmos del macrocosmos de cada uno de nosotros, nos damos cuenta que existe una delicada interacción química entre todos nuestros diversos sistemas. Esto es aparente en la relación inversa entre el estrés y la inmunidad —la tensión aumenta y con el tiempo, la función inmune disminuye. Los neuropéptidos, nuestros mensajeros químicos de la emoción y nuestras uniones entre la experiencia emocional y física, pueden formar parte del mecanismo. Además, nuestras hormonas suprarrenales, por ejemplo, la epinefrina (adrenalina) y la norepinefrina (noradrenalina), también pueden proporcionarnos las claves para las conexiones entre nuestro bienestar emocional y la eficiencia y éxito de nuestra respuesta inmunológica, ya que están influenciadas por una e influyen en otras. El emergente campo de la psiconeuroinmunología, el que literalmente une la experiencia de la psique —la mente o el alma— con la de nuestro sistema inmune, existe para estudiar tales conexiones, cuya importancia detallamos en el capítulo 7. Ahora lo que es importante es que tengamos en mente que la sensibilidad del sistema inmunológico es enorme e increíblemente efectiva, para haber permitido al organismo humano desarrollarse en medios ambientes donde miles de millones de microorganismos son un hecho constante y dado. La vacunación busca integrar a nuestro sistema inmunológico, a un estado de reacción intensificado para los organismos potencialmente patógenos, mientras bordea ciertos aspectos de exposición natural a la enfermedad. Mientras que en realidad, este puede ser un factor crítico en la prevención de la enfermedad, los costos a largo plazo para el óptimo funcionamiento del organismo humano, pueden ser mayores de lo que se esperaba anteriormente.

Debido a que las vacunas confieren inmunidad artificial en lugar de natural, muchos escritores prefieren usar el término *vacunación* en vez de *inmunización*, cuando se refieren a las inoculaciones.[3] Yo he escogido seguir este acuerdo, a lo largo de este libro.

Los ABCs de la inmunidad

El cuerpo humano ha desarrollado notables mecanismos físicos para mantener la integridad de su "espacio". Las siguientes secciones discutirán la naturaleza de los virus y bacterias, así como los diversos mecanismos que nuestros cuerpos han desarrollado para vivir con ellos en nuestro mundo compartido.

BACTERIAS, VIRUS Y PARÁSITOS

Nosotros compartimos nuestro medio ambiente con una multitud de microorganismos —muchos de los cuales nos buscan, literalmente, como sus anfitriones. Estos microorganismos caen dentro de las categorías de virus, bacterias, hongos y lombrices. Sólo discutiremos las dos primeras categorías, fuera de cuando sea necesario por propósitos ilustrativos, ya que las vacunas se dan para estos dos grupos de organismos.

Las bacterias son microscópicamente pequeñas, son organismos unicelulares que habitan, en grandes cantidades, en casi todas las esquinas de nuestro planeta, yendo de la atmósfera superior y las capas de hielo polar, a los más profundos alcances de cuerpos animales y el océano. Pocas superficies, fuera de aquellas que son extremadamente ácidas, muy calientes o muy secas, carecen de colonias bacteriales. Algunos científicos creen que su masa, en conjunto, excede el peso de todas las plantas y animales vivos sobre la tierra.[4] Algunas bacterias son autotróficas (pueden producir su propio alimento, como lo hacen las plantas) mientras que otras no lo son, confiando en nutrientes de otros seres vivos. También hay aquellas que existen en material que ya no vive, como el alimento sin protección. A esta última clase se le conoce como descomponedores, y también sirven funciones importantes en el medio ambiente. La mayoría de las bacterias necesitan oxígeno para sobrevivir, pero algunas, como aquellas en el género *Clostridium* [Clostridio], del cual es miembro el tétanos (*Clostridium tetani*), prospera en ambientes anaeróbicos, como sumergido en la tierra o en heridas reventadas, donde hay poco oxígeno.

Por lo general, las bacterias tienen una de tres formas: bastón (bacilo), redonda (coco) y espiral (especie de microbio en forma espiral), aunque ahora se cree que pueden adaptar sus formas, y posiblemente hasta transmutarse en otras formas de bacterias, un concepto conocido como pleomorfismo.[5] Es interesante que un pensamiento emergente en la microbiología, lleva a teorías de grandes pensadores como Pierre Bechamp y Wilhelm Reich, algunos cuyos trabajos han sido previamente desacreditados por los científicos de su tiempo.

Muchas bacterias viven en una relación comensal con la especie humana; esto es, viven dentro o sobre nosotros sin causarnos daño —por lo menos, mientras nuestros cuerpos mantengan su crecimiento equilibrado y su número no abrume nuestros sistemas, y también, mientras ellos habiten sólo en ciertas partes del cuerpo. La *Escherichia coli* es un ejemplo: mientras que sus colonias permanezcan dentro del sistema intestinal y no proliferen fuera de control, no hacen ningún daño.

Otras bacterias viven en relaciones mutuas con nosotros —nosotros nos beneficiamos de ellas y ellas de nosotros. Un arreglo recíproco como ese existe en la presencia de algunas bacterias que no nos dañan y que de hecho, impiden la colonización de otros organismos patógenos. Por ejemplo, ciertas cepas de bacterias que habitan en nuestros intestinos, nos permiten sintetizar la vitamina B_{12}.

Con frecuencia, los agentes antibacteriales se usan en el tratamiento de infecciones bacteriales. Mientras que no son efectivas contra los virus, por lo general se prescriben durante infecciones virales, para prevenir una infección bacterial secundaria. El abuso de antibióticos puede tener consecuencias negativas para los humanos. Estos medicamentos reducen la población beneficiosa de bacterias que albergamos, lo que puede conducir a la proliferación de otros organismos dañinos, como los hongos, llevando a infecciones por hongos. Segundo, las bacterias pueden evolucionar para volverse resistentes a los antibióticos; por lo tanto, creamos cepas cada vez más resistentes de microorganismos, contra los cuales no tenemos medicamentos y probablemente una limitada resistencia inmunológica.[6]

Ejemplos de bacterias para las cuales se ponen las vacunas incluyen al tétanos, la difteria (*Corynebacterium diphtheriae*) y pertussis (*Bordetella pertussis*). Es interesante que sean las endotoxinas (una toxina producida dentro de las bacterias, que se libera cuando éstas se rompen) las que fabrican estas bacterias, más que los organismos en sí mismos, que causan las consecuencias dañinas de las enfermedades con las cuales están asociadas.

LOS VIRUS

Los virus son peculiares organismos pequeños, en los que los científicos no dejan de trabajar para entenderlos. En esencia son partículas infecciosas submicroscópicas que consisten en un núcleo de RNA o DNA, rodeado por una capa de proteína. Aunque son biológicamente activos mientras están dentro de organismos vivos, son inertes fuera de ellos. De hecho, no pueden funcionar ni reproducirse a no ser que utilicen la célula de un anfitrión, haciéndolas fácil de clasificar como parásitos. Y muy parecido a otras esporas, algunas pueden volverse muy duras (toman una forma cristalizada), permaneciendo inactivas por periodos indefinidos de tiempo. Muchos científicos cuestionan si en realidad son cosas vivas, o si solamente son fragmentos de materia genética en nuestro entorno.

Una vez dentro del anfitrión, los virus dependen de a lo que por lo general se le refiere como nuestra "maquinaria celular" para llevar a cabo sus instrucciones genéticas. Virtualmente todas las formas de vida son susceptibles a los virus, y estos son la fuente de muchas de las peores epidemias que la humanidad ha enfrentado, incluyendo la rabia, viruela, polio y fiebre amarilla. La mayoría de las vacunas que se dan contra las enfermedades infantiles son para aquellas causadas por virus, incluyendo el sarampión, la polio, las paperas, la rubéola, la hepatitis B y la varicela. Los virus también pueden estar involucrados en cánceres y enfermedades autoinmunes. Los virus están mutando constantemente, así que en cualquier momento pueden surgir nuevas versiones de virus viejos o hasta de nuevos, presentando retos al sistema inmunológico así como, algunas veces, haciendo que los tratamientos actuales y las medidas profilácticas no sean efectivas.

INMUNIDAD INNATA Y ADAPTABLE

El cuerpo tiene dos líneas distintivas de defensa contra los microorganismos invasores, las innatas y las adaptables. Las defensas innatas incluyen a las barreras físicas del cuerpo que impiden la entrada a microorganismos indeseables o desconocidos, así como la respuesta química y de células blancas de la sangre. Por lo general, son muy eficientes y suficientes para la tarea. Sin embargo, estos mecanismos podrían no llegar a detener a los patógenos, y la resistencia inmunológica adaptable entra en escena. La inmunidad adaptable difiere de la innata, principalmente en que su respuesta incluye una memoria específica para los organismos con los que se ha topado con anterioridad, así que cuando ocurra de nuevo una infección, el cuerpo pueda responder a esa infección de forma rápida y directa. Los anticuerpos y las células T son facetas de la respuesta adaptable. Es sobre tal respuesta que las vacunas dependen para su eficiencia.

BARRERAS FÍSICAS PARA LA INFECCIÓN

En realidad nunca deja de asombrarme qué tan perfectamente diseñados estamos, aun en formas que en su mayor parte desconocemos, como la composición química de nuestra piel. Pero son estos sutiles matices los que nos permiten continuar viviendo, disfrutar la vida y evolucionar junto con nuestro medio ambiente. Las barreras químicas y físicas de nuestro cuerpo, que impiden la penetración de microorganismos potencialmente patógenos, proporcionan perfectos ejemplos de nuestra maravillosa arquitectura humana.

La piel es el lugar ideal para empezar. Pocas bacterias pueden sobrevivir por mucho tiempo sobre ella, debido a que el ácido láctico y los ácidos adiposos, de los cuales nuestro sudor y secreciones sebáceas están compuestos, crean un pH demasiado bajo para que las bacterias lo puedan tolerar. Es por esto que la pérdida de la piel, debido a quemaduras o traumas, puede dejar el camino abierto para las infecciones —se ha quitado una gran barrera para el cuerpo interior. Las membranas internas del cuerpo también tienen una barrera protectora —la mucosidad que segregan. Ésta impide que las bacterias se adhieran a las células que recubren el cuerpo (células epiteliales). Esta capa epitelial también se cura a sí misma con rapidez, frecuentemente dentro de las primeras veinticuatro horas, haciendo de ello una barrera confiable, si ha habido un trauma local.

Una vez que los microorganismos han sido capturados por esta pegajosa mucosidad, entonces se pueden expeler por medio de esfuerzos mecánicos tales como la tos y el estornudo, o a través de las lágrimas, saliva u orina, otros medios fluidos que protegen las superficies del cuerpo. Además, algunos de los fluidos del cuerpo también contienen químicos que, de hecho, son antibacteriales.

Como se mencionó anteriormente, la flora bacterial nos apoya en una relación mutua al inhibir el crecimiento de las bacterias dañinas y el hongo, en especial sobre las superficies que revisten el cuerpo. Hacen esto ya sea para competir por una nutrición esencial, por la naturaleza de su ocupación utilizando el espacio disponible, o al producir sustancias que inhiben el crecimiento de microorganismos competidores.

"LOS QUE COMEN CÉLULA"

A pesar de que hemos desarrollado elaborados sistemas de protección, en la forma de barreras físicas contra los agentes infecciosos, algunas veces estas defensas se debilitan, ya sea por un trauma, cambios dietéticos que afectan el pH, o la tensión que afecta nuestra composición bioquímica. Cuando los microorganismos entran en nuestro espacio personal, se encuentran con los fagocitos, cuya traducción literal es "los que comen célula" que son los siguientes mecanismos de protección del cuerpo. A las células que tienen la principal responsabilidad protectora, se les llama "fagocitos profesionales", posiblemente enfatizando nuestra preferencia cultural de contratar a expertos que hagan un trabajo (gracias, pero no se aceptan aficionados). Los fagocitos, un grupo de leucocitos (células blancas de la sangre), están formados de dos familias principales de células, los macrófagos (los comedores grandes) y los más pequeños llamados fagocitos polimorfonucleares (también conocidos como polimorfos, neutrófilos y PMNs). Ambos tienen su origen en la médula espinal, pero cuando maduran, predominan por todo el cuerpo. Las células blancas de la sangre son las mediadoras principales de toda la respuesta inmunológica.

En especial, los macrófagos están concentrados en ciertas áreas del cuerpo, incluyendo las membranas del fondo de los pequeños recipientes de sangre, tejido conector y los pulmones, hígado, cerebro, riñones, revestimiento del sistema linfático y el bazo. Aquí, ellos son particularmente benéficos para remover el desecho y la materia extraña. Los PMNs son células de corta vida, que se encuentran predominantemente en la corriente sanguínea y que pueden funcionar en condiciones anaeróbicas e inflamatorias. Por lo general, los macrófagos se desarrollan en infecciones donde los organismos viven con la célula humana; los PMNs se desarrollan, ante todo, cuando hay bacterias que forman pus.

La fagocitosis empieza cuando el fagocito se adhiere al microbio, usualmente al reconocer alguno de los carbohidratos en su superficie. En consecuencia, esto activa un mecanismo contráctil en el fagocito, que le permite extender proyecciones parecidas a un brazo alrededor del microbio, hasta que es tragado por completo por el fagocito. Entonces, éste libera una variedad de químicos, incluyendo formas de oxígeno altamente reactivo que rompen el microorganismo, matándolo de esa manera. También, algunos fagocitos son parcialmente responsables de reparar el tejido corporal, por ejemplo, al ayudar a disolver o prevenir los coágulos de sangre.

Así que, ¿cómo saben estos fagocitos cuándo un organismo ha penetrado las defensas protectores del cuerpo? Un proceso llamado quimiotaxis ocurre, en el cual las bacterias producen químicos que atraen a los fagocitos. Sin embargo, debido a que éste es un método débil, nosotros hemos desarrollado medios más complejos para ayudar al tejido dañado. A esto se le conoce como el sistema complementario.

Este sistema es una serie de reacciones de enzimas de proteína delicadamente orquestada y muy compleja, que juntas, y en una efectiva cascada de estímulos y respuestas, provocan que los microorganismos a los que se dirigen, sean más susceptibles a ser tragados por los fagocitos, aumentando la respuesta inflamatoria y permitiendo que se destruya a los microbios. La ventaja de la incrementada respuesta inflamatoria, que involucra la degranulación de las células mástil (células involucradas en la respuesta inflamatoria) y la consecuente liberación de químicos como la histamina, heparina y el factor desencadenador de plaqueta, es el creciente flujo de sangre y plasma, y por lo tanto, de fagocitos, hacia el área del cuerpo dañada, invadida o infectada.

Además de estas increíbles proezas de inmunidad, nuestros cuerpos producen sustancias adicionales que mantienen nuestra salud e integridad. La interferón es un ejemplo de una sustancia de este tipo. Las interferones son proteínas que nuestras células forman cuando están expuestas a un virus. Cuando las células no infectadas están expuestas a la interferón, se protegen contra la infección viral. Cuando una célula se infecta, produce interferón al cual todas las células que rodean a la(s) infectada(s) reaccionan, siendo protegidas contra ese virus. Hace esto al provocar que las células produzcan enzimas que interfieren con la copia viral. Esto efectivamente sirve para contener el virus e inhibir su propagación. Las células naturalmente asesinas (NA) toman la tarea un paso adelante y destruyen las células infectadas por virus. Ellas pueden diferenciar las células infectadas de las saludables, al reconocer las sustancias en la superficie de las infectadas por virus. Al liberar químicos que dañan estas células, nos protegen de la propagación viral.

Todos estos procesos caen en la categoría de la inmunidad humoral. Estos esfuerzos son los intentos elementales del sistema inmunológico, para mantener la línea fina entre nuestros cuerpos y otros organismos con los que vivimos. Sin embargo, algunas veces, para proteger estos límites se requieren de medios más extensos.

INMUNIDAD (CELULAR) ADAPTABLE
A pesar de que hemos desarrollado medios elaborados para protegernos de las infecciones, también los microorganismos han hecho lo mismo para evitar nuestros sistemas inmunológicos. Muchos han encontrado modos para mutar a formas que evadan la detección de nuestra inmunidad innata. Por ejemplo, algunas bacterias no accionan los caminos complementarios, mientras que otras lo hacen sólo en su flagelo, para que el cuerpo principal de la bacteria evite todo el daño —¡muy inteligente, de verdad! Otras células pueden no ser vulnerables a los agentes químicos que nuestros cuerpos despliegan para su destrucción y nuestra protección. Por lo tanto, por así necesitarlo, hemos desarrollado medios aún más complejos de inmunidad, conocidos como inmunidad adaptable o inmunidad celular, que pueden reconocer, identificar y recordar a organismos específicos y desarrollar respuestas precisas de inmunidad a cada uno. Estas respuestas, conocidas como anticuerpos, son para lo

que las vacunas están diseñadas, para estimular a nuestros cuerpos para que las produzcan, confiriendo el tipo de inmunidad proporcionado por las infecciones naturales, que disparan las respuestas de inmunidad celular.

Las vacunas trabajan sobre el principio de que al inyectar una pequeña cantidad de antígeno en el sistema, se disparará una inicial respuesta inmune y una segunda inyección de la vacuna afinará la reacción, al formar más anticuerpos, creando una memoria específica de ese organismo. Entonces, la futura exposición al organismo debería permitir al cuerpo reconocer con rapidez y montar una completa escala de respuesta al organismo, sin vulnerabilidad a la enfermedad al cual a la cuerpo está inmune, teóricamente. Ya que con el tiempo se desarrolla una inmunidad como esa, a la adaptable también se le considera como una inmunidad adquirida.

ANTICUERPOS AL RESCATE

Nuestros linfocitos B producen los anticuerpos (su nombre se debe a que maduran en nuestra médula espinal) cuando ellos se encuentran con una proteína extraña —llamada antígeno. Todo anticuerpo tiene en su superficie un lugar de identificación, puede distinguir antígenos individuales cuando está próximo a encontrarlos. Estos anticuerpos sujetan a los microorganismos que han evadido los mecanismos de inmunidad innata, y entonces, los lugares del anticuerpo estimulan al sistema complementario para que se active. Igual que con la inmunidad innata, la complementaria facilita la destrucción de microorganismos no deseados. Al camino complementario activado por el sistema innato, se le conoce como el camino complementario alternativo; cuando la respuesta inmunológica adaptable lo activa, se convierte en el camino clásico. Aunque cada camino complementario difiere un poco en la forma en que le activa, los resultados netos son los mismos. Los anticuerpos también pueden interferir con el funcionamiento de los microorganismos antígenos en una variedad de formas, incluyendo el impedir que el antígeno, se vincule con las células, impidiendo que los microorganismos recojan nutrientes esenciales, y por último, evitando que las toxinas bacterianas dañen a las células.

Los anticuerpos se pueden presentar en el cuerpo, como resultado de una infección anterior o una desconocida exposición a un agente infeccioso, por transferencia durante el embarazo, por medio de la placenta de la madre al feto, o a través de la vacunación. Pertenecen a un grupo de proteínas conocidas como inmunoglobulinas, (Ig) que se encuentran en la porción de suero de la sangre. Cada linfocito B es una célula altamente compleja, con aproximadamente 100.000 inmunoglobulinas en su superficie, que identifican sólo a antígenos específicos. Diferentes inmunoglobulinas tienen funciones especializadas dentro del cuerpo. Existen cinco inmunoglobulinas principales llamadas: gamma A (IgA), gamma D (IgD), gamma E (IgE), gamma G (IgG) y gamma M (IgM).

La IgA se encuentra principalmente en las secreciones fluidas del cuerpo, como la saliva, las lágrimas, la mucosidad intestinal y la respiratoria, y sirve para impedir que las membranas mucosas sean invadidas por los virus y las bacterias. La IgD se encuentra en pequeñas cantidades en el suero normal humano y se desconocen sus funciones. El recubrimiento de los tractos respiratorio e intestinal producen IgE. Está especialmente sujeta a las células mástiles, las que, como se mencionó antes, están involucradas en la respuesta inflamatoria. Cuando los antígenos se unen con la IgE, se estimula la actividad de la célula mástil. Altos niveles de IgE se encuentran en aquellos con enfermedades relacionadas con alergias. La IgG, también conocida como gammaglobulina, es el anticuerpo más abundante que se encuentra en el cuerpo humano. La IgG es capaz de atravesar la placenta y por lo tanto, es la inmunoglobulina principal involucrada en estimular la inmunidad en el bebé antes del nacimiento. También es el anticuerpo principal para las bacterias, virus y antitoxinas. La IgM o macroglobulina, es el anticuerpo inicial que se encuentra después de una infección y una vacunación, se forma en las etapas iniciales de la mayoría de las reacciones inmunológicas. El intervalo de vida de la mayoría de los anticuerpos, está en algún lugar, entre varias semanas a muchos años.

Además de los linfocitos B, existen los linfocitos T (células T), llamada así porque maduran dentro de la glándula timo. Los virus y ciertas especies de microorganismos viven dentro de nuestras células. Cuando mueren, las proteínas de estos organismos se convierten en vacuolas en nuestras células y se unen con una sustancia conocida como el complejo principal de histocompatibilidad (CPH). El linfocito T puede reconocer estos fragmentos de antígenos en nuestras células, además posee un receptor para vincularse con el CPH. Cuando localiza la combinación antígena CPH, se introduce en la célula infectada y se activa. Existen tres tipos principales de células T: las ayudantes T (TA), que inducen a la formación de anticuerpos por medio de linfocitos B; las células T citotóxicas (TC), que destruyen los microorganismos en las células y también son los responsables para el rechazo de los injertos de piel; y las células T supresoras, que inhiben la producción de las células fabricantes de anticuerpos para los linfocitos B. Por lo general, el 60 por ciento de las células T son ayudantes y del 20 al 30 por ciento son supresoras. Un desequilibrio en este relación puede indicar un sistema inmunológico comprometido. Las células TA y TC son capaces de liberar interferón y esto mejora el funcionamiento de las NA, recordándonos la integración y cooperación de los diversos aspectos del organismo humano.

INMUNIDAD ARTIFICIAL

Cuando uno está expuesto a un agente infeccioso, a través de una exposición natural o enfermedad, y el cuerpo necesita reaccionar con una repuesta inmunológica adaptable, como se acaba de describir en detalle, con frecuencia se adquiere una inmunidad permanente. A tal inmunidad se le llama inmunidad natural. Esto es en contraste a la inmunidad conferida por medio de las vacunas, a la que se nombra inmunidad artificial. Esta puede ser pasiva o activa, como se describe a continuación.

INMUNIDAD PASIVA

En el pasado se confiaba mucho en la inmunidad pasiva, pero su uso ha disminuido en décadas recientes, desde el desarrollo de vacunas activas más efectivas. Se usa después de la exposición a patógenos conocidos e involucra la administración de anticuerpos derivados de la sangre de una persona o animal (por lo general caballos), que se están recuperando de una enfermedad específica, infectando al individuo. Los convalecientes tienen grandes cantidades de anticuerpos circulantes; cuando se introducen estos en la persona enferma —comúnmente dados como una inyección o en ocasiones de forma intravenosa— ayudan al cuerpo con sólo elevar con rapidez los niveles de anticuerpos.

Por lo regular, la inmunidad pasiva dura por varias semanas, a veces unos cuantos meses, después de la administración de los anticuerpos; este método no confiere inmunidad duradera.[7] Típicamente, se usa sólo durante epidemias conocidas, para proteger a aquellos que son vulnerables o a quienes han estado recientemente expuestos, pero todavía no han manifestado síntomas de enfermedad. La técnica previene por completo la enfermedad o reduce su severidad. La inmunidad pasiva natural, como se discutió antes, es el tipo de inmunidad conferida al feto por la madre, en una transmisión de anticuerpos, a través de. la placenta y al recién nacido o lactante por medio de la leche materna, que es notablemente alta en anticuerpos. Por lo general, la inmunidad pasiva natural confiere diversos niveles de inmunidad durante los primeros seis a doce meses de vida, por lo menos, y es posible que por mucho más tiempo, si se extiende la relación de amamantar al bebé.

El tétanos, la difteria y el sarampión son unos cuantos ejemplos de enfermedades, para las cuales se administra la terapia de inmunoglobulina. Debido al alto nivel de reacciones (alérgicas, anafilaxis) del suero de caballo, es preferible usar la inmunoglobulina humana, y generalmente esto es lo que se hace. Es raro que la inmunidad pasiva natural ocurra para el tétanos.

INMUNIDAD ACTIVA

Las vacunaciones están diseñadas para emular el proceso natural de la inmunidad activa adquirida, al estimular una respuesta de anticuerpo que tenga la intención de ser permanente. En una infección natural, la mayoría de los agentes microbianos entran al cuerpo vía las superficies mucosas (los pasajes respiratorios o superficies intestinales), estimulando una respuesta IgA (recuerde que la IgA es un anticuerpo asociado con la protección, a nivel de las membranas secretorias), para ser seguida después por los anticuerpos IgG e IgM. La mayoría de las vacunas entran al cuerpo a través de la corriente sanguínea, habiendo sido administradas en la forma de una inyección. La vacuna oral contra el poliovirus es la única que entra al cuerpo a través de la típica ruta natural, oralmente, desde donde actúa entonces por el revestimiento de la mucosidad intestinal.[8] Por lo tanto, en un principio, la mayoría de las vacunas no estimulan los anticuerpos IgA, primero incitan a la IgG.[9] Se ha conducido una investigación sobre el desarrollo de productos tales como la vacuna intranasal, en atomizador, para varios virus, incluyendo el sarampión, la rubéola y otras infecciones virales, para estimular primero a los anticuerpos IgA, e imitar más de cerca la inmunidad natural. La esperanza es que esto conferirá una inmunidad permanente parecida a la vista después de las infecciones naturales.[10] En realidad, se ha demostrado que "las vacunas más efectivas son aquellas que simulan más de cerca la recuperación o los mecanismos de protectores vistos después de la convalecencia de la enfermedad natural".[11] Además, es raro que la inmunidad se induzca después de una vacunación, de ahí que se necesiten numerosas inyecciones para estimular la respuesta total de anticuerpos, y las inyecciones suplementarias para cuando las respuestas del anticuerpo empiezan a decrecer. Por desgracia, la incidencia de reacciones adversas a la vacuna, con frecuencia aumenta con el incremento en el número de inyecciones.

VACUNAS DE BACTERIAS VIVAS, CONTRA MUERTAS

El estatus del antígeno en sí mismo, es otro aspecto importante de las vacunas. Estas pueden contener ya sea material inmunológico *vivo* o *muerto*. Aquellos que contienen agentes atenuantes vivos, son más virulentos y capaces de inducir una inmunidad más fuerte y reacciones adversas más enérgicas que su contraparte muerta. Su conferida inmunidad tiende a ser de larga duración y ambas cosas, humoral y mediada por las células.[12] Las vacunas vivas también son capaces de copiarse y tienen una tendencia para revertirse en cepas silvestres, que pueden ser altamente infecciosas, virulentas y capaces de causar la enfermedad, para la cual se ha vacunado al receptor.

Por otro lado, las vacunas muertas tienden a ser menos reactivas que las vivas y son incapaces de copiarse o retroceder a cepas silvestres. Por lo tanto, son más seguras que las vacunas vivas. Sin embargo, se piensa que inducen periodos de inmunidad más cortos, llevando a la necesidad de inyecciones "suplementarias".

Las vacunas de poliovirus son un excelente ejemplo en la controversia entre la vacuna viva y la muerta. Desde poco después de la introducción de la vacuna contra la polio, se ha pensado que la vacuna viva, dada oralmente, era preferible, porque entraba al cuerpo por medio de su portal natural y confería la inmunidad más completa. Sin embargo, desde entonces también se ha sabido que la vacuna misma puede causar la poliomielitis. Por este motivo, la mayoría de los países europeos sólo administran vacunas muertas. Recientemente, la Academia norteamericana de pediatría y los Centros de control de la enfermedad, han reconocido los peligros inherentes en el virus vivo y han emitido recomendaciones de que el virus muerto es el único que se use en la mayoría de las circunstancias. Se ha encontrado que el virus muerto confiere efectivamente inmunidad con menos efectos colaterales y sin la habilidad de revertir el virus al tipo silvestre.

La producción y componentes de la vacuna

Ahora más que nunca existe un creciente conocimiento sobre las cosas que ponemos dentro de nuestros cuerpos. Durante la pasada década los alimentos orgánicos, los productos naturales para el cuerpo y las medicinas naturales han visto una popularidad elevada, mientras la gente tiene cada vez más una creciente preocupación sobre los posibles efectos dañinos de los pesticidas, aditivos y los componentes genéticamente alterados en nuestra salud. Por lo tanto, debe ser espantoso considerar los componentes de nuestras medicinas, en particular aquellas que se les da a las personas cuando no están enfermas.

Durante los pasados cien años más o menos, una cuidadosa investigación se ha dirigido hacia medios más seguros y efectivos en los cuales crecer los microorganismos para las vacunas, así como los productos con los cuales atenuarlas y preservarlas. El siguiente es un ejemplo de los diversos componentes de las vacunas administradas comúnmente a nuestros hijos. La información se tomó directamente de las hojas insertadas con el envase, por los principales fabricantes de vacunas.[13]

La vacuna contra el sarampión, las paperas y la rubéola es de virus vivo, derivado del virus vivo de sarampión crecido en un cultivo de células de embrión de pollo, virus vivo de paperas propagado en cultivos de células de embrión de pollo y virus vivo de rubéola crecido en células de pulmón humano (fibroblasto diploide de pulmón). Los virus de sarampión y paperas se crecen en un medio hecho de solución salina con aminoácidos, vitaminas y suero de bovino fetal, con sacarosa de fosfato, glutamato y proteína humana (albúmina), a las que juntas se les llama SPGA, como un estabilizador. También se agrega un antibiótico neomicina. La rubéola se crece de forma similar, agregándole sorbitol y gelatina.

La vacuna contra difteria, tétanos y pertussis acelular es una combinación estéril de toxoides de difteria y antígenos inactivados de pertussis adsortos en una base de hidróxido de aluminio. Por lo general, se cultivan en extractos bovinos con varios mediadores químicos, como el cloruro de bario que se usa para extraer los componentes antígenos vitales. El formaldehído y el glutaraldehído se usan para desintoxicar los componentes resultantes. Un conservador químico, el 2-feniorietanol y otra sustancia, la polisorbate-80 (Tween 80), también se encuentran en el producto final.

Las células de la vacuna de poliovirus inactivado, se incuban en cultivos de células de riñón de monos, de una línea continua. Las células se crecen en un medio que contiene suero de becerro recién nacido, que vienen de países libres de la encefalopatía espongiforme bovina. Contiene 2-feniloxietanol y formaldehído como conservadores, y también tiene estreptomicina, neomicina y polimixina.

La vacuna contra la varicela, la de virus vivo utilizada para prevenir esta enfermedad, ha sido controversialmente aceptada por varios grupos religiosos, ya que está basada en tejido de pulmón embrionario humano. En la década de 1960, estos cultivos de recubrimiento celular originado del tejido, se obtenían de abortos legales. Sin embargo, el tejido fetal nuevo no se utiliza para producir las vacunas. Los fabricantes emplean recubrimientos de células humanas, del banco de células certificados por la Administración de alimentos y drogas.[14] Este virus se obtuvo de un niño con varicela natural y se introdujo en el tejido embrionario. Entonces se transfirió y propagó en cultivos de células de conejillos de indias, y finalmente, se generó en cultivos de células diploides humanas. En el producto final también se encuentra una variedad de cantidades de sucrosa, fosfato, glutamato-L monosódico, gelatina, fosfato de potasio, cloruro de potasio, componentes residuales de ADN y proteínas, EDTA, neomicina y suero de feto bovino.

Se ha investigado muy poco sobre los efectos a largo plazo del aluminio que se encuentra en las vacunas. Sin embargo, existe mucha especulación y preocupación de que pueda tener efectos nocivos en nuestro tejido cerebral y neurológico.[15] Se desconoce qué cantidades de aluminio en la sangre pueda llevar a tener problemas a largo plazo, incluyendo la parálisis motora, degeneración del hígado y riñones, incapacidad de aprendizaje y demencia.[16]

Se sabe que la gelatina, el embrión de pollo y la neomicina, pueden hacer que ciertas vacunas causen problemas a niños sensibles a estas sustancias (alergia al huevo, provocado por los componentes del embrión de pollo). También está en duda si inyectar a los niños con estas sustancias antigénicas a edad temprana, y durante las etapas formativas de sus sistemas inmunológicos, de hecho crea susceptibilidad a las alergias. Está médicamente bien establecido que las vacunas aumentan las alergias.[17] Además, las vacunas amplían la probabilidad de desórdenes inflamatorios del intestino.[18] Con frecuencia, las alergias se encuentran en casos de enfermedad intestinal, ya que el revestimiento irritado de la mucosa de éste permite una mayor entrada de antígenos en la circulación general, aumentando sistemáticamente las respuestas alérgicas e inflamatorias.

El formaldehído, también llamado formalina, se ha usado para reducir la toxicidad de las toxinas microbianas, desde muy temprano en la historia de la producción de la vacuna. Las anatoxinas, como aquellas para la difteria y tétanos, deben ser desintoxicadas por medio de una sustancia como el formaldehído para que no sea letal al inyectarse. Las anatoxinas son sustancias poderosas aún en cantidades mínimas. El formaldehído es un conocido cancerígeno si se ingiere, y su habilidad para reducir por completo la virulencia de los agentes infecciosos es cuestionable; por ese motivo, los críticos de las vacunas cuestionan su valor costo-beneficio en la fabricación de la vacuna y la seguridad en las que se incluye.

La presencia del thimerosal (su nombre de fábrica es Mertiolate), un derivado de mercurio, en la vacuna contra la hepatitis B, conduce a descontinuar la administración de la vacuna contra la hepatitis B en infantes, por un corto periodo en 1999. Hubo una preocupación significativa de que el incluirlo en la vacuna podría provocar que se excedieran los límites seguros de niveles de mercurio en la sangre, poniendo en peligro la salud y seguridad de los recién nacidos y los niños, quienes ya pueden estar expuestos a cantidades tóxicas de mercurio por el alimento y el medio ambiente, hasta de forma prenatal. Aún mientras yo escribo, la Academia nacional de ciencia está convocando a reuniones para investigar el problema de la contaminación de mercurio en nuestro medio ambiente. Un fragmento de su estudio consistió en la revisión de los niveles de mercurio en recién nacidos, cuyas madres habían ingerido pescado. Se encontró la correlación en índices alarmantemente altos.

Por cierto, me he enterado que recientes recomendaciones, incluyen el no servir atún más de una vez a la semana a niños en edad escolar, debido a los altos niveles de mercurio. Sin embargo, por el costo y la relativa escasez de vacuna libre de thimerosal contra la hepatitis B, por política ahora se les da el producto sin mercurio a niños menores de seis meses de edad, y se les da el producto con thimerosal cuando el otro no está disponible.[19] Parece que la preocupación duró poco tiempo, y una vez más, la vacuna contra la hepatitis B se está dando a los recién nacidos en la mayoría de los hospitales, a pesar del hecho de que la mayoría no han nacido de madres que han sido positivas de hepatitis B.

Están surgiendo nuevas inquietudes en relación a la seguridad de los ingredientes de la vacuna, junto con la creciente preocupación por la enfermedad de las vaca locas. Mientras que los fabricantes de la vacuna están asegurando que no existe ningún riesgo de contraer la enfermedad, por la vacuna hecha con medios de cultivo bovino, una cantidad de cosas hechas de materiales bovinos europeos pueden destruirse, por precaución. Hasta aquí, no se ha establecido ninguna conexión entre las vacunas y la enfermedad, pero sólo hasta hace poco, el asunto está llamando la atención del público en los Estados Unidos.

EL GRAN PANORAMA

Diferentes puntos de vista sobre la vacunación y la inmunidad producen diferentes ideas de lo que en realidad es "el gran panorama". Algunos piensan que la importancia de prevenir las enfermedades infantiles es tan grande, que ocasionales y severos efectos adversos se consideran casualidades necesarias, "sacrificios" por un beneficio más grande para la humanidad. A las reacciones comunes como fiebre, llanto, pérdida de apetito e inflamación se les considera sólo lo normal. Sin embargo, otros ven un área gris entre el negro y el blanco de las frecuentes reacciones leves y las raras severas. Ellos ven estas manifestaciones en la forma de problemas crónicos de autoinmunidad, de comportamiento, respiratorios y otros problemas crónicos de salud, que tienen cada vez más presencia en nuestra sociedad. Algunos consideran a las vacunas como medicinas milagrosas que pueden liberar a la humanidad de enfermedades agobiantes. Otros las ven como abrumadoras para los jóvenes y sistemas de inmunidad en desarrollo, llevando a aumentos en las enfermedades que reducen severamente la calidad de la vida humana con sus degenerativas y crónicas naturalezas. En realidad es raro que a los niños se les exponga de forma natural a una plétora de enfermedades y cambios químicos, todos al mismo tiempo, como es el caso con, por ejemplo, las vacunas triples como las de DPT o VPR. Sólo ahora nos estamos dando cuenta de los efectos de la contaminación del medio ambiente en nuestro planeta y cuerpos. ¿Se han convertido algunos pequeños grupos de padres y profesionales, demasiado histéricos sobre el potencial daño de las vacunas, olvidando la magnitud de los problemas asociados con las enfermedades infantiles, o están sonando la alarma justo a tiempo, antes de alcanzar un nivel de enfermedad crónica en nuestra sociedad, que es tan problemático como las enfermedades epidémicas, si no es que más?

CUATRO

Las enfermedades infantiles y "las enfermedades prevenibles con vacunas"

Sólo se pueden tomar decisiones inteligentes en relación al cuidado de la salud, si uno cuenta con una buena información sobre los asuntos y opciones involucrados en cada una de las circunstancias que se enfrentan. Es necesario tener un conocimiento completo de cada una de las enfermedades que puede afrontar su hijo, para poder hacer una elección estando verdaderamente informado sobre las vacunas, incluyendo los síntomas y las consecuencias, así como los pros y los contras de cada vacuna. Así educado, usted también puede aceptar la responsabilidad de su decisión y las consecuencias, estando preparado para responder a algún problema si la necesidad surgiera. Mientras que muchas familias que ante todo confían en las medicinas naturales, pueden adoptar la creencia de que sólo confiarán en la naturaleza y la integridad del sistema inmunológico, renunciando a las vacunas sin ni siquiera pensarlo, yo creo firmemente que éste es un acercamiento superficial al cuidado de la salud. La naturaleza, aunque tiene muchos beneficios, también es desapasionadamente dura y sin derrochar ningún miramiento arrasa a comunidades enteras con tifones, erupciones volcánicas y azotes de enfermedades. Pregunte a cualquier doctor de más de sesenta años sobre las epidemias de polio de la década de 1950, o cómo era ver a un paciente sucumbir ante la difteria, y entonces uno recuerda con rapidez la fuerza de la naturaleza y en momentos, su furia. Las periódicas epidemias modernas de enfermedades, pueden ser sensatos recordatorios de tiempos cuando la mayoría de las familias conocían a alguien que había muerto por una de las enfermedades, por las que ahora se vacuna.

Sin embargo, esto no invalida la decisión de no vacunar o de hacerlo selectivamente. Todo cae en la selección informada y responsabilidad individual. En el mejor de los casos, uno puede considerar a las políticas de vacunación como campañas masivas con el propósito de dar bienestar a todos. Sin embargo, tales reglamentos no consideran las necesidades individuales, estado de salud y la predilección del sistema inmunológico. Decidir aceptar estos riesgos asociados con una enfermedad, no es mejor ni peor que preferir aceptar los peligros de una vacuna en particular. Ambos requieren de una meditación profunda, un cuidadoso estudio y poner en la balanza riesgo contra beneficio. No es probable que la mayoría de los niños experimenten alguna vez una reacción severa a una vacuna, ni que sean expuestos a una infección que amenaza la vida. Con todo, es posible que la mayoría de ellos tendrán reacciones leves a muchas vacunas y quizá hasta moderadas reacciones subclínicas, que pueden conducir a problemas crónicos de salud. También es verdad que los niños sí corren algún riesgo al exponerse a serias enfermedades infecciosas, a las que pueden ser vulnerables. Ciertos factores, como las guarderías o los viajes, aumentan su riesgo a la exposición. Cada uno de nosotros tenemos que escoger el riesgo con el que podemos vivir y tomar decisiones apropiadas para las necesidades y circunstancias de nuestros niños. En el capítulo 6, exploraremos los procesos al tomar decisiones y en los posteriores, también nos dirigiremos al riesgo relacionados con las vacunas. Por ahora demos un vistazo a las actuales enfermedades por las que se vacuna a los niños.

El calendario de vacunación recomendado

El calendario de vacunación recomendado dice a los médicos y a los padres qué vacunas dar a los niños y cuándo. Está basado en varios factores, incluyendo a qué edad se considera más seguro administrarlas, cuál es el momento de su vida en que los niños requieren protección de ciertas enfermedades y la conveniencia de vacunar. Las últimas influyen, ante todo, en el número de inyecciones que se dan en las citas con cualquier doctor, con la meta de poner las más posibles en una visita, para evitar la inconveniencia a los padres, quienes de otra manera, necesitarían de numerosas visitas al consultorio, y esto influye en la tendencia de dar vacunas múltiples en una dosis, para minimizar el número de inyecciones necesarias y así reducir el malestar de los niños. Cada año, el Comité asesor de prácticas de inmunización (CAPI) de los Centros para el control de enfermedad (CCE) revisa el calendario recomendado, para asegurar que "esté actualizado con los cambios en los formularios de los fabricantes de las vacunas, las revisiones en las recomendaciones para el uso de vacunas autorizados y para las recientemente calificadas".[1]

Las actuales recomendaciones sobre las vacunas, exigen dar de quince a diecinueve inyecciones a los niños hasta la edad de seis años, doce de las cuales se les da antes de los dieciocho meses.[2] Las recomendaciones para vacunas específicas, como lo desarrollaron y aprobaron los CCE y la Academia norteamericana de pediatría, son como sigue:

DTP o DtPa (difteria, tétanos y pertussis de célula completa o pertussis acelular)

2, 4, 6, y 18 meses, y 4 a 6 años

Hasta hace poco, la DTPa se recomendó sólo en la cuarta y quinta dosis, pero ahora se aprobaron cinco dosis para todos (decisión del proveedor o del usuario).

DT (difteria, tétanos)

2, 4, 6, y 18 meses

Para niños que no pueden recibir el componente de pertussis de la vacuna.

Tétanos

Una revacunación a los 10 años de haber recibido la última dosis, y cada 10 años de ahí en adelante.

SPR (sarampión, paperas, rubéola)

15 meses y de 4 a 6 años o de 11 a 12 años

Polio

Poliovirus inactivado (PVI) a los 2 y 4 meses y entre las edades de 6 y 18 meses, y entre los 4 y 6 años.[3]

Hepatitis B

6 meses (o al nacimiento, si la madre es positiva a la enfermedad), más dos dosis adicionales; debe de haber un mínimo de 4 semanas entre la primera y la segunda dosis, y un mínimo de 4 meses entre la segunda y tercera dosis.

Hib (Influenza hemofílica tipo B)

2, 4, 6 y de 12 a 15 meses

Las inyecciones se deben dar por lo menos con una diferencia de 2 meses. En algunos estados no se requiere esta vacuna.

Varicela-zoster

De 12 a 18 meses

En algunos estados no se requiere esta vacuna.

Los padres que deseen estar al día en esta lista, pueden visitar el sitio en el ciberespacio de los CCE, www.cdc.com. Usted puede revisar este sitio periódicamente, para tener una información más actualizada, porque los protocolos de las vacunas de verdad cambian. Sólo hace más o menos cinco años que nuestro país ha cambiado a las vacunas de pertussis acelular y polio inactivada. De forma similar, las vacunas han sido descontinuadas o retiradas del mercado y los médicos no siempre conocen estos cambios. En 1975 se estimó que el 12,6 por ciento de los niños menores de cinco años, aún estaban recibiendo la vacuna contra la viruela, aunque desde 1971, el Servicio público de salud había dejado de recomendar su uso.[4] Otro ejemplo es el rotavirus, del que en octubre de 1999, el CAPI recomendó que su vacuna fuera retirada del calendario, después de que firmemente se le asoció con la invaginación del intestino en por lo menos veinte infantes.[5] (Después de su retiro del mercado, se reportaron por lo menos cien casos adicionales.)

Prevenir la extrainmunización, es otra razón para obtener un conocimiento sobre qué vacunas se supone que su hijo deba recibir y cuándo. Es un fenómeno que puede ocurrir "considerablemente más de lo que antes se imaginaba".[6] De acuerdo con el Dr. Robert Davis, quien tiene una maestría en Salud pública, los índices de extrainmunización varían de una vacuna a otra, siendo cerca del 2,5 por ciento de las vacunas que contienen sarampión (que este autor asume que es SRP), a más del 14 por ciento para la vacuna de poliovirus (PVI o PVO no especificado). Ante todo, un estudio de Suzanne Feikema y sus colegas encontró que el 17 por ciento de los niños se habían extrainmunizado por una vacuna por lo menos. Es interesante que el 27 por ciento fueran subinmunizados al menos por una vacuna. Algunas veces la extra o subvacunación ocurre en el mismo niño, pero por diferentes vacunas. Los autores de este estudio establecen que "se sabe poco sobre los efectos de recibir dosis de más. El Comité asesor de prácticas de inmunización (CAPI) recomienda que los niños no reciban más de 6 dosis de toxoides de difteria y tétanos, respectivamente, antes de la edad de 7 años, porque las dosis de más pueden causar efectos locales o sistemáticos. . . . Se ha postulado que es más probable que las extradosis [de las otras vacunas] induzcan la hipersensitividad a los componentes de la vacuna".[7] (A la inversa, una vacunación inadecuada puede no conferir la protección esperada). Los autores especulan sobre si los cambios en los calendarios de inmunización confunden a los médicos, que por este motivo, pueden accidentalmente administrar demasiadas o pocas vacunas. Depende de los padres que decidan vacunar, el conocer sobre la rutina y estar seguros de que el médico está bien informado de los cambios en el calendario.

En un editorial sobre ese artículo, Robert Davis comenta que las preocupaciones sobre la extrainmunización, no deberían hacer que los padres retengan los programas de vacunación y que el riesgo de "no dar a conocer las vacunaciones aún tiene mucho más peso que las preocupaciones sobre el costo o el pequeño riesgo agregado de sucesos adversos asociados con la extrainmunización".[8] Esto puede ser verdad, pero considerando que se ha hecho poca investigación sobre el tema, y que los autores del artículo original establecen que "poco se conoce sobre los efectos", sólo me queda preguntar: ¿Cómo llegó él a esta conclusión?

Las "enfermedades prevenibles con la vacuna"

Lo que sigue es una argumentación sobre las rutas de exposición, síntomas, riesgos, prevención convencional y tratamiento, de lo que se conoce en la salud pública y mundos médicos como las enfermedades prevenibles con la vacuna. En el capítulo 8, "La medicina herbaria, inmunización y enfermedad" se pueden encontrar acercamientos médicos alternativos a estas enfermedades.

SARAMPIÓN

La historia escrita del sarampión puede rastrearse hasta los escritos del médico persa Rhazes, del siglo X, y aún antes, al médico hebreo Al Yehudi.[9] *Rubéola* o *sarampión* fueron términos que aparecieron por primera vez en la Edad media, *morbilli* viene de la palabra en Latín para enfermedad, *morbus*. Mientras que fue considerada una enfermedad menor, el término *measles* parece haber surgido de la raíz latina *miser* que significa miserable. La enfermedad es causada por un virus esférico, monocateriano de ARN de la variedad morbilivirus, en la familia Paramixoviridae, relacionada muy de cerca con el virus de moquillo canino. Se cree que antes de las vacunaciones, en los Estados Unidos ocurrían anualmente entre los 400.000 y 4 millones de casos de sarampión, con aproximadamente 450 muertes.[10] Además, se piensa que hubieron hasta 11.000 casos con desórdenes de convulsiones o encefalitis, y hasta el 25 por ciento de estos involucraron daños permanentes de cerebro o sordera. Para 1976 la incidencia de la enfermedad disminuyó a cerca de 30.000 casos por año, con aproximadamente 30 muertes, con más o menos el 67 por ciento de la población vacunada contra la enfermedad. Para 1992 hubo 2.237 casos reportados en los Estados Unidos, con 4 muertes.[11] Los índices de la enfermedad han permanecido relativamente bajos, con epidemias periódicas que ocurren entre ambas poblaciones, las vacunadas y las que no lo están.

Síntomas

El sarampión es una enfermedad estacional altamente infecciosa, es más común que aparezca a finales del invierno y principios de la primavera. Afecta casi a todos aquellos que son susceptibles, que llegan a estar en contacto con ella. La incidencia llega a su punto más alto durante la misma época del año de su aparición. El sarampión se transmite de persona a persona, por medio de grandes gotas respiratorias y por rutas a través del aire, como gotitas en aerosol; en otras palabras, a través de la tos y estornudos. El intervalo entre la exposición y los síntomas es de nueve a catorce días. Es más contagioso durante las etapas prodrómicas (iniciales) de la enfermedad y generalmente se considera contagiosa de dos a cuatro días antes de que empiece el salpullido, y por cuatro días después de su aparición.

La etapa prodrómica, que dura cerca de dos a cuatro días, tiene síntomas comparables a aquellos de otras típicas infecciones respiratorias superiores, con fiebre, malestar, abundante secreción nasal, tos y conjuntivitis. Normalmente la fiebre permanece entre 38,3 a 39,4 grados centígrados en esta etapa.

Las distintivas pequeñas y blancas manchas de Koplik que aparecen adentro de las mejillas, brotan como dos días antes de que empiece el salpullido y persiste por uno, dos o más días después de que se note la erupción cutánea, durante este tiempo la fiebre puede llegar a los 40,5°C. El salpullido aparece catorce días después de la exposición, empezando en la cabeza (sobre la cara, frente, línea del cabello, orejas y cuello) y se esparce de ahí hasta las extremidades, durante los siguientes tres a cuatro días. Al principio la erupción palidece al oprimirse, pero después de unos cuantos días, se vuelve un salpullido contagioso de color café que no cambia a blanco. Puede dar una considerable comezón. También es probable que haya una pérdida de apetito, diarrea y una hinchazón general de los nódulos linfáticos, así como tos y una sensibilidad extrema a la luz (fotofobia). Generalmente, la fiebre baja al disminuir el salpullido, tomándose de cuatro a cinco días. Esto hace que el niño se sienta mucho mejor. Por lo común, la enfermedad sigue su curso en diez días; de ahí que con frecuencia se le llame "sarampión de diez días".

El sarampión atípico es una forma de la enfermedad, que puede ocurrir en aquellos previamente vacunados con virus muerto de sarampión, que ya no se usa en los Estados Unidos. Es una severa forma de la enfermedad, que generalmente se presenta con fiebre, dolor de cabeza y de estómago, y un inusual salpullido que aparece en las extremidades y sigue hacia la cabeza. Puede tener como resultado severas complicaciones, en especial neumonía y la posibilidad de muerte es mucho más alta en casos atípicos.

Riesgos y complicaciones

Las complicaciones asociadas con el sarampión son otitis media, neumonía, encefalitis postinfección, pérdida del oído (generalmente unilateral, pero puede ser bilateral), subesclerosis panencefalitis (EPES, que ocurre siete años después de una infección de sarampión) y muerte. La encefalitis es una complicación seria y aunque rara, resulta en un índice de muerte de una en cada ocho personas que la desarrollan, y el 50 por ciento de los que la padecen, sufren daños permanentes en el sistema nervioso central. Sin embargo, los demás se recuperan por completo. El EPES es una rara enfermedad degenerativa (menos de uno en 100.000 casos) del sistema nervioso central, causado por una versión defectuosa del virus del sarampión, que provoca una infección persistente de éste. Se discutirá más adelante, en el capítulo sobre vacunas y reacciones adversas. En niños pequeños es más probable que ocurra la neumonía, mientras que la encefalitis aguda es más común en adultos. También es posible la inflamación de tráquea y glotis. En recientes epidemias nacionales, la enfermedad del sarampión que requirió hospitalización, se acercó al 30 por ciento de todos los casos, lo que es bastante alto. Sin embargo, el daño permanente era bajo y la mayoría de la morbosidad fue para infecciones respiratorias y de oído.

Los números varían sobre cuántos niños se espera experimenten serias complicaciones en una epidemia de sarampión y la mayoría se basan en la cantidad de prevacunados o en estadísticas de países en vías de desarrollo, las últimas de las cuales quizá sean significativamente más altas que en los Estados Unidos, o algún otro país desarrollado. En la actualidad, el renovado cuidado médico reduce significativamente la probabilidad de que incurra un daño permanente por la infección de sarampión.

Mientras que a la enfermedad se le puede considerar como devastadora en naciones en vías de desarrollo, donde tiene un índice de mortandad tan alto como el 10 por ciento, por lo general es una enfermedad leve en países desarrollados, con complicaciones que a lo mejor son la excepción que la regla, en particular en niños saludables. En estos últimos países, "a pesar de que sí ocurren complicaciones serias, son relativamente raras, comparadas con la situación de las naciones en vías de desarrollo. . . . La mala nutrición también es un factor importante que lleva a la marcada severidad del sarampión en las áreas del mundo en vías de desarrollo, debido a los defectos en la inmunidad celular y posiblemente, en la humoral".[12] Además, "la sobrepoblación, con la exposición a una incrementada dosis de virus, puede ser el factor más significativo e importante que determina la severidad de la infección".[13]

El experimentar un sarampión natural, casi siempre confiere inmunidad permanente a la enfermedad. James Cherry, un profesor pediatra y autor prolífico de artículos a favor de la vacuna, resume de una manera agradable los riesgos del sarampión para quienes son susceptibles: "Mientras que estas personas permanezcan en este país, estarán relativamente seguros; tal vez aumentando así conforme más y más niños son inmunizados".[14] El riesgo para estos niños, él dice, se encuentra en un viaje hacia áreas con sarampión endémico o epidémico, donde ellos mismos podrían contraerlo, o exponer a otros a la enfermedad al regresar de su viaje.

Tratamiento convencional

El tratamiento típico para el sarampión consiste principalmente en mantener al niño comodo, descansando en cama y dándole actividades tranquilas para ayudarlo a pasar el tiempo. Es muy importante proporcionarle mucho descanso y líquidos. Para los niños con fotofobia, su habitación debe estar en penumbras. Las secreciones de los ojos, debido a la conjuntivitis, se deben limpiar con agua caliente (o salina) y con frecuencia, se dan baños tibios y remedios para reducir la fiebre. Se puede aplicar una medicación en la piel, para la comezón y utilizar un humidificador para reducir la tos y la congestión nasal. Desde luego, las complicaciones se deben de tratar según se necesite y en tales casos se puede requerir hospitalización.

Los antibióticos no son efectivos contra el sarampión, ya que es una infección viral; sin embargo, es posible que los médicos los prescriban, en el caso de una infección secundaria. Para controlar la fiebre se puede dar un acetaminófeno (por ejemplo, Tylenol) o un ibuprofeno (como Advil), pero nunca se debe dar aspirina a niños que se sospeche que tienen sarampión, ya que conduce a una complicación seria conocida como síndrome de Reye.

Temas para reflexionar

En la época anterior a la vacuna, se esperaba que el sarampión afectara a casi todos los miembros de la población, antes de terminar la niñez. Era muy raro en niños menores de un año, ya que mantenían una inmunidad pasiva debido al tiempo pasado en el útero y por la alimentación con leche materna. Con la llegada de las vacunas, la epidemiología de la enfermedad cambió, así que ocurrieron más casos a final de la adolescencia, cuando es más probable que la enfermedad tenga efectos devastadores. Las encuestas clínicas muestran que antes de la era de la vacuna, por lo menos el 95 por ciento de los norteamericanos padecieron sarampión cerca de los quince años y estudios serológicos en adultos jóvenes, al entrar al servicio militar, mostraron que el 99 por ciento, ya había tenido sarampión. Antes de la era de la vacuna, la más alta incidencia de la enfermedad era entre niños de cinco a nueve años de edad, y la siguiente fue entre aquellos menores de cinco años. Menos del 10 por ciento de los casos ocurrieron en niños mayores de diez años y el 3 por ciento en mayores de quince años.[15]

En 1933, A. W. Hedrich publicó un estudio importante sobre los patrones del sarampión en Baltimore, Maryland de 1900 a 1931, concluyendo que cuando el 68 por ciento de la población menor de quince años era inmune al sarampión, no hubieron epidemias.[16] Sin embargo, en las epidemias de esta enfermedad en 1976 y 1977, tantos como 60 de casos ocurrieron en niños mayores de diez años, y el 26 por ciento sucedió en aquellos mayores de quince años, demostrando un claro cambio epidemiológico en la enfermedad.[17] Una combinación de una población parcialmente no vacunada, junto con el fracaso elemental de la vacuna y la disminución de la inmunidad, contribuye a la susceptibilidad en las poblaciones de mayor edad.[18]

El sarampión hoy en día

Recientemente, la Radio nacional pública (junio 30, 2000) transmitió la noticia de que el sarampión ya no era endémico en los Estados Unidos. De acuerdo con el *Diccionario enciclopédico médico Taber* (decimoquinta edición), *endémico*, significa "una enfermedad que ocurre en una población en particular, pero tiene baja mortalidad, *como sarampión*" (énfasis mío). Es interesante que dieran como ejemplo a esta enfermedad. De acuerdo, así que el sarampión ya no es endémico, ni epidémico. Ciertamente, de acuerdo con los locutores de la radio, los nuevos casos son un resultado de la exposición al sarampión importado, esto quiere decir que alguien que regresó de un viaje al exterior o que emigró a los Estados Unidos trajo el sarampión con él. ¿Qué significa esto para las vacunaciones rutinarias contra el sarampión?

Este cambio en el estado de la enfermedad, se considera un tremendo progreso en medicina, y se puede atribuir a las exitosas campañas a largo plazo, de vacunación contra el virus del sarampión, que ahora nos permite descontinuar esta rutinaria práctica médica, igual que a la larga, hicimos con la vacuna de la viruela (¡treinta años después de que la enfermedad se había erradicado!). Pero este no es el caso y ciertamente, se nos dice que debemos estar seguros de mantener los altos niveles de vacunación contra el sarampión. Viendo la definición de la palabra endémico, entonces, cuestiono la lógica de crear la necesidad de vacunar por siempre, contra una enfermedad que se da como ejemplo de una que ha tenido una baja mortandad y que ya no se considera una presencia amenazante en nuestra sociedad. De acuerdo, puede haber consecuencias severas por una infección de virus de sarampión, en especial en quienes la contraen después de la edad de la educación primaria. Pero son raros y ha sido el uso de la vacuna el que ha elevado la incidencia de la enfermedad en las poblaciones de mayor riesgo, mientras que la ha disminuido en las de bajo. A la inversa, en una población donde el sarampión ocurre periódicamente, por lo general hace un daño poco duradero y confiere inmunidad permanente mucho después de la pubertad. Puede ser que ahora las mujeres que han sido vacunadas ya no confieran inmunidad natural contra el virus del sarampión a sus bebés, y se debe vacunar a los universitarios. Si ya nadie tiene sarampión de forma natural, podemos estar convocando a un futuro desastre por el sarampión, ya que nadie de nuestra población tendrá una inmunidad natural. Si verdaderamente la enfermedad ya no es endémica, entonces, ¿debemos continuar vacunando a los niños contra la posibilidad de casos importados? En el reporte de la RNP se enfatizó que ahora debemos mantener los índices de vacunación consistentemente altos, para impedir que el sarampión resurja.

PAPERAS

Las paperas son una aguda y contagiosa infección viral de las glándulas salivales, causada por un miembro de la familia paramixovirus. Los humanos son los únicos huéspedes conocidos para este organismo. Hipócrates fue el primero en describir las paperas en el siglo V a.C., y se cree que el nombre "paperas" se deriva del verbo del inglés antiguo, que significaba hacer muecas o mascullar, posiblemente describiendo la expresión facial del paciente o los esfuerzos para hablar, con una quijada hinchada.[19] Por lo general, hay una hinchazón dolorosa en una o las dos glándulas parótidas, (a la enfermedad también se les conoce como parotiditis) las glándulas salivales localizadas en la quijada debajo del oído.

Las paperas se extienden al contacto de saliva infectada y secreciones respiratorias. El periodo de incubación es de doce a veinticinco días, aunque dieciocho días es más usual, y un niño es contagioso por aproximadamente una semana antes de que los síntomas aparezcan, hasta cerca de nueve días después de que las glándulas se hayan hinchado. Es más común que ocurra en niños de entre los cinco y quince años y es más frecuente en los varones.

Síntomas

El principio de las paperas es gradual, siendo los primeros síntomas el escalofrío, fiebre, malestar, dolor de cabeza, pérdida de apetito y dolor muscular. El dolor debajo de los oídos y bajo la quijada empieza cerca de las veinticuatro horas posteriores a estos otros síntomas, después de lo cual, las glándulas salivales pueden volverse extremadamente dolorosas e hinchadas. A menudo, la inflamación en una glándula empieza a disminuir, justo cuando la otra comienza a dilatarse. Debido a la hinchazón, el lóbulo puede ser empujado hacia delante y el área circundante, deformarse. El movimiento de la quijada puede ser muy doloroso, haciendo que sea difícil el comer y beber. La salivación puede aumentar o disminuir. En un tercio de todos los casos, no ocurre inflamación en las parótidas. Por lo general, la inflamación dura cerca de una semana o menos. La fiebre es moderada, en un rango de 38,3 a 38,9 grados centígrados, aunque en ocasiones puede ser más alta. Cerca del 30 por ciento de todas las infecciones de paperas, son asintomáticas y no evidentes por medio de pruebas serológicas.

Riesgos y complicaciones

Se considera que las paperas son una leve enfermedad infantil, cuyas complicaciones son raras.[20] Aunque está bien establecido que por lo general las paperas no son dañinas, y que la infección natural confiere inmunidad permanente, las ocasionales complicaciones severas condujeron al uso de la vacuna contra las paperas. Las complicaciones que pueden ocurrir, como resultado de la infección de paperas incluyen sordera, miocarditis, pericarditis, artritis, encefalitis postinfecciosa, mastitis, nefritis, hepatitis, tiroiditis y trombocitopenia. Remotamente se sospecha que puede haber una conexión entre la infección de las paperas y la diabetes mellitus, tumor testicular y de ovario, el síndrome Guillain-Barré y otras diversas condiciones inusuales; sin embargo, tales asociaciones no son definitivas.

Entre 1960 y 1968, encefalitis, meningitis y meningoencefalitis ocurrieron en un rango de 2 a 4 por cada 1.000 casos de paperas, como se reportó a los CCE; a pesar de eso, es raro que se haga una distinción entre las peligrosas formas de meningitis y la enfermedad conocida como meningitis aséptica, que generalmente es autolimitante y es raro que deje daño permanente. En la mayoría de los casos donde se involucra al sistema nervioso central, el resultado es excelente. Los posibles problemas permanentes pueden incluir sordera (usualmente sólo en un oído), parálisis facial, mielitis transversal y disfunción sicomotora.

Cerca del 20 por ciento de los hombres que contraen paperas después de la pubertad desarrollarán orquitis, inflamación de un testículo. Casi siempre es unilateral y contadas veces conduce a problemas de esterilidad.[21] También se ha detectado orquitis en niños de tan sólo tres años de edad. Los síntomas de la orquitis incluyen inflamación y severo dolor del testículo. Aproximadamente de un tercio a la mitad de los pacientes con esta enfermedad, tendrán algún grado de atrofia testicular, pero aún esto no significa automáticamente que la esterilidad será la consecuencia. Las mujeres con paperas pueden desarrollar inflamación de ovarios, pero no se ha encontrado conexión entre esto y el daño de fertilidad.

Tratamiento convencional
El tratamiento consiste sólo en descanso en cama, dieta blanda y medicamentos para el dolor de cabeza y el malestar general. Se aplican compresas frías localmente, para controlar el hinchazón de los testículos, si es necesario. Naturalmente, las complicaciones se tratan como sea apropiado.

Temas para reflexionar
Es poco común que las paperas sean una enfermedad seria, siendo asintomático el 30 por ciento de todos los casos. A pesar de eso, vacunamos a todos los niños rutinariamente contra ellas. Igual que con el sarampión, a pesar de un menor grado, la infección de paperas ha cambiado de ser una

enfermedad de la niñez temprana, a tener una mayor incidencia en niños de más de diez años, cuando las complicaciones, si es que van a suceder, son más probables.

RUBÉOLA

El virus de la rubéola es cúbico, de tamaño mediano, envuelto en lípido con un genoma ARN y pertenece a la familia de togavirus, se descubrió a finales del siglo XVIII, pero no ganó importancia hasta los años 1940s. El término *rubéola* significa "que tira a rojo" y un médico británico la llamó así, para describir una epidemia en una escuela de niños en la India, en 1841.[22]

Principalmente se esparce a través del tracto respiratorio, en particular por la nariz y la garganta. Es probable que algunas personas difundan el virus en mayor cantidad que otras y por lo tanto, son más infecciosos. Antes de la vacuna, la rubéola era endémica y epidémica, ocurriendo ante todo en la primavera, entre niños de seis a diez años de edad y en ocasiones, en mayores. También existieron epidemias importantes cada siete años. A diferencia del virus del sarampión, que causará infección en la mayoría de los individuos susceptibles, muchas personas no contraerán rubéola en una epidemia y por lo tanto, permanecerán susceptibles. Sin embargo, en medios ambientes muy poblados y dependencias cerradas (por ejemplo, guarderías, barracas militares), la mayoría de la población susceptible será infectada.

La trascendencia de la rubéola no está en sus efectos en la población infantil, sino en su potencial para causar el síndrome de rubéola congénito (SRC) en bebés nonatos, cuyas madres están expuestas durante el embarazo. SRC puede llevar a un número de serios defectos de nacimiento —en particular si la madre estuvo expuesta durante su primer trimestre— incluyendo, pero no limitado a, retraso mental, sordera, ceguera, cataratas, autismo, anormalidades cardiacas y crecimiento intrauterino retrasado. Desde la década de 1960, la vacunación contra la rubéola ha jugado un papel tremendo en la disminución de la incidencia del SRC en la población. En 1969 hubo 57.686 casos reportados de rubéola en los Estados Unidos (la cifra más alta registrada en un año); para 1992, este número bajó a 160 casos con una muerte. Sin embargo, en 1994 hubieron más de 200 casos, el 75 por ciento de estos, ocurrieron en adultos mayores de veinte años de edad.[23]

Síntomas

El periodo de incubación para la rubéola es de catorce a veintiún días. Causa una leve infección generalizada con síntomas como fiebre ligera, garganta irritada, leve conjuntivitis y somnolencia. Las glándulas superficiales del cuello y de detrás del oído pueden estar un poco agrandadas. La erupción surge en el primero o segundo día y puede ser de un rojo pálido, una apariencia apenas elevada o un aspecto rojo brillante. La erupción empieza en la cara y se esparce rápidamente por todo el cuerpo. Del mismo modo se desvanece tan rápido, que la cara puede ya no tener una erupción para cuando las extremidades la tengan. Hasta puede ser difícil detectarla, a no ser sólo cuando el infante acaba de tomar un baño caliente o un regaderazo. La piel se puede pelar un poco, pero no siempre es el caso. Toda la enfermedad dura sólo de tres a cinco días. Con frecuencia, la infección infantil con rubéola es asintómica y por lo tanto, es probable que se desvanezca sin notarse.

Riesgos y complicaciones

Comúnmente, en adultos que contraen rubéola se puede observar artralgia y artritis. Rara vez pueden ocurrir complicaciones como la trombocitopenia y la encefalitis. Las mujeres embarazadas que no son inmunes, tienen un mayor riesgo, ya que transmiten la enfermedad al feto a través de la placenta. Esto puede dar como resultado un aborto en el primer trimestre o en que la mayoría de los casos si el embarazo continúa, se tiene como resultado algún grado de SRC. Después del primer trimestre, la exposición no provoca más resultados que la sordera. Entre 1964 y 1965 ocurrió una epidemia, con un estimado de 12,5 millones de casos. Cinco mil mujeres tuvieron abortos quirúrgicos, 6.250 perdieron al bebé, 2.100 infantes murieron al nacer y 20.000 bebés que sobrevivieron tuvieron SRC. Antes del uso de la vacuna, el 5 por ciento de la población se involucraba en las epidemias, teniendo en un año no epidémico, aproximadamente 60 bebés que sufrieron daño del SRC.

Tratamiento convencional

Como por lo general la rubéola es una infección tan leve, no existe un tratamiento específico para los casos normales de esta enfermedad en niños, a no ser el controlar la comezón asociada con la erupción, dar líquidos, recomendar descanso y dar baños tibios de esponja.

Temas para reflexionar

La reducción del SRC como un resultado de la vacuna contra la rubéola, parece evidente. Sin embargo, se puede reconocer con facilidad que esta vacuna proporciona una inmunidad rápidamente decreciente. Por lo tanto, los índices de susceptibilidad al virus, en mujeres en edad de ser madres, son comparables con los de años anteriores a la vacunación.[24] Por consiguiente, el adelanto no está en el aumento de inmunidad en la población de embarazadas, sino en la disminución de la incidencia en los niños, reduciendo las oportunidades de exposición de las mujeres embarazadas. Sin embargo, la disminución de inmunidad también puede significar que las mujeres que jamás contrajeron rubéola de niñas, porque fueron vacunadas, entraron a la edad de ser madres, sin protección de la vacuna ni la inmunidad natural del virus. Este es un problema que ha llevado a muchos países a recomendar la revacunación en las niñas preadolescentes. Además, se ha recomendado que todo el personal de hospital que está en contacto regular con mujeres embarazadas, (por ejemplo, los médicos y enfermeras obstetras) sea revacunado para que no puedan ser portadores de la rubéola. No obstante, la mayoría de los obstetras rechazan la vacuna contra la rubéola, a pesar de la baja evidencia serológica de inmunidad.[25]

DIFTERIA

En este momento, la difteria es una enfermedad rara en los Estados Unidos. Es causada por una toxina que produce la bacteria *Corynebacterium diphtheriae*, un bacilo gram-positivo y no por la bacteria en sí. Hipócrates describió la enfermedad en el siglo V a.C., quien documentó lo que puede haber sido el primer caso reconocido.[26] Después de esta época, solo aparecen aislados reportes de la enfermedad, hasta el siglo XVII, cuando se volvió una enfermedad traumática, que ocurría en epidemias por toda Europa sudoriental. Estos brotes ocurrieron cada doce años bien entrado el siglo XVIII. En los Estados Unidos, la enfermedad se notó por primera vez en Nueva York en 1771. Puede ocurrir cada año en climas templados, pero es más común en los meses de otoño e invierno.

Ahora está virtualmente eliminada en los Estados Unidos, con sólo dieciocho casos reportados entre 1980 y 1986, y cuatro casos en Norteamérica en 1992.[27] Antes de 1900, en este país los más completos datos epidemiológicos sobre la incidencia de la difteria vienen de Massachusetts, donde entre 1860 y 1897 los índices de mortandad por la enfermedad estuvieron aproximadamente entre 50 y 200 por cada 100.000, por año. Una significativa disminución en la incidencia de difteria ocurrió entre 1900 y 1930, con una reducción de 90 por ciento.[28]

Para 1900, antes de la introducción de la vacuna, el índice por muerte había bajado de 20 a 25 por cada 100.000, por año. Algunos dicen que esto se atribuye a la mejora en la higiene y sanidad, otros lo atribuyen a la introducción de la antitoxina de difteria. Antes de su uso, los índices de casos fatales eran de alrededor del 50 por ciento y para la Primera Guerra Mundial, habían bajado a aproximadamente el 15 por ciento. Sin embargo, la más grande caída registrada ocurrió entre 1865 y 1875, mucho antes de que se aislara el bacilo de la difteria.[29]

Los humanos son los únicos portadores, la bacteria se esparce de persona a persona, por medio del contacto físico directo y la exposición a artículos contaminados que pertenecen a una persona infectada. También la tos y el estornudo pueden esparcir la enfermedad y una persona perfectamente sana en apariencia la puede portar. El organismo es resistente por varias horas, fuera del tracto respiratorio; sin embargo, el contacto indirecto no parece conducir a la infección.

Algunos investigadores dicen que después de la introducción de la vacuna obligatoria contra la difteria en Alemania y Francia, la incidencia de la enfermedad se elevó con rapidez.[30] En Noruega, donde se rechazó la campaña de vacunación obligatoria, hubieron sólo 50 casos en 1943, mientras que en la cercana Alemania hubieron 150.000 casos y Francia experimentó 47.000 casos.

Síntomas

La difteria causa una inflamación de las membranas del tracto respiratorio superior, en particular la faringe, laringe, tráquea y pasajes nasales posteriores. Una forma de esta enfermedad también puede afectar la piel. Los síntomas de la difteria clásica empiezan después de un periodo de incubación de uno a cinco días. Los síntomas iniciales son leves, con una fiebre que rara vez sube de los 38,5 grados centígrados, durante todo el curso de la enfermedad y con frecuencia, al principio se suele sentir dolor de cabeza y garganta irritada. Típicamente, los niños muestran malestar e irritabilidad. Como un día después de que la fiebre empieza, aparecen pequeñas manchas de pus en la parte posterior de la garganta y dentro de los siguientes dos a tres días se esparcen, formando una membrana contigua que puede cubrir una área importante. Esta membrana amarillenta o grisácea está firmemente adherida; se agrandan los nódulos linfáticos que se encuentran en la parte frontal del cuello y surge una apariencia de "cuello de toro", debida a la hinchazón e inflamación. En los casos de difteria en los que sólo el área detrás de los pasajes nasales se infecta por la membrana falsa, el síntoma predominante es la fiebre. La respiración puede tener un fuerte olor pútrido. La membrana empieza a desaparecer aproximadamente una semana después del inicio de los síntomas. Esto puede ocurrir en pedazos o como una membrana completa. En este punto, los síntomas agudos empiezan a menguar, pero existe el peligro de aspirar la membrana.

La difteria faríngea es la forma más común de esta enfermedad en los grupos no vacunados, ocurriendo en el 75 por ciento de todos los casos. El otro 25 por ciento, conduce a la intervención de la difteria laríngea. En un muy pequeño número de casos (2 por ciento) se involucra la piel, el canal del oído, la vagina o la conjuntiva. Los casos laríngeos son los más peligrosos, ya que se puede presentar la muerte por obstrucción de los pasajes respiratorios.

Debido a que la difteria es tan poco común en los Estados Unidos, con facilidad se podría malinterpretar su diagnóstico, llevando al retraso de un importante tratamiento temprano. Por lo tanto, es esencial, en particular si su hijo no está vacunado, que usted conozca los síntomas de la difteria y que planteé este posible diagnóstico a un doctor, cuando sospeche que su hijo tiene esta enfermedad.

Riesgos y complicaciones

Por lo general, la fase aguda de la difteria pasa sin incidencia, siendo mayormente muy incómoda, aunque puede ocurrir un significativo daño local. Los riesgos son, por mucho, los más grandes en relación al daño causado por la toxina en otras áreas del cuerpo, lo que puede llevar a serios daños de los sistemas cardiovascular y nervioso. El perjuicio al sistema nervioso puede no ser evidente, hasta tres o diez semanas después de que empezó la infección. El daño orgánico puede resultar en la muerte, pero por lo común, la neuropatía se resuelve por sí sola espontáneamente, como lo hace la miocarditis, cuando el paciente sobrevive a la enfermedad. La muerte es más común en las personas muy mayores o muy jóvenes, aunque es raro que la enfermedad ocurra en niños menores de un año de edad. Sin un tratamiento médico, la incidencia del daño al sistema nervioso y la muerte, es alta. Los índices de complicaciones y muerte están directamente relacionados con la velocidad con la cual se diagnostique y empiece el tratamiento.

Tratamiento convencional

El tratamiento general indica un estricto descanso en cama, durante ambas etapas de la enfermedad, la aguda y la de convalecencia; recuerde que las complicaciones pueden ocurrir muchas semanas después de la etapa aguda. Cuando hay una complicación miocardial, el descanso en cama es decisivo para un resultado óptimo y puede ser tan importante, como la temprana terapia con antitoxinas.[31] La dieta debe ser muy suave, en su mayoría líquida y debe consistir en nutrientes caldos, agua y jugos de frutas. El tratamiento médico incluye la administración de toxoides de difteria y eritromicina o penicilina como profilaxis, mientras tanto, se debe mantener al paciente en observación por siete días. La antitoxina de difteria se le da al enfermo cuando no se le puede mantener bajo observación.

Si hay sospecha de difteria, se debe de administrar antitoxina de difteria tan pronto como sea posible, de preferencia aún antes de esperar tener los resultados de los cultivos de garganta. No se debe de tocar la membrana que se ha formado, ya que esto podría llevar a un daño y sangrado innecesarios. No se deben hacer gárgaras, aunque se puede enjuagar la boca y succionar los deshechos nasales.

En el caso de difteria laríngea, se podría necesitar una intervención quirúrgica y para realizarla se puede requerir de la intubación o traqueotomía. También pueden ser necesarios los medicamentos para arritmias cardiacas complicadas, si esto llega a suceder.

Temas para reflexionar

Debido a que la difteria toxoide se introdujo antes de la época de las pruebas clínicas y sus beneficios parecían tan evidentes, nunca se ha sometido a las investigaciones clínicas controladas, que serían aceptables por los estándares contemporáneos.[32] La enfermedad se considera leve, con pocas complicaciones, cuando ocurre en quienes están parcial o completamente vacunados; sin embargo, de acuerdo con Plotkin y Mortimer, "en el pasado, en ausencia de la vacuna, la mayoría adquiría inmunidad a la enfermedad sin experimentar una difteria clínica". La inmunidad antitoxina se presenta al nacimiento, debido a los anticuerpos maternos y disminuye entre los seis a doce meses de edad. En poblaciones no vacunadas, al final de la infancia, el 75 por ciento o más de las personas están de nuevo inmunes, debido a lo común de la infección subclínica.[33] Se piensa que la vacuna contra la difteria es 87 por ciento efectiva en conferir inmunidad.[34]

PERTUSSIS (TOS FERINA)

Pertussis, también conocido como tos ferina, debido a la característica tos que se desarrolla en la etapa media de esta infección, es causado por el *Bordetella pertussis*, un pequeño bacilo gram-negativo. Por lo general, son los cercanos contactos respiratorios, más que la exposición aerícola, lo que provoca la enfermedad. Alguna vez fue la mayor causa de mortandad y enfermedad en la infancia, con más de 250.000 casos y 7.518 decesos en los Estados Unidos en 1934. Para 1930, el número de casos reportados empezó a declinar dramáticamente, antes de la introducción de la vacuna y la disminución se aceleró en la década de 1940 después de su implantación.[35] Los índices de pertussis en Norteamérica son en la actualidad de 3.000 a 7.000 casos por año, teniendo de 5 a 20 muertes. Sin embargo, se piensa que los reportes de la incidencia de la tos ferina puede ser sumamente bajos, lo que en principio se puede deber a la mala detección.[36] Mientras que es muy raro que la enfermedad sea fatal, puede ser seria o hasta amenazar la vida de los bebés menores de seis meses de edad. La epidemiología de la enfermedad ha cambiado desde la introducción de la vacuna, anteriormente la frecuencia ocurría entre niños de uno a cuatro años, pero ahora tiene la más alta incidencia en infantes de menos de un año de edad.[37] Pertussis es una enfermedad endémica que causa epidemias cada tres a cinco años. "La inmunización generalizada de niños parece no haber alterado estos intervalos".[38] La inmunidad de la vacunación es menos confiable que la de la enfermedad natural. Los adolescentes y adultos pueden ser frecuentes e involuntarios portadores de la enfermedad, pasándola inadvertidamente a niños más pequeños.[39]

Síntomas

El periodo de incubación para pertussis es de nueve a veinte días, con síntomas iniciales que no son más dramáticos que aquellos de una simple infección respiratoria superior. De hecho, pueden no ser más que una persistente tos seca, que hace que los padres piensen que el niño sólo tiene una alergia.[40] Típicamente, la enfermedad se divide en tres etapas, como sigue:

Etapa 1: De una a dos semanas: hay dificultad para respirar, tos y algunas veces fiebre.

Etapa 2: De dos a tres semanas: severos ataques de tos paroxismal; ésta es la etapa más severa y potencialmente peligrosa.

Etapa 3: La tos empieza a disminuir y comienza la recuperación.

Una recuperación completa de la tos ferina puede llevar de dos a tres meses, haciendo que la llamen "la enfermedad de los cien días". La medicina tradicional china la llama "la tos de la iluminación".

Durante la etapa más dura de la enfermedad, la tos paroxismal puede ser muy dramática, teniendo una frecuencia de hasta treinta veces en un día y haciendo que parezca como si el niño se fuera a colapsar por la falta de respiración. La cara se puede poner roja o azul y el pequeño puede vomitar al final de los ataques de tos. El sonido característico de la tos ferina es causado por el aire que se fuerza a través de la glotis, la cual se estrecha debido a la inflamación. Es probable que el niño se sienta exhausto por los ataques de tos, aunque en los casos más leves es posible que el pequeño pueda simplemente retomar sus actividades de antes del acceso de tos. A pesar de esto, algunos están bien casi todo el día y parecen normales entre los ataques de tos, que para muchos niños son peores en la noche, impidiendo que tanto el niño como los padres duerman lo suficiente. Puede ser que se deshidraten debido a los vómitos frecuentes y fiebre prolongada, y la falta de nutrición es común por la dificultad para comer. La tos puede ser muy severa y la mucosidad tan gruesa y abundante, que puede parecer que el niño se ahogue durante los episodios de tos.

Riesgos y complicaciones

En poblaciones bien nutridas y por lo general saludables, las complicaciones asociadas con pertussis son poco frecuentes. Pueden ocurrir problemas menores que incluyen hemorragias subconjuntivales y nasales que resultan de los ataques de tos. También puede haber hinchazón facial, úlceras debajo de la lengua y otitis media. Complicaciones serias, que pueden llevar a la muerte, incluyen aquellas del sistema pulmonar, como la bronconeumonía, encefalitis plus, convulsiones y problemas nutricionales, debido a la dificultad de comer alimentos sólidos. Por lo general, el comer lleva a toser y a continuación sigue el vómito, comprometiendo severamente a la nutrición. Las complicaciones de encefalitis y convulsiones pueden llevar a la muerte, o a un permanente daño cerebral. Estas complicaciones son las más comunes, aunque no exclusivas, para los menores de 4 años que contraigan la enfermedad. Mientras que entre los años de 1932 y 1946 se pensaba que la encefalopatía ocurría en sólo 47 de 6.002 casos de tos ferina, se cree que aproximadamente un tercio de los casos de encefalopatía, llevarán a la muerte y un tercio conducirá a un daño permanente. Los demás se recuperarán sin tener secuelas.

Tratamiento convencional

Hay evidencia de que dar antibióticos en las etapas iniciales de la enfermedad, puede prevenir la infección o reducir su severidad, y por lo tanto, este es el tratamiento a escoger si pertussis se reconoce tempranamente. Una vez que la tos aparece, la terapia de antibióticos no reduce la enfermedad, debido a que los paroxismos no los causan las bacterias, sino una toxina producida por la bacteria que causa la irritación. Ya en esta etapa, las medidas de comodidad para reducir la tos, ayuda para la expectoración de las flemas, así como el mantener la inmunidad y nutrición general, es todo lo que se puede hacer.

Si surgieran las complicaciones, debería de iniciarse un apropiado tratamiento médico.

Temas para reflexionar

Pertussis se ha convertido en una enfermedad generalmente autolimitante, que causa incomodidad e inconveniencia, pero poco daño en una población bien nutrida y saludable. También confiere una inmunidad permanente. Más que cualquier otra vacuna, la de pertussis de célula completa está asociada con serios efectos colaterales y consecuencias, y es posible que la acelular, recientemente puesta en uso en los Estados Unidos, tampoco sea segura por completo. Existen diferentes opiniones sobre el uso actual de la vacuna contra pertussis, como se representa en los opuestos sentimientos reflejados en el capítulo de Edward Mortimer, sobre la vacuna contra pertussis en *Vaccines* [Vacunas]:

> No hay duda de que el desarrollo y generalización del uso de la vacuna en los países desarrollados, hayan sido asociados con el notable decline en la morbosidad y mortalidad de la enfermedad. Sin embargo, también está claro que en varios de estos países, los índices de mortandad por pertussis estuvieron disminuyendo aún antes de la llegada de la vacuna. Ciertamente, en los Estados Unidos, la mortandad infantil, por pertussis, disminuyó 70% de 1900–04 a 1935–39. En Inglaterra y Gales la mortalidad infantil por esta enfermedad declinó aproximadamente en un 90% de 1918 a 1948 antes del uso generalizado de la vacuna. . . . La explicación de esta disminución en los índices de casos de mortandad no está clara, pero puede incluir factores tales como la mejora de las condiciones social y económica; mejor nutrición, disminución en otras condiciones debilitantes de la niñez como la diarrea . . . medidas de cuarentena y bajos índices de nacimiento. . . . La disminución en la mortandad relacionada con el pertussis, antes de la institución de la inmunización generalizada, ha llevado a algunos investigadores a argumentar que la vacuna contra pertussis sea superflua en la actualidad y que debería abandonarse, excepto para los grupos de alto riesgo.[41]

En oposición directa a este punto de vista, está la evidencia de que en las naciones desarrolladas que declararon una moratoria en el uso de la vacuna contra pertussis, debido a la frecuencia y potencial severidad de los efectos colaterales, los índices de pertussis —y muertes— aumentaron. En Japón, Inglaterra y Gales, y en Suecia, los índices de pertussis que habían sido tan bajos como de 400 casos con 10 muertes, subieron tanto como 10.000 casos con 113 muertes en Japón y 40 en Gran Bretaña.[42] Está claro que la vacuna confiere alguna medida de protección contra la enfermedad, pero algunos investigadores cuestionan a qué costo.

TÉTANOS

El agente *Clostridium tetani* es el causante de la infección de tétanos, un bacilo anaeróbico, gram-positivo, con forma de espora que produce una de las más potentes neurotoxinas conocidas. El tétanos se describió por primera vez en los escritos médicos de Hipócrates, pero la causa no fue reconocida sino hasta finales del siglo XIX. Es un estricto anaerobio, lo que significa que no se puede multiplicar en ambientes que contengan oxígeno. Las esporas son extremadamente fuertes y pueden resistir en la tierra por meses hasta años. Pueden sobrevivir a la ebullición y a muchos tratamientos desinfectantes.[43] El estiércol de caballo y de otros animales mamíferos de granjas, así como de perros, conejillos de indias y hasta de algunos animales más pequeños, está contaminado por tétanos, que vive en los intestinos y bocas de estos animales. El legendario "clavo oxidado" que se asocia con la causa del tétanos, es probable que se refiera a los clavos que usaban las herraduras que era común encontrar en las pasturas de los caballos, donde deben de haberse contaminado (todos los que tengan caballos saben qué tan seguido pierden las herraduras). Sin embargo, los clavos oxidados no transmiten automáticamente el tétanos, aunque causarían desagradables heridas perforantes que pueden ser sospechosas. Porque este tipo de lesion es tan difícil de limpiar, al exponerlo al aire, con facilidad puede hospedar una infección de tétanos y por lo tanto, requiere de una atención especial.

Se han encontrado esporas de tétanos en muestras de polvo de la calle y en las salas de operación de los hospitales, y pueden estar presentes en productos que tienen una base de tierra, como la arcilla.[44] Por cierto, en 1999 dos bebés nacidos en los Estados Unidos desarrollaron tétanos, porque se les había aplicado arcilla verde en el ombligo, como un tratamiento natural después del nacimiento. Los dos se recuperaron y no sufrieron daño permanente, aunque se necesitó de hospitalización y medicamentos. En Norteamérica, el tétanos ha sido una enfermedad que principalmente prevalece en el sureste, pero se han localizado esporas por toda la nación, sin un patrón específico. Parece que esta enfermedad tiene una propensión a las tierras ricas en nutrientes, con un pH alcalino, en climas cálidos y húmedos.

La infección de tétanos puede ocurrir aún en heridas leves que no se notan, como la de una cortada al arreglar el jardín o de una pequeña astilla (hasta el 50 por ciento de los casos); se piensa que es más probable que ocurra cuando ha habido un trauma agudo, en especial heridas punzantes o laceraciones, llevando a condiciones anaeróbicas que permiten a las esporas crecer y al organismo reproducirse.[45] El bacilo produce una toxina conocida como tetanospasmina, que actúa en el sistema nervioso central y conduce a una rigidez muscular y parálisis. En países en vías de desarrollo, el tétanos neonatorum, una infección de tétanos en los recién nacidos, aún es una causa de muerte en niños menores de un año. Esto es provocado por los tratamientos tradicionales que por lo general contienen estiércol animal, que se aplica en el ombligo del recién nacido.

El uso generalizado de la vacuna contra el tétanos entre los soldados norteamericanos en 1941, llevó a significativas reducciones en casos de tétanos en tiempos de guerra, en comparación con los índices desde la Primera Guerra Mundial. En este conflicto los índices fueron de 700 casos por cada 520.000 heridos; en la Segunda Guerra Mundial, los índices fueron de 12 casos por cada 2,73 millones de heridos. La milicia británica mostró un decline similar en casos.[46] Sin embargo, en ambas naciones, se pensaba que los índices habían estado descendiendo significativamente, desde mucho antes de la introducción de las vacunas, debido al mejoramiento de la higiene y el cuidado de las heridas. De hecho, lo anterior es muy importante para reducir la probabilidad de la infección de tétanos.

Síntomas

La incubación puede ser de un día a varias semanas; por lo general ocurre entre el tercer día y la tercera semana después de la exposición a las esporas. Entre más cerca esté la herida al sistema nervioso central, más rápido se manifiesta la enfermedad y tiende a ser más severa. Por lo tanto, las heridas en la cabeza, cuello y cara tienden a manifestarse dentro de la primera semana y pueden ser las más devastadoras. Las heridas pueden o no estar acompañadas por visibles signos de infección o daño de tejido. Las lesiones que desarrollan tétanos, tienden a ser severas; a pesar de eso, hasta la menor picadura, como la de una astilla, puede conducir a una infección de tétanos. Parece que existe alguna relación entre el periodo de tiempo entre la inoculación con las esporas y la aparición de los síntomas, y la severidad de la enfermedad. En otras palabras, entre más largo sea el periodo de incubación, la tendencia es que la enfermedad sea menos severa, aunque los índices de supervivencia no necesariamente aumentan.[47]

El síntoma inicial más común del tétanos es el trismo, una tirantez o espasmo de los músculos que controlan la mordida, presente en más del 50 por ciento de todos los casos. Se puede presentar fiebre y también podría haber dolor de cabeza, irritabilidad y escalofríos. Entonces puede ocurrir un espasmo de los músculos faciales, llevando a una expresión peculiar con las cejas subidas, párpados fuertemente cerrados, frente arrugada y las orillas de la boca extendidas (conocido como risus sardonicus).

También se pueden involucrar otros músculos, provocando cambios de postura, con rigidez en los músculos de la espalda, extremidades y abdominales. Convulsiones, durante las cuales puede haber una ligera elevación de temperatura y que pueden ser detonadas por sonidos repentinos, movimientos o cambios de luz. Sin embargo, el funcionamiento mental no se altera. Los espasmos de los músculos respiratorios pueden causar una repentina muerte por asfixia.

Por lo general, en los recién nacidos los síntomas empiezan de dos a catorce días después del nacimiento, e incluyen el no succionar bien y un llanto excesivo, seguidos en cierto grado, por los demás síntomas anteriormente descrito.

Típicamente, la enfermedad permanece aguda de una a cuatro semanas, luego disminuye poco a poco. Los índices de muerte varían del 25 al 70 por ciento, pero con una alta calidad de cuidado médico, la mortandad puede ser tan baja como de entre el 10 al 20 por ciento.[48] En los Estados Unidos, la mayoría de los casos de tétanos ocurre entre los mayores de cincuenta años de edad y predominantemente en mujeres, es posible que debido a la inmunidad decreciente o a la falta de vacunación.

Riesgos y complicaciones

En tanto que en la actualidad la infección por tétanos es rara en los Estados Unidos, cuando ocurre la infección conlleva un alto índice de mortandad en una base de casos individuales. Sin embargo, de acuerdo con Neustaedter, durante 1982 a 1984, cuando en este país hubo un total de seis casos en niños y adolescentes, no hubieron muertes.[49] A mediados de la década de 1980, un médico norteamericano, un antiguo creyente en la medicina alternativa y complementaria, me recalcó que no tolera el radicalismo a la vacuna contra el tétanos, a la que él consideró crucial. Me dijo que una de las peores experiencias que jamás había tenido como estudiante de medicina fue observar a un paciente con tétanos. Esta vacuna es considerada, aún por los muchos críticos de la misma, como la más benigna, aunque se ha sabido que han ocurrido complicaciones. Es común que las reacciones sean leves y de corta duración.

Tratamiento convencional

El tratamiento para la infección por tétanos es agresivo e intenso y consiste en dar al paciente una dosis de Globulina inmune al tétanos humano (GITH), remover cualquier tejido en la vecindad de la herida que pudiera estar dañado o infectado y dar relajantes musculares para controlar los espasmos. El entorno debe estar en calma, sin sonidos repentinos, cambios de luz ni movimientos súbitos que pudieran detonar los espasmos. Se puede necesitar una ventilación asistida, si se involucran a los músculos respiratorios. Se debe mantener una nutrición apropiada.

Si es posible, es mejor evitar el suero GITH de caballo, ya que está asociado con un índice mucho más alto de reacciones, que el GITH humano. Ni éste ni la infección tetánica confieren inmunidad en el futuro.

Temas para reflexionar

Las esporas de la vacuna de tétanos están presentes en el medio ambiente y la enfermedad ataca a niños saludables. Los padres tendrán que sopesar el riesgo improbable de contraer esta enfermedad, contra la mínima probabilidad de una reacción a la vacuna, recordando la naturaleza muy seria de esta enfermedad. Debido a que los niños juegan fuera de la casa y es común que tengan heridas o raspones, esto puede ser potencialmente una gran fuente de ansiedad para los padres de niños no vacunados. En los siguientes capítulos se verán los riesgos de la vacuna y el cuidado de la herida. En cualquier caso, es crucial para el bienestar de su hijo, reconocer los síntomas del tétanos y buscar la atención médica de inmediato, si se sospecha esta condición.

POLIO

La poliomielitis puede ser causada por una de tres variedades infecciosas del poliovirus, y es una aguda enfermedad infecciosa que afecta el sistema nervioso central. Se transmite de persona a persona a través de las rutas de contaminación respiratoria y fecal-oral, el último caso incluye la contaminación por cambiar los pañales usados de un bebé recién inoculado con la vacuna oral viva de polio (VPO). Históricamente, en principio las epidemias ocurrían durante el verano y al comienzo del otoño, en el hemisferio norte y principalmente en las naciones industrializadas. Las epidemias en invierno son muy raras, pero pueden ocurrir durante todo el año en áreas tropicales.

La enfermedad afecta a grupos de todas las edades, pero los niños son más vulnerables. Se piensa que los adultos son más propensos a adquirir algún grado de inmunidad. Hasta los seis meses de edad, la inmunidad pasiva puede ser más fuerte debido a los anticuerpos maternos adquiridos de forma prenatal. Como se discutió en los capítulos anteriores, no se le consideró problemática sino hasta finales del siglo XVIII y principios del XIX.[50] Sin embargo, aún durante las epidemias masivas, la mayoría de los casos permanecieron subclínicos, con menos del 1 por ciento de la población con evidentes formas de parálisis.

Igual que con otras enfermedades infecciosas, los índices de polio declinaron rápidamente antes de la introducción de la vacuna, y la historia de la vacuna misma está llena de relatos de prueba y error, éxitos y reacciones paralíticas. Sin embargo, desde el uso generalizado de la vacuna, las epidemias de polio en los Estados Unidos no han ocurrido, aunque en más de treinta años, todos los nuevos casos de la enfermedad han estado de forma directa relacionados con el uso de la VPO. Hasta hace poco, los Centros de control de enfermedad y la Academia norteamericana de pediatría, han recomendado que sólo se use la VPO en circunstancias especiales y que en lugar de esa, se emplée la vacuna de polio inactivado (VPI). La polio es rara en el hemisferio occidental, aunque todavía ocurre a nivel mundial.

Síntomas

Como se dijo anteriormente, la infección de poliovirus es por lo general asintomática. Cuando ocurre la infección, es probable que se manifieste en una de las siguientes 3 formas, después de un periodo de incubación de 7 a 14 días:

1. *Enfermedad menor.* Existe una enfermedad leve de unos pocos días, con síntomas de fiebre, malestar, somnolencia, dolor de cabeza, náusea, vómito, estreñimiento, dolor de garganta o alguna combinación de estos síntomas.
2. *Meningitis aséptica.* Hay síntomas de fiebre, dolor de cabeza, malestar, náusea y dolor abdominal, seguido, dos días después, de rigidez de cuello y espalda, posiblemente con vómito, que dura de dos a diez días antes de desaparecer por completo. En un pequeño número de casos existe una temporal y leve debilidad muscular o parálisis.
3. *Poliomielitis paralítica.* Ya sea después de los síntomas que se acaban de describir (en especial en niños pequeños) o repentinamente, ocurren parálisis, algunas veces severas, con pérdida del tono muscular. Si se involucra al cerebro, también hay espasmos dolorosos en los músculos no paralizados.[51] La parálisis puede durar meses, con severa debilidad residual que dura mucho más. En casos severos, la implicación paralítica de los músculos respiratorios pueden llevar a la necesidad de una intervención agresiva y ser fatal.

Por lo general, la polio silvestre afecta a una variedad de grupos de edad como sigue:

- Comúnmente, los niños menores de 5 años de edad desarrollan parálisis o debilidad en una pierna.
- Aquellos entre 5 y 15 años, desarrollan debilidad en un brazo, o en una pierna y un brazo.
- Los adultos son más propensos a desarrollar parálisis de ambas piernas y brazos, siendo más frecuentes la parálisis de vejiga y complicaciones respiratorias en este grupo de edad.[52]

Riesgos y complicaciones

Las generalizadas epidemias de polio en las décadas de 1940 y 1950 dejaron una marca de miedo en nuestra nación, y en otras que experimentaron los efectos devastadores de esta enfermedad, aunque las complicaciones asociadas con tal padecimiento "son sorprendentemente pocas".[53] El recuerdo más intenso para muchos parece ser los pulmones de hierro, asistidos por cámaras de ventilación para aquellos que experimentaron parálisis respiratoria. Para quienes fueron lesionados por la enfermedad, que puede provocar deformidad debido a la atrofia de varios grupos de músculos, igual que para sus amigos, vecinos y miembros de la familia, no es posible liberarse de la impresión de que la poliomielitis puede ser una enfermedad devastadora. Aun cuando la parálisis ocurre, el 50 por ciento de los casos se recuperan por completo, y otro 25 por ciento, sólo tiene una leve parálisis residual.[54] La muerte es rara y ocurre cuando hay una complicación respiratoria. Al pensar que menos del 1 por ciento de una población experimentó casos sintomáticos, parece un pequeño número, pero se debe recordar que, hablando estadísticamente, aún el 0,5 por ciento de varios millones es un significativo número de personas. Sin embargo, como veremos en los capítulos posteriores, la vacuna viva en sí misma, también ha contribuido a la exposición continua del público norteamericano a la enfermedad. Aunque sólo pequeños números de personas han contraído el padecimiento por medio de la vacuna, estos han sido los únicos casos nuevos de esta enfermedad en los Estados Unidos en más de tres décadas; también un hecho importante.

Se ha mostrado que el síndrome postpolio ocurre en las personas, años después de la poliomielitis paralítica. Se cree que el envejecimiento agrava la debilidad muscular desde el inicio de la infección, este problema afecta a tantos como el 25 por ciento de 300.000 personas que tuvieron polio paralítica en las décadas de 1940 y 1950.[55]

Tratamiento convencional

Se recomienda descanso en cama durante la fase aguda de la enfermedad y se puede dar un masaje suave y ejercicios de rango de movimiento, para liberar el dolor muscular y mantener el cuerpo en un alineamiento apropiado. Se puede dar baños y compresas calientes, igual que analgésicos o sedantes suaves para contener la ansiedad y ayudar a calmar. Del mismo modo, el apoyo emocional es muy importante, ya que para la mayoría de los pacientes, la parálisis es difícil de soportar. A las personas que sufren la polio, se les debe observar muy de cerca, debido a los problemas respiratorios, y se debe de mantener una vía pulmonar limpia. Hay que proporcionar oxígeno según se necesite y se deben de tener a la mano las medidas de emergencia para mantener las vías respiratorias.

Temas para reflexionar

Es interesante observar que existen varios factores que predisponen a la poliomielitis durante las epidemias, incluyendo la amigdalectomía y otras cirugías de nariz y garganta, como quitar las adenoides (la extirpación de las amígdalas fue muy popular en la década de 1950), la vacunaciones rutinarias, el excesivo esfuerzo físico y la fatiga, siendo también las mujeres embarazadas las que tienen un índice más alto de susceptibilidad.[56]

Dado que la polio ya no se considera una amenaza en los países occidentales y que en la actualidad, las únicas incidencias de la enfermedad en los Estados Unidos están relacionadas con la vacuna (la VPO se descontinuó apenas el año pasado), la elección de vacunar contra la polio debe sopesarse contra la probabilidad de contraer la enfermedad en circunstancias individuales. Está claro que la elección de usar la VPI es superior a la VPO.

VARICELA

A pesar de que por mucho tiempo se ha sabido que la varicela, causada por un miembro de la familia de virus de varicela, puede tener complicaciones, se le considera una leve, aunque incómoda realidad de la infancia, que confiere inmunidad de por vida. Sin embargo, en años recientes, desde la introducción de la vacuna contra la varicela, la enfermedad se ha tratado con un tono más serio. Hasta existen comerciales en la televisión exaltando los peligros de la infección de este padecimiento, exhortando a los padres para que se aseguren de vacunar a sus hijos contra esta potencialmente desagradable enfermedad.

De acuerdo con el inserto puesto en el paquete de la Vacuna de virus vivo de varicela, Merck Varivax, "la varicela es una enfermedad altamente comunicable en niños, adolescentes y adultos, causada por el virus varicela-zoster. . . . Aproximadamente 3,5 millones de casos de varicela ocurrieron por año, de 1980 a 1994 en los Estados Unidos, teniendo más incidencia entre los niños de cinco a nueve años. El índice de ocurrencia de la varicela es del 8,3% al 9,1% por año en niños de entre 1 y 9 años de edad. . . . Aunque *por lo general es una enfermedad benigna y autolimitante* [énfasis mío], puede estar asociada con complicaciones serias (por ejemplo, la superinfección bacterial, neumonía, encefalitis, síndrome de Reye) y/o la muerte".[57]

Cerca del 75 por ciento de todos los niños contraerán varicela para cuando tengan quince años. Con más frecuencia, las epidemias ocurren en invierno y en primavera. La varicela y el herpes zoster son dos diferentes manifestaciones de la enfermedad del mismo virus. La varicela es altamente contagiosa y se esparce por gotitas aéreas.

Síntomas

Después de un periodo de incubación de dos a tres semanas, aunque el promedio es de entre trece a diecisiete días, aparece una erupción de pápulas en la espalda y pecho, que luego se esparce a otras áreas. Por lo general, esta etapa está acompañada por fiebre, que se puede elevar más, conforme la erupción sigue su curso de dos a tres días. Los brotes, pequeñas protuberancias parecidas a un grano, que pueden ir de diez manchas a cientos, van por diferentes etapas de áreas pequeñas, rojas y elevadas que se convierten en ampollas, luego revientan y se forman costras. Pueden seguir otras erupciones, cada una tomando cerca de treinta y seis horas el hacerse las costras, que duran de una o dos semanas y luego se caen, dejando la piel recién curada. Es raro que la cicatrización se convierta en un problema.

Generalmente, las extremidades se ven menos afectadas que el tronco del cuerpo. Los niños más pequeños tienden a tener menos lesiones que los más grandes y los adultos. Las pústulas pueden dar mucha comezón y los niños pueden experimentar algún malestar y es probable que estén un poco irritables, principalmente debido a la comezón. Es común que la enfermedad dure de dos a tres semanas y al niño se le considera contagioso desde cinco días antes de la aparición de la erupción, hasta que todos los granos se han secado y formado costras. La varicela es tan contagiosa, que la mayoría de los que son susceptibles y que están en contacto con ella, la contraerán y sólo el 10 por ciento de los mayores de quince años nunca la tendrán.

Riesgos y complicaciones

Las complicaciones incluyen la formación infecciosa en el lugar de las erupciones como resultado de rascarse, así como las pústulas que afectan los ojos y la laringe, está última hace que se inflame la garganta, y posteriormente dificultades para respirar. Aunque es raro, la encefalitis puede ocurrir, igual que la artritis, apendicitis, neumonía, orquitis, pericarditis y glomerulonefritis, todas estas, complicaciones insólitas de la enfermedad. Recientemente se mencionó al síndrome de Reye como una complicación posible de la varicela; sin embargo, es el resultado de que se les haya dado aspirina a los niños durante el curso de la enfermedad. Ahora está más generalizado el conocimiento de que dar aspirina a los niños con infecciones virales, es muy dañino y puede resultar en estas complicaciones, por lo tanto, nunca se les debe dar.

Con frecuencia, la varicela en adultos es más severa y consecuentemente, más peligrosa, con hasta el 14 por ciento de adultos, experimentando neumonía por varicela y hasta el 20 por ciento de las muertes ocurren en aquellos de más de treinta años.[58] La varicela también posee riesgos significativos para el feto cuya madre contrae la enfermedad durante la octava y decimoquinta semana de gestación, con la posibilidad de que tenga bajo peso al nacer, lesiones en la piel, anormalidades en los ojos y evidencia de daño cerebral y retraso mental.[59] Cuando la madre contrae varicela justo antes o después de dar a luz, el recién nacido puede contagiarse de una severa o fatal forma de la enfermedad.

Según Barbara Loe Fisher, del Centro nacional de información sobre la vacuna (CNIV), "en 1992 se reportaron cerca de 158.000 casos de varicela y 100 decesos por complicaciones. Los Centros de Control de Enfermedad afirman que 'aproximadamente 3,7 millones de casos de varicela ocurren de forma anual en los Estados Unidos; se estima que de estos, sólo se informan del 4 a 5 por ciento'. Aunque los casos reportados de varicela cuentan por sólo una fracción del número total de los que ocurren cada año, se estima que los reportes de muertes asociadas con complicaciones de la enfermedad son más exactos".[60]

Tratamiento convencional

El tratamiento común consiste en evitar que los niños se rasquen las lesiones y utilizar medicamentos tópicos para aliviar la comezón e irritación. Se debe tener cuidado de impedir que las úlceras se infecten, y la higiene es una importante parte de esto.

A los adultos susceptibles que están expuestos a la enfermedad, se les puede poner una inyección de *globulina de varicelazoster inmune* (GVZI) dentro de las setenta y dos horas de exposición, para impedir la infección o reducir su severidad. También se debería dar a los niños inmunocomprometidos, en quienes la varicela puede ser una enfermedad que amenaza su vida, a las mujeres embarazadas que son susceptibles y han estado expuestas, así como a los recién nacidos cuyas madres desarrollan varicela dentro de los cinco días anteriores al nacimiento o cuarenta y ocho horas después. Sin embargo, dar la GVZI a embarazadas, no impedirá que el feto se infecte o dañe por el virus de la varicela.[61]

Temas para reflexionar

El mayor riesgo por no recibir la vacuna, es que si no se contrae la enfermedad durante la infancia se hará después, en la adolescencia o adultez. Conforme la mayoría de la población está vacunada, las oportunidades de exposición a la enfermedad natural han decrecido en los Estados Unidos, dejando a los niños susceptibles. Entonces, un viaje internacional o hasta en casos naturales en Norteamérica, pueden conducir, con el tiempo, a la posibilidad de una exposición posterior. No sabemos si la inmunidad de la vacuna contra la varicela decrecerá con el tiempo y conduce a los tipos de epidemiologías cambiantes que hemos visto con el sarampión y la rubéola, que también son infecciones virales, pero en realidad esta posibilidad existe, con la probabilidad de que se requerirán más refuerzos para proteger a quienes con el tiempo se han vuelto susceptibles. En especial, esto puede ser problemático para las mujeres encintas, ya que contraer la enfermedad en el primer trimestre o justo después del nacimiento, puede provocar consecuencias severas que hasta amenacen la vida del nonato.

HIB (HAEMOPHILUS INFLUENZAE TIPO B)

En un principio se pensó que este era el organismo que causaba la gripe (de ahí la confusión de su nombre, influenza, aunque no ocasiona la gripe), ahora sabemos que la influenza hemofilia es una bacteria que puede causar enfermedades invasivas, más notoriamente la meningitis.

La Hib reside en los tractos respiratorios, los pasajes nasales y las gargantas de hasta el 90 por ciento de todos los individuos saludables.[62] Se esparce por medio de gotitas respiratorias, al toser o estornudar, También por el contacto con secreciones respiratorias contaminadas. Por varios años, se ha considerado a la Hib invasiva como un significativo problema de salud pública fundamentalmente para los niños pequeños, siendo la principal causa de la meningitis bacterial en los Estados Unidos.[63] En 1984, por lo menos ocurrieron 20.000 casos de enfermedad invasiva en este país, siendo la meningitis el resultado en cerca de 12.000 casos. Estos índices son los más altos jamás registrados. Es importante hacer notar que la enfermedad ha aumentado por lo menos cuatro veces desde 1946. Principalmente, esto se atribuye a que los organismos se han vuelto resistentes al antibiótico.[64] Cerca del 85 por ciento de todos los casos de la Hib invasiva, ocurren en niños menores de cinco años de edad, con una agresiva enfermedad muy inusual en los infantes menores de seis meses, en especial en aquellos que son amamantados.[65] La mayor incidencia de meningitis ocurre en los bebés de seis a doce meses de edad y disminuye substancialmente después de los dos años.[66] Ante la falta de un pronto y efectivo tratamiento médico, la enfermedad tiene un alto índice de mortandad de hasta el 5 por ciento, así como uno igualmente alto de ataques y otras complicaciones del sistema nervioso, de hasta el 30 por ciento. Las complicaciones neurológicas incluyen la pérdida del oído, retraso o problemas de lenguaje, dificultad de aprendizaje, retraso, desórdenes de ataques y problemas de visión. Otras incluyen la neumonía, pericarditis, abscesos, artritis séptica, celulitis, bacteriemia y epiglotitis. Variedades similares de *Haemophilus* están asociadas con las enfermedades no invasivas de las membranas mucosas, incluyendo la otitis media, sinusitis, conjuntivitis, bronquitis e infecciones del tracto urinario.[67]

Existen un número de factores que claramente aumentan el riesgo de la exposición a y contraer la Hib, incluyendo:

- Asistir a una guardería
- Hogares con mucha gente
- Familias numerosas
- Bajo estado socioeconómico
- Corta edad
- Origen étnico, siendo los de mayor riesgo los nativos norteamericanos, esquimales, negros e hispanos
- Falta de alimentación materna
- Exposición en el hogar, hospital o institucional
- Inmunocomprometidos, anemia drepanocítica, cáncer[68]

Se piensa que para la edad de cinco años, la mayoría de los niños han logrado niveles de colonización normal de Hib, para conferir resistencia a la enfermedad, de este modo, los índices cayen dramáticamente.

Síntomas

Es muy difícil de determinar el periodo de incubación de la enfermedad relacionada con Hib, debido a que la mayoría de los miembros saludables de la sociedad portan estos organismos y así es cómo con frecuencia, son pasados por los portadores asintomáticos; por ejemplo, los niños mayores en edad escolar que la llevan a casa a sus hermanos pequeños. Los síntomas de la infección Hib incluyen la fiebre, escalofríos, dolor de cabeza, tos, fatiga, falta de apetito y vómito. El dolor de cabeza puede ser severo. La meningitis seguirá adelante para tensar el cuello o la espalda, lo que debe tomarse como un signo de que su hijo necesita atención médica de emergencia. Los síntomas pueden avanzar hasta tener convulsiones, confusión, conmoción, trauma, coma y muerte, todo lo cual puede ocurrir dentro de tan sólo unas cuantas horas del inicio de los síntomas. Se necesita un agresivo tratamiento médico. La recuperación de la infección Hib puede o no conferir inmunidad permanente.

Por lo general, las infecciones respiratorias superiores causadas por organismos relacionados con Hib, no toman formas invasivas, pero desde luego, los padres de todos los niños con infecciones respiratorias superiores las deben observar muy de cerca.

Riesgos y complicaciones

Como se describió anteriormente, las complicaciones de la infección Hib incluyen un índice alto de mortandad de hasta el 5 por ciento; ataques, complicaciones neurológicas, incluyendo la pérdida del oído, retraso o problemas de lenguaje, dificultad de aprendizaje, retraso, desórdenes de convulsiones y problemas de visión; así como neumonía, pericarditis, abscesos, artritis séptica, celulitis, bacteriemia y epiglotitis.

Tratamiento convencional

El tratamiento consiste en una agresiva terapia de antibióticos, así como de un tratamiento profiláctico de los otros miembros susceptibles de la familia.

Temas para reflexionar

La resistencia a los antibióticos es cada vez más común entre las variedades bacteriales. Lo que pasa es que cuando uno está enfermo por una infección bacterial y toma un antibiótico, los organismos menos resistentes se mueren, dejando a aquellos que lo son más. Además, las bacterias pueden mutar y volverse cada vez más resistentes. Por lo tanto, es importante evitar el uso innecesario y excesivo de antibióticos para las enfermedades leves, reduciendo la posibilidad de organismos resistentes al antibiótico en el individuo y en el entorno. Además, el uso frecuente de estos medicamentos puede reducir la inmunidad e incrementar la susceptibilidad a organismos patógenos. Uno se debe preguntar si existe una conexión entre el tratamiento innecesario de las infecciones de oído en la infancia, con los cada vez más fuertes antibióticos y el aumento en la infección Hib que se vio, antes de la introducción de la vacuna.

HEPATITIS B

El virus de la hepatitis B es una de las diversas variedades de hepatitis, que llevan a la infección sistemática y a importantes enfermedades del hígado. La palabra *hepatitis* en sí misma sólo significa "inflamación del hígado". La incidencia de hepatitis B ha aumentado más del 37 por ciento en los últimos diez años, con más de 300.000 nuevas infecciones y más de 5.000 muertes cada año en los Estados Unidos.[69] Los CCE intentaron crear programas dirigidos a poblaciones de alto riesgo, en especial los homosexuales, consumidores de drogas intravenosas y trabajadores de la salud, pero debido a que estos programas han tenido una efectividad limitada, en 1991, se implementaron estrategias para lograr la vacunación universal de recién nacidos.[70] La teoría detrás de esto es que no sólo protegerá a esos infantes nacidos de madres con hepatitis B, sino que creará una población de jóvenes que no serán susceptibles a la enfermedad cuando entren a la adultez, el momento en que es más probable que ocurran prácticas de alto riesgo por la exposición. Además, las respuestas del anticuerpo son más altas en los receptores más jóvenes de la vacuna contra la hepatitis B, y los niños e infantes requieren de una dosis más pequeña que los adultos. Se cree que el último tema hace rentable una vacunación universal de los infantes; sin embargo, se debería recordar que la mayoría de la población jamás contraerá hepatitis B y por lo tanto, la vacuna no es necesaria, convirtiendo en un argumento debatible el tema de la rentabilidad.

Otra razón para vacunar a los infantes es que los que nacen de madres infectadas pueden convertirse en portadores crónicos, y entre más joven sea una persona en el momento de la infección, es más probable que ésta se convierta en un portador crónico. Se estima que de los niños infectados, entre el 90 y el 95 por ciento se volverán portadores crónicos, a diferencia de las exposiciones de adolescentes y adultos, donde sólo del 0,3 al 0,9 por ciento de las personas tendrán este problema.[71] Los CCE estiman que, a nivel internacional, existen aproximadamente de 200 a 300 millones de portadores crónicos, pero en los países desarrollados sólo representan menos del 1 por ciento de la población.[72] Se estima que en Europa occidental y los Estados Unidos, sólo del 2 al 7 por ciento de la población ha sido infectada con hepatitis B y que menos del 1 por ciento lo están crónicamente. Está claro que el 1 por ciento de millones de personas es un número importante. La exposición ocurre a través del contacto con sangre contaminada y otros fluidos humanos infectados.

La mayoría de las personas se recuperará de la infección de hepatitis B en unos meses y sólo un caso de entre 5 ó 10 millones llevará a la muerte.[73] Con el tiempo, hasta los portadores crónicos pueden revertir su estado a no portadores, aunque hayan llevado el virus por muchos años.[74] La pregunta más importante que debemos recordar es si está justificado el aplicar una vacunación universal en recién nacidos, dado que la mayoría no se encuentran en grupos de alto riesgo.

Síntomas

La hepatitis B tiene un periodo de incubación de 45 a 160 días. Los síntomas iniciales pueden ser muy leves o enteramente inexistentes en niños pequeños. Pueden seguir para tener náuseas, vómito, fatiga, anorexia, cambios en los sentidos del gusto y olfato, comezón, artritis, dolor de cabeza y tos. Después de una o dos semanas sigue una orina oscura y deposiciones claras de color de arcilla, luego aparece la ictericia. Un hígado agrandado puede llevar a sentir dolor en el abdomen superior derecho.

Riesgos y complicaciones

Son raras las complicaciones, pero incluyen inflamación severa del cerebro, sangrado en el tracto gastrointestinal, falla de los riñones e hígado y colapso respiratorio y cardiaco. Puede llevar a la muerte como resultado. Los pacientes inmunocomprometidos, los ancianos, aquellos que no tienen una buena salud y quienes viven en condiciones comprometedoras, son los más susceptibles a estos riesgos. Noventa por ciento de los pacientes se recuperan espontáneamente y la mayoría no requieren hospitalización.[75]

Tratamiento convencional

El tratamiento incluye lo siguiente: limitar el ejercicio físico, proporcionar una dieta nutritiva y observar si hay complicaciones, las que deben ser tratadas apropiadamente.

Temas para reflexionar

La vacuna contra la hepatitis B ha estado bajo reciente escrutinio, debido a que se le agregó timerosal, un derivado de mercurio usado como conservador, que además de las reacciones que puede causar en quienes son sensibles a la sustancia, también puede llevar a niveles excesivamente altos de mercurio en el recién nacido, quien es posible que ya haya absorbido niveles considerables a través de la placenta, debido a la exposición materna al medio ambiente. Por esta razón, se suspendió su uso en recién nacidos, mientras se llevaban a cabo más investigaciones. Después de seis meses, otra vez estaba en el mercado, con la recomendación de que en estos pequeños se debe de usar una vacuna sin timerosal. Por desgracia, esta vacuna es muy cara. Por lo tanto, ahora se aconseja utilizar en estos bebés la vacuna que contiene timerosal, si la otra no está disponible. A todos los niños de más de seis meses, se les puede poner la que contiene esta sustancia.

La preocupación por la seguridad de la vacuna contra la hepatitis B, junto con el bajo riesgo de infección en la población en general, ha llevado a muchos padres a dudar si está justificada la vacuna. De hecho, no son sólo los padres quienes han mostrado preocupación y duda. Una evaluación de médicos familiares sobre la aceptación de la vacunación universal contra la hepatitis B, ha mostrado concluyentemente que sólo entre el 17 y el 32 por ciento de estos profesionistas están de acuerdo con las recomendaciones de los CCE, en relación a la vacunación de recién nacidos.[76]

CINCO

¿Qué pasa con
los riesgos?

Para muchas personas, son incuestionables los beneficios de las vacunas para la sociedad; sin embargo, sólo hace poco que ésta empezó a reconocer que no están muy bien estudiados los riesgos de las vacunas para los individuos.[1] Debido a que esta generación de padres no tiene que preocuparse si su hijo contraerá polio o difteria del niño vecino, debido a que estas enfermedades ya casi no existen en nuestra sociedad, los padres enfrentan una nueva preocupación: ¿Los pequeños riesgos de una reacción adversa a la vacuna, valen más que los de contraer una de estas enfermedades, ahora raras? Ciertamente, ésta es una pregunta que incómoda cada vez más a todos los padres, cualquiera que sea su decisión.[2] Sin embargo, la preocupación sobre la seguridad de la vacuna no es nueva. Ya en 1933, se había reconocido que existe una posibilidad de encefalitis, asociada a la vacuna contra pertussis.[3] La inquietud durante las pasadas décadas ha llevado a la creación, en los Estados Unidos, de un número de grupos de consumidores relacionados con la vacuna, incluyendo al Centro nacional de información sobre la vacuna, Profesionales preocupados por la salud y otros, Padres preocupados por la seguridad de las vacunas y Padres determinados a evitar que lastimen a nuestros hijos.[4] Además, se han publicado varios libros y un creciente número de artículos aparecen en revistas y periódicos tan diversos como el *Atlantic Monthly* [Revista mensual atlántica], *Money* [Dinero] y el *Wall Street Journal* [Revista wall street]. La televisión nacional también transmite programas especiales sobre las interrogantes de la vacunación.

Muchos creen que es imposible que las vacunas, que son una parte omnipresente y aparentemente indispensable del cuidado y seguridad pediátrica, posiblemente pudieran estar asociadas con consecuencias dañinas. Pero podría haber mucho sobre el cuidado pediátrico que no esté tan bien evaluado como lo que de otro modo podríamos esperar. Por ejemplo, el Departamento médico de farmaco-epidemiología y Central de monitoreo de drogas, de CIBA-GEIGY en Suiza, estableció en 1991: "La vigilancia de reacciones adversas a las drogas (ARD) en niños, representa un desafío especial. . . . Existe una sorprendente escasez de proyectos epidemiológicos de ARDs".[5] Muchos de los reportes que existen están dirigidos a las autoridades nacionales y aparecen en la literatura, pero puede que nunca lleguen a los fabricantes.[6] Mientras que es probable que la supervisión de las vacunas sea más severa que la de otras drogas, debido a que el público norteamericano no tolera la idea de dar medicaciones a sujetos saludables, también podría haber espacio para cuestionar lo adecuado del control en este mercado.

El poder de un pequeño grupo

Margaret Mead dijo que nunca deberíamos dudar del poder de un pequeño grupo de personas, ya que, como nos lo recuerda, de aquí es de donde viene el cambio. El poder de los grupos de acción ciudadana, publicaciones y programas de televisión de la vacuna, en particular el mostrado en 1982 por "DPT: Ruleta de vacuna" y la publicación de 1985 *DPT: Un disparo en la oscuridad*, de Harris Coulter y Barbara Loe Fisher, llevó al Congreso de los Estados Unidos a iniciar una investigación sobre las reacciones adversas relacionadas con las vacunas. Además, el número de demandas legales emprendidas por padres contra los fabricantes de vacunas, estaba creciendo y la litigación y los costos de reclamo llevaron a varios fabricantes a detener los programas de desarrollo e investigación de vacunas. Algunos hasta dejaron de producir las vacunas ya autorizadas. La combinación de estos factores condujo al trámite de la Ley nacional de lesión infantil por vacuna (LNLIV).[7] Este programa estableció un programa de compensación de no-falla, como el primer recurso para aquellos que sentían que ellos o sus hijos habían sido lesionados por las vacunas. El programa nacional de compensación por lesión infantil por vacuna, está administrado por el gobierno federal, pero irónicamente, está financiado por un gravamen puesto sobre la venta de las vacunas incluidas en el programa.[8] En otras palabras, el beneficiario está pagando un seguro por lesiones de vacuna, al pagar precios más altos por cada vacuna obligatoria que reciba.[9]

El programa también requiere el reporte obligatorio de casos adversos específicos relacionados con las vacunas requeridas, incluyendo sarampión, paperas, rubéola, difteria, pertussis y polio. Más adelante en este capítulo, se discutirá más profundamente el sistema de reportes de eventos adversos y la compensación. Lo significativo aquí es que fue el paso inicial para que el gobierno nacional reconociera que las vacunas pueden y logran llevar a severas consecuencias que algunas veces son permanentemente debilitantes o fatales.

Desde 1986 se han desarrollado nuevas vacunas, y las prácticas de vacunación cambiaron para reflejar la preocupación sobre las reacciones adversas.

Por ejemplo, sólo fue hasta hace poco que la altamente reactiva vacuna de pertussis, de célula completa, se reemplazó por pertussis acelular y que la vacuna de polio vivo se sustituyó por el virus inactivado (muerto). En efecto, hace diez años, los defensores de la vacuna minimizaron la reactividad del pertussis de célula completa. La vacuna contra el rotavirus estuvo en el mercado por un periodo relativamente corto, (se introdujo en agosto de 1998 y se suspendió en julio de 1999) antes de que su uso fuera detenido por los CCE, después de que empezaron a llegar reportes de diarrea, vómito y seria obstrucción intestinal (invaginación) en infantes.

De acuerdo con las autoras de la revista *Newsweek* Claudia Kalb y Donna Foote, estos cambios pudieran ser una razón justa para que los padres se detuvieran y pensaran dos veces sobre sus decisiones de vacunación.[10] Los funcionarios públicos de salud, investigadores y los médicos reconocen, con facilidad, que las vacunaciones tienen algún riesgo.[11] El Dr. Robert Chen, jefe de seguridad de la vacuna y actividad de desarrollo de los CCE en 1998, comentó que mientras las vacunas sean las responsables de "prevenir la muerte y discapacidad por una enfermedad", también "se reconoce que ninguna vacuna es perfectamente segura o efectiva. Algunas personas experimentarán efectos colaterales por ellas, y puede que unos cuantos no experimenten una respuesta inmunológica completa a una vacuna, dejando al individuo susceptible a las enfermedades".[12] Aún más, "las negativas de la asociación, a pesar de la evidencia acumulada, pueden también minar la confianza pública" en los programas de vacunación.[13]

Este capítulo analizará cada una de las reacciones adversas, asociadas con las vacunas que normal y rutinariamente se administran a los niños. Además de citar las reacciones leves más comunes y las severas más raras, veremos la evidencia que conecta a un número de problemas crónicos de salud, con la vacunación rutinaria infantil. Si uno elige vacunar, lo debe hacer basándose en una decisión informada. Si por el contrario, se decide no vacunar, se debería estar consciente de los riesgos de las enfermedades infantiles: La elección de vacunar debe estar acompañada por un conocimiento de los riesgos que acompañan a las vacunas. Para terminar, este capítulo dará una cercana revisión a las realidades detrás de las políticas de reportes sobre las vacunas y el programa nacional de compensación de la vacuna.

Un rango de reacciones

Las vacunaciones están asociadas con un amplio rango de reacciones, desde las respuestas leves que se pueden esperar en tanto como el 70 por ciento de todas las vacunaciones dadas, hasta las reacciones severamente devastadoras que ocurren con muy poca frecuencia.[14] Entre estos extremos existe una gran área gris de problemas crónicos, en especial aquellos que afectan los sistemas neurológicos e inmunológicos, que cada vez más se están relacionando con las vacunaciones. Alergias persistentes, esclerosis múltiple, enfermedad de Crohn y el asma, están entre unos cuantos de los desórdenes por los cuales se ha establecido una relación causal con las vacunas. También existe la especulación que une problemas tales como el cáncer, autismo, desorden de hiperactividad, de déficit de atención y violencia infantil, con las vacunas. Puede ser difícil establecer relaciones causales entre las vacunas y los problemas crónicos de salud, ya que muchas se manifiestan años después de haber recibido inoculaciones.[15] Los sistemas de reportes de reacción adversa también sólo son muy poco confiables, ya que muchas de las que se informan no están relacionadas con las vacunas y muchas de ellas que sí lo están, no se reportan.[16] Además, se debe de tomar en consideración la evaluación del riesgo; sólo es una teoría que un niño podría ser expuesto a la enfermedad. Un riesgo de uno en un millón es pequeño, pero muchos padres que cuestionan las vacunas, llevan en la mente dos preocupaciones: que definitivamente se está exponiendo a un niño al riesgo y que uno en un millón, parece mucho más grande cuando su hijo es ese uno.

Limitaciones en la investigación de la seguridad de la vacuna

Mientras que mucha investigación y desarrollo va hacia las vacunas, en particular al aislar nuevas vacunas y tratando de limitar el número de inyecciones que reciben los niños, al crear las combinaciones múltiples, existe un número de problemas que limitan la seguridad de la vacuna y la eficiencia de la experimentación.[17] Por ejemplo, de los 76 eventos adversos relacionados con las vacunas, que estudió un comité del Instituto de medicina (IM) en 1986, del 66 por ciento de estos no se había hecho ninguna búsqueda para investigarlos. El IM reconoció que existían las siguientes limitaciones:

- Insuficiente conocimiento de los mecanismos biológicos involucrados en los eventos adversos
- Insuficiente o inconsistente información de los reportes de casos
- Inadecuada medida o extensión de los estudios relacionados con poblaciones específicas
- Falta de adecuación en los sistemas de supervisión
- Pocos o pequeños estudios experimentales publicados, comparados con la cantidad de investigaciones publicadas sobre epidemiología[18]

Existen limitaciones como esas, debido a la falta de fondos financieros, así como por cuestiones éticas y de seguridad, que impiden la investigación directa.[19] De acuerdo con Mortimer, "en la actualidad, en los Estados Unidos el clima de experimentación en humanos es insuficiente y con frecuencia, los estudios necesarios para desarrollar respuestas a algunas preguntas son inaceptables para estudiar individuos".[20] Sin embargo, en muchas formas, la experimentación en humanos es exactamente lo que ha persistido durante las pasadas décadas, aunque sólo se debe a los supuestos beneficios obvios de las vacunas, al reducir los índices de enfermedades infecciosas. La vacuna contra la difteria es únicamente un ejemplo de una vacuna que "en un principio no estuvo sujeta a pruebas de campo bien diseñadas y potencialmente controladas, que satisfarían los estándares actuales".[21] A la prueba del beneficio se le consideró auto-evidente y a la de la falta de daño, igualmente aparente en los bajos índices de reacción adversa. Además, aún los métodos de experimentación en humanos pueden ser menos que confiables o útiles. La evidencia de la producción de anticuerpos en la sangre (prueba serológica) cuando los niveles de sangre son probados en un tiempo dado, después de que una vacuna se ha administrado, debería teóricamente proporcionar evidencia de inmunidad. Sin embargo, la presencia de anticuerpos en la sangre no es siempre un exacto pronosticador de inmunidad, y a la inversa, la falta de aquellos en la enfermedad, no se iguala con la susceptibilidad.[22]

Las vacunas también se prueban antes y después de que el uso público sea aprobado por las agencias gubernamentales de licencias de vacunas. La prueba para preautorizar las vacunas, se basa en una extensa evaluación de laboratorio, luego se prueba en animales: al final, se conducen ensayos clínicos en humanos.[23] Recuerde: eso significa que la prueba en humanos se hace antes de que se pruebe que la vacuna es segura en humanos. "Debido a las raras reacciones, las retardadas o las que están dentro de las subpoblaciones, no se pueden detectar antes de que las vacunas sean autorizadas, también se conducen evaluaciones de post-autorización (también llamada post-mercadeo) de seguridad de la vacuna, cuando millones de personas pueden ser vacunadas". En otras palabras, aún se están quitando los bichos, si me perdonan la metáfora, después de que la vacuna se libere al público en general, para su uso en recién nacidos y niños pequeños.[24]

Las decisiones de preautorización no siempre están basadas en la seguridad de la nueva vacuna, sino algunas veces en otras consideraciones. De acuerdo con el Dr. Stanley Plotkin, asesor médico y científico de Aventis Pasteur Pharmaceutical Company, desacreditando los debates de la preautorización que ocurrió, en relación a la habilidad de la vacuna oral contra la polio para revertir su estado virulento, "la clase de estudios de seguridad que habrían tenido qué ser hechos (ahora), es probable que habrían prevenido o retardado la licencia de la vacuna. Pero en el momento en que sentimos que la prevención de la polio justificaba el riesgo, la vacuna fue autorizada".[25] En retrospectiva, si se hubiera hecho un poco más de investigación, nos habríamos atorado con el poliovirus inactivado que ahora se usa casi en exclusiva, debido a la algunas veces virulenta naturaleza del poliovirus oral.

La evaluación de postautorización se hace a través de pasivos sistemas de reporte, tales como el Sistema de reportes de eventos adversos de la vacuna (SREAV; ver la siguiente página), ejercitando al azar estudios epidemiológicos y bases de datos en computadora. De acuerdo con Chen, "debido a que las vacunas son de naturaleza biológica más que química, se podría esperar una variación en los índices de eventos adversos (e inmunogeneticidad) por fabricante o hasta por lote". Él procedió a explicar que la vigilancia de postmercadeo puede ayudar a detectar los lotes potencialmente irregulares de una "manera oportuna". Uno podría pensar, ¿oportuna antes de qué? Y ¿qué tiene que pasar en el mercado para que "un lote irregular" se detecte? ¿Respuestas anormales a las vacunaciones en infantes?

La implicación en las observaciones de Chen es que podría, en realidad, haber lo que se conoce en la comunidad de la vacuna como "lotes peligrosos". Estos son series de vacunas que, por diversas razones, como la inadecuada atenuación del organismo, pueden llevar a un desmedido número de reacciones adversas en niños que son vacunados de ese lote en particular. Es interesante que en *Six Common Misconceptions about Vaccination and How to Respond to Them* [Seis malentendidos comunes sobre la vacunación y cómo responder a ellos], un folleto publicado conjuntamente en 1996 por el Departamento de salud y servicios humanos de los Estados Unidos, y los Centros de Control de Enfermedad, es claramente para disipar la "mala información" en contra de la vacunación, que trata de mitigar la ansiedad sobre los "lotes peligrosos". Los autores anónimos dicen que la AAD "revisa los reportes semanales de cada lote del SREAV, buscando patrones inusuales. La AAD regresaría un lote de vacunas, ante el primer signo de problemas. No hay ningún beneficio para la AAD o para el fabricante, al permitir que la vacuna insegura permanezca en el mercado. . . . El sólo hecho de que un lote de vacunas aún se distribuya, dice que la AAD lo considera seguro".[26] Tengo una total confianza de que la AAD de verdad quiere lo mejor para los niños norteamericanos. Yo sólo cuestiono de quién es el niño que recibe las suficientes vacunas dañadas para que ellos se den cuenta de que una "serie mala" estuvo en el mercado. El folleto anima a los padres a no consultar los reportes del

SREAV, ya que enlista números de serie asociados con reacciones, para tratar de determinar cuáles lotes serán problemáticos, porque un reporte hecho al SREAV no significa que la reacción fue, de verdad, causada por la vacuna en cuestión. El folleto dice que no se ha encontrado ningún lote de vacuna en la era moderna, (el SREAV ha existido sólo en esta reciente época) que sea inseguro, basándose en un reporte del SREAV. Lo que no dicen es que si los dudosos lotes asociados con los reportes del SREAV fueron retirados por otras razones, tampoco mencionan, como se dijo antes en este capítulo, que mientras que existen muchos reportes del SREAV, que pueden no estar causalmente relacionados con las vacunas, también hay por lo menos un número igual de reacciones adversas a las vacunas, que no se reportan al SREAV.

Compensación por lesión por vacuna y el sistema de reportes de eventos adversos a la misma

La Ley Nacional de Lesión Infantil por Vacuna, de 1986, concede una recompensa monetaria a quienes han sufrido una reacción a una vacuna obligatoria infantil, que haya causado más de mil dólares en gastos médicos, o que haya persistido por más de seis meses. Para 1997, aproximadamente mil víctimas de lesiones por las vacunas habían recibido remuneraciones por un total de $750 millones de dólares. El proceso de solicitud puede ser muy tedioso, se necesita de esfuerzo y persistencia y puede ser decepcionante, ya que es sumamente difícil probar que las lesiones están relacionadas con la vacuna, en lugar de tener una asociación periférica o coincidencial. Además, se debe de cumplir con parámetros altamente específicos, que definen con exactitud qué constituye una lesión relacionada con la vacuna. Por ejemplo, se debe establecer médica y científicamente que cierta reacción adversa puede ser causada por una vacuna en especial. También, las reacciones deben ocurrir dentro de muy estrechos y específicos marcos de tiempo, posteriores a la vacunación.

El Sistema de reportes de eventos adversos de la vacuna, fue diseñado específicamente para reportar eventos que están temporalmente relacionados con la recepción de una vacuna. Esto significa que la relación entre la vacuna y la reacción es especulativa o no comprobada; por lo tanto, el informar sobre un evento al SREAV, no significa que en verdad fue provocado por una vacunación. Este sistema empezó a funcionar en noviembre de 1990 y para el 31 de julio de 1992, hubo más de 17.000 reportes registrados. Más de 11.000 de estos, estaban relacionados con las vacunas que estaban cubiertas por la LNLIV. Un poco más de 2.500 de estos informes estuvieron comprometidos con eventos serios, incluyendo la muerte, enfermedades prolongadas que amenazaban la vida o una reacción que condujo a una hospitalización por un largo periodo o a la discapacidad permanente.[27] Para 1994 se habían reportado más de 38.787 eventos adversos.[28] La mayoría de los incidentes ocurrieron en los primeros tres meses de vida, con una disminución gradual después de los nueve meses, y muchos decesos se atribuyeron al síndrome de muerte súbita de lactantes (SMSL), aunque el reporte en el cual se basan estas observaciones enfatiza que, de todos modos, las muertes por SMSL son comunes durante estos meses y que ninguna asociación causal se ha hecho entre las vacunas y este síndrome. Sin embargo, es interesante notar que de todos los eventos adversos, el 92,5 por ciento ocurrió dentro de las dos semanas siguientes a la vacunación, con el 45,5 por ciento de éstas sucediendo el mismo día de la inoculación y un adicional 20,4 por ciento un día después.[29]

Médicos, enfermeras, padres, parientes o hasta vecinos de un paciente pueden hacer reportes al SREAV. Las formas están disponibles en farmacias o se puede reportar por teléfono, utilizando el número sin costo (800-822-7967). Los proveedores del cuidado de la salud están obligados por ley, a informar de ciertas reacciones adversas designadas por el SREAN, incluyendo aquellas provocadas por las vacunas contra la difteria, pertussis, tétanos, polio, sarampión, paperas y rubéola.[30] (Otras vacunas infantiles no están cubiertas por el programa de compensación.) De hecho, la ley federal exige que los profesionales en el cuidado de la salud, que administren vacunas, sigan estas directrices:

- A todos los pacientes, o en el caso de menores, sus tutores, se les debe de informar sobre los riesgos de las vacunas, antes de administrarlas.
- Los eventos adversos se deben de reportar dentro de los treinta días posteriores a la vacunación. Todos ellos se deben reportar sin importar si el doctor (o cualquier otro proveedor de cuidado) está de acuerdo o no, en que el evento estuvo relacionado con la vacuna.
- Los eventos adversos se deben registrar en el historial médico permanente del paciente.
- El historial permanente debe de contener la fecha, el nombre del fabricante y el número de lote de todas las vacunas administradas.[31]

La negativa en la observancia de estas directrices constituye una violación a la ley federal; a pesar de esto, se sospecha que muchos doctores no informan a las autoridades de salud sobre las reacciones a la vacuna, llevando a una dramática falta de reportes de estos problemas y de muertes. Muchos doctores continúan clamando que las vacunas no tienen nada que ver con la reacción, ya sea por miedo al litigio o por la verdadera creencia de que los eventos no tienen ninguna relación. El miedo a la disminución de los índices de vacunación, debería hacer que los padres se preocuparan sobre si las vacunas son otro posible motivo para minimizar las reacciones. Sin embargo, un número de padres han recibido compensaciones monetarias de la LNLIV, por muertes debidas a pertussis, que en un principio se clasificaron como muertes por SMSL.[32]

Fabricantes sin responsabilidad civil

Mientras que la ley de compensación de la vacuna fue un hecho memorable para muchos padres, y un reconocimiento público de los riesgos y daños asociados con las vacunas, la ley salvaguarda de muchas formas a los fabricantes de vacunas, de la responsabilidad civil. "La ley se estableció para ayudar a evitar que los fabricantes de vacunas fueran sacados del negocio por los altos costos de la responsabilidad. . . . Pero en la práctica, la reformada efectivamente eliminó uno de los más convincentes incentivos de la industria de la medicina, para asegurar que sus productos son lo más seguros posibles".[33] De acuerdo con *Money* [Dinero], el programa tiene un costo para los contribuyentes, de más de 500 millones de dólares, mientras que las ganancias para los fabricantes se han elevado. De acuerdo con David Molowa, un analista farmacéutico internacional de Bear Stearns, una firma de inversiones de Wall Street, los costos para vacunar a un niño se ha elevado en un 243 por ciento desde 1986. Los dividendos para algunas compañías fabricantes de vacunas (incluyendo Connaught Laboratories y Wyeth-Lederle) han subido más del 300 por ciento desde la misma fecha.[34] De alguna manera, las vacunas obligatorias y la no responsabilidad civil de los fabricantes, crean algo así como una audiencia cautiva para el mercado de la vacuna.

En realidad surgen preguntas acerca de los beneficios sobre la seguridad, cuando uno sabe que el fabricante de vacunas Wyeth-Lederle, la única compañía en los Estados Unidos que produce la vacuna oral contra la polio, montó un fuerte grupo de presión para mantener su dominio de $230 millones de dólares en el mercado de su producto, cuando se recomendó un cambio de la VPO a la VPI. Por fortuna, el buen sentido ganó y ahora la VPO se está usando sólo en circunstancias especiales. Sin embargo, este cambio se llevó algún tiempo. La recomendación inicial de los CCE fue dar dos dosis de VPO después de dos de VPI. Ahora sólo se dan cuatro dosis de esta última. Casualmente, de acuerdo con Robert Chen, "los CCE compran y distribuyen más de la mitad de las vacunas para infantes administradas en Norteamérica".[35]

¿Quién se beneficia?

En realidad, nadie se beneficia cuando los niños de la sociedad están siendo dañados, y es claro que algo está pasando en los Estados Unidos, cuando a más del 10 por ciento de sus niños se les ha diagnosticado dificultades de aprendizaje, las vacunas en las escuelas se están volviendo el lugar común, y más del 50 por ciento de la población tiene alergias. Pero las vacunas son en gran parte ignoradas, cuando se exploran los factores causales de un fenómeno como ese. Sin duda existe una gran y entusiasta creencia de que nada que proporcione un beneficio parecido a la vacuna, podría ser un factor contribuyente, pero aunque las vacunas fueran claramente la causa, todavía podría persistir la creencia de que los problemas crónicos de comportamiento y otras consecuencias, aún son preferibles a la incontrolada enfermedad de organismos infecciosos, que algunos postulan que ocurriría ante la ausencia de los programas de vacunación.

Pero ¿también podría existir un motivo de ganancias, detrás del hecho de que claramente se ve a las vacunas como parte de la cada vez más débil inmunidad de los niños en nuestra cultura, o como una parte del aumento de los problemas crónicos de salud? En un reporte especial de 1996, Andrea Rock, investigador de la revista *Money* [Dinero] reveló que la industria de la vacuna está prosperando mucho, con "ganancias estimadas de más de $1.000 millones de dólares sólo en los Estados Unidos, superior a $500 millones de dólares en 1990".[36] Rock continua diciendo, "*Money* encontró que los funcionarios de salud minimizaron públicamente los riesgos mortales [de las vacunas]. Además, expertos en medicina, con lazos financieros con los fabricantes de vacunas, influyen tanto en las decisiones gubernamentales, que han puesto en peligro la salud de los niños inmunizados, mientras que incrementan el balance de las compañías de medicamentos".[37] Esto, a pesar del hecho de que su investigación indicó que "las vacunas de DPT causan daño cerebral a razón de un caso en cada 62.000 niños totalmente inmunizados . . . y que las inoculaciones matan por lo menos de dos a cuatro personas por año, de acuerdo al Instituto de Estudio Médico, fundado federalmente".[38]

Algunas personas podrían sentir la curiosidad de saber que en el Reino Unido, el gobierno les da a los doctores un incentivo financiero para mantener altos sus índices de vacunación, otorgándoles bonos monetarios por conservar los índices por arriba del 70 al 90 por ciento entre los pacientes.[39]

Clasificando las reacciones a las vacunas

Por lo general, las reacciones a las vacunas se clasifican por su frecuencia (comunes o raras), magnitud (locales o sistémico), severidad (si conducen a la hospitalización, discapacidad o muerte), causalidad (si definitivamente se puede asociar la reacción con la vacuna) y prevención (si un mejor manejo de la vacuna, por ejemplo, podría haber impedido la reacción). Chen sugiere la siguiente clasificación de las reacciones adversas a la vacuna:

- Reacciones inducidas por la vacuna, donde no habría ocurrido en la ausencia de la vacuna (por ejemplo, la poliomielitis paralítica asociada con la vacuna)
- Vacuna potencializada, lo que significa que la vacuna precipitó una reacción que de todas maneras habría ocurrido, como las convulsiones febriles que tiene un niño
- Errores programáticos, dando a entender que la reacción sucedió debido a una producción, manejo o administración inapropiado de la vacuna
- Reacciones coincidentales, donde por casualidad un problema de salud surge concurrente con la administración de una vacuna, como la presencia de una subyacente infección de Hib, cuando el ataque de esta enfermedad ocurre justo después de que se da la vacuna contra ella[40]

Es importante entender cómo se clasifican las vacunas, para comprender la forma en que se interpretan las reacciones y los reportes de los eventos adversos, en especial, ya que los reportes son siempre interpretados retrospectivamente (después de que ocurre el evento) y con una predisposición subyacente de la mayoría de los investigadores, que se inclinan a favor de las vacunas. Por lo tanto, en el ejemplo de un niño al que se le da una vacuna contra la Hib y dentro de los cinco días siguientes desarrolla una infección Hib, por lo general no se le considera responsable a aquella; en lugar de eso, se dice que el niño tenía la infección latente, que sólo se volvió sintomática después de la vacunación. En el caso de convulsiones febriles, ¿cómo puede uno saber que el niño habría tenido los ataques sin la vacuna? ¿Cómo podemos saber si la vacuna DPT detonó una tendencia subyacente o causó el problema? Debido a la naturaleza especulativa de tales interpretaciones y a los prejuicios subyacentes inherentes en este tópico, uno debe interpretar los datos de la reacción con una mente crítica. En algunos de los casos, la causalidad se establece basándose únicamente en la duración del tiempo entre la vacuna y la reacción. Las que ocurren dentro del periodo establecido, bajo este sistema de clasificación, califican al evento como causal.[41] Por desgracia, este sistema puede estar indebidamente limitado. Por ejemplo, si los criterios establecen que una convulsión ocurre dentro de las 24 horas siguientes a una inyección de DPT, se le considera causal y lo califica a uno para una compensación monetaria, y si un niño tiene un ataque 24 horas después de la inoculación, el caso ya no es elegible para la compensación dañovacuna. Con frecuencia, los criterios se estrechan más de lo que los críticos piensan que debería ser. A menudo, los estudios reacción-vacuna también se basan en parámetros igualmente limitados. Por ejemplo, en una encuesta entre médicos de Los Ángeles, a quienes se les pidió que durante dos años reportaran todas las reacciones adversas a las vacunaciones en un periodo de 48 horas, varias reacciones, incluyendo muertes, se excluyeron, ya que ocurrieron fuera del parámetro de tiempo adjudicado. Un niño se enfermó a las cuantas horas de la vacuna, pero murió cuatro días después; mucho más del límite de las 48 horas.[42]

Reacciones leves a la vacuna

Se pueden esperar reacciones a las vacunas en la mayoría de los casos, y varían un poco de una vacuna a otra, pero en general incluyen fiebre, irritabilidad, pérdida de apetito, enrojecimiento y/o dolor en el lugar de la inyección, comezón, glándulas inflamadas, dolor de cabeza, cansancio (con aumento de sueño en bebés y niños pequeños), vómito, llanto incontrolable y hasta fuertes gritos. Algunas de estas reacciones pueden ocurrir en hasta el 50 por ciento de los vacunados, mientras que otras suceden en 1 de 14 a 20 vacunaciones. Por lo general, malestares como esos ocurren dentro de las primeras 24 a 48 horas de haber recibido una vacuna.[43]

La profesión médica considera a estas reacciones leves y sin consecuencias. La profilaxis recomendada es que la mañana de la cita para la vacunación, se le dé acetaminofeno al niño, ya que se cree que previene la fiebre y algunas de las molestias asociadas. Sin embargo, los críticos de la vacuna sugieren que, sin duda, estas reacciones pueden ser consecuentes y es posible que representen niveles bajos de inflamación cerebral e irritación, lo que a su vez puede ser responsable de algunos de los postulados efectos a largo plazo de las vacunas, como las incapacidades de aprendizaje, autismo y hasta tendencias agresivas, debido a la irritación del sistema nervioso. Ahora se sabe bien que muchas de las reacciones documentadas a las vacunas, involucran al sistema nervioso y que la encefalopatía puede ser el resultado directo de por lo menos la vacuna DPT. Por lo tanto, es muy razonable que algunas de las, así llamadas, reacciones leves a las vacunas, sean sólo versiones más ligeras y en apariencia más benignas, que las abiertamente trágicas y raras.

También, las vacunas pueden ser responsables de la disminución de la inmunidad general por algún tiempo después de ser administradas, por lo tanto, es posible que aumenten la susceptibilidad de otros organismos infecciosos. Por ejemplo, el *New England Journal of Medicine* [Revista de medicina de Nueva

Inglaterra] publicó un informe que mostraba que el refuerzo de la vacuna contra el tétanos, ha estado asociado con el decline temporal en el conteo de linfocitos T de la sangre, a niveles más bajos de lo normal; la infección Hib no es rara dentro de las dos semanas posteriores a la vacuna contra esta infección, y la poliomielitis es una ocurrencia más común en aquellos que han sido recientemente vacunados, aunque en la última instancia, las inyecciones de otras sustancias (por ejemplo, antibióticos) también aumentan la poliomielitis, en particular en el miembro inyectado. En consecuencia, la misma inyección, y no el material de la vacuna, puede ser la culpable de la enfermedad.[44]

Aunque no es una de las vacunas obligatorias infantiles, no puedo resistir mencionar que las típicas reacciones leves de la vacuna contra la gripa son fiebre y dolor; pasmosamente similares a la enfermedad, ¿qué tal?

Severas e inmediatas reacciones a la vacuna

Mientras que las reacciones severas o inmediatas a las vacunas se consideran raras, pueden y en realidad ocurrir. Es importante para los padres reconocer que una reacción como esa no pase desapercibida, no tratada ni sin reportar. Tales malestares pueden ocurrir dentro de minutos, horas, días o semanas de que el niño recibió una vacuna e incluye los siguientes síntomas y condiciones: fiebre alta (más de 40,5 grados *Centígrados*), inconsolables chillidos, apatía, apnea (falta de respiración), cianosis (ponerse azul), urticaria, severa reacción alérgica, ataque anafiláctico, cambio en la consciencia, pérdida de consciencia, coma, muerte. Con la vacuna DPT, llanto contínuo, clasificado como prolongado por más de tres horas, ocurre en 100 de cada 10.000 dosis; la fiebre de 40,5 grados centígrados o más alta, sucede en 30 de cada 10.000 dosis; convulsiones en 6 de cada 10.000 dosis y la flojedad, palidez y pérdida de estado alerta, en 6 de cada 10.000 dosis.[45] (Son menos comunes cuando se usa el pertussis acelular en la vacuna DTPa, pero muchos doctores aún utilizan la DPT, y todavía pueden ocurrir reacciones con la primera). Como veremos en breve, también cada vacuna está asociada con reacciones específicas inmediatas, así como severas a largo plazo.

Una palabra sobre vacunas múltiples

Debido a que cada niño que recibe un complemento total de vacunas en la niñez, necesitaría un excesivo número de inyecciones —como de 15 a 19 inyecciones para cuando tenga seis años de edad, con 12 de éstas antes de los 18 meses— se han concentrado esfuerzos para crear singulares inyecciones multivalentes. En otras palabras, se combinan tantas como siete vacunas en una sola inyección. Muchos investigadores de la vacuna consideran que este acercamiento es preferible, reduciendo el malestar del niño, así como la tensión de los padres, enfermeras y médicos que deben ver al niño sufrir molestias o causarle incomodidad.[46]

Mientras que los defensores de este acercamiento se mantienen firmes en que las vacunas multivalentes no aumentan el riesgo de reacciones, los padres pueden desear ser cautos sobre este acercamiento, por dos razones. La primera es que no hay garantía de que las nuevas vacunas multivalentes confieran una adecuada inmunidad, aunque una nueva vacuna neumococal sietevalente se autorizó a principios de este año.[47] Aunque la "Administración de alimento y drogas de los Estados Unidos (AAD) exige que la combinación de las vacunas no sea inferior en pureza, potencia, inmunogeneticidad o eficiencia, a cada uno de los agentes dados por separado", los investigadores no están seguros de cómo probar su seguridad y eficiencia.[48] Los acercamientos tradicionales para medir estas calidades, no pueden ser prácticos ni posibles, ya que se necesitarían hacer grandes estudios y los componentes pueden no estar autorizados todavía.

Además, aunque las autoridades médicas continúan refutando los argumentos de que las vacunas múltiples pueden ser abrumadoras para los jóvenes sistemas inmunes, aún puede existir una causa para preocuparse. Su contra-argumentación es que, como la exposición de múltiples antígenos extraños es una parte común de la vida normal extrauterina, la exposición a vacunas multivalentes es comparable a tal exposición. Por ejemplo, un solo episodio de una infección viral respiratoria superior, puede conducir a una exposición de entre 4 y 10 antígenos extraños, mientras que el "estreptococo de garganta" puede llevar a una exposición de algo entre 25 y 50 proteínas extrañas. La exposición a los alimentos, nuevas bacterias en el tracto intestinal y las que de forma rutinaria entran por la nariz y la garganta ocurre tranquilamente todos los días y también lleva al desarrollo de anticuerpos. El Instituto de medicina concluye, "ante estos eventos normales, parece poco probable que el número de antígenos separados contenidos en las vacunas infantiles, orales o inyectadas, representarían una apreciable carga agregada en el sistema inmunológico, que sería inmunorepresiva". Ellos añaden, "sin embargo, en teoría, es posible que algún componente de la vacuna podría predisponer a un individuo a la infección, a través de su acción como un antígeno o por algunos otros medios".[49] Lo que el IM no dice, es que aunque la exposición regular a grandes cantidades de microorganismos siempre presentes y a proteínas extranjeras, es una parte normal de la vida extrauterina (la matriz es generalmente un ambiente libre de gérmenes), los niños no son regular y directamente inoculados con organismos y fragmentos de estos, que se sabe son patógenos hasta el punto de ser muy letales. El sentido común nos dice que es muy poco probable que un día cualquiera, un niño estaría expuesto de forma natural al sarampión, paperas y rubéola, o difteria, pertussis y tétanos, sin hablar de los siete agentes infecciosos juntos. Además, es más común que los niños se expongan a organismos infecciosos a través de los pasajes respiratorios, no por una inyección.

A más de esto, es incongruente que las recomendaciones de las vacunas para adultos que salen de viaje, prescriban vacunaciones de forma individual, en lugar de en una visita, para reducir las reacciones, mientras que las indicaciones para los niños evaden este problema. Con todo, un reciente artículo médico que evalúa las reacciones asociadas con las vacunas múltiples administradas a los viajeros concluye, "son comunes los efectos colaterales de la vacunación para los viajeros. El aumento en el número de vacunas se asocia con los crecientes índices de reacciones locales y sistémicas".[50] Mientras que ellos enfatizan que las reacciones son leves y que las vacunas no deberían ser negadas cuando se necesitan, el comentario sí proporciona algún interesante tema para reflexionar.

A cada quien lo suyo

Mientras que existen reacciones generales que podrían ocurrir por cualquier vacuna, cada una de estas también tiene ciertas reacciones con las cuales está relacionada con mayor frecuencia o probabilidad. La siguiente argumentación proporciona información detallada y actualizada, sobre cada una de las vacunas infantiles que se usan comúnmente y las reacciones adversas asociadas o problemas. He notado que se ha establecido claramente una relación causal, o que se sospecha la asociación, pero no está probada. El orden en que se han listado las vacunas, es idéntico al correspondiente a las enfermedades revisadas en el capítulo anterior, para facilitar a los lectores una sencilla referencia. Es posible que algunos de los términos médicos no sean familiares para el lector, unos se explican en el texto y la mayoría están descritos en el glosario que se encuentra al final de este libro.

VACUNA CONTRA SARAMPIÓN, PAPERAS Y RUBÉOLA

Debido a que estas vacunas se dan en una vacuna trivalente (tres en una inyección), las reacciones a cada una en la una individual pueden ser difícil de separar del todo. Los problemas más frecuentemente asociados con la vacuna SPR incluyen "ardor y picor en la zona de la inyección, fatiga, garganta irritada, demasiado flujo nasal, dolor de cabeza, aturdimiento, fiebre, comezón, nauseas, vómito o diarrea, y dolor de las glándulas linfáticas".[51] Un fabricante de vacunas (Merck and Company) lista los siguientes, como algunos de los posibles efectos adversos de su vacuna SPR: paniculitis (inflamación de la capa grasosa del tejido conector, dentro del abdomen), sarampión atípico, fiebre, síncope (pérdida de la consciencia), dolor de cabeza, mareo, malestar, irritabilidad, vasculitis (inflamación de los vasos sanguíneos o linfáticos), pancreatitis, diarrea, vómito, parotiditis, náuseas, diabetes mellitus, trombocitopenia, linfadenopatía, leucocitosis, anafilaxis, artritis, artralgia, encefalitis, encefalopatía, esclerosis panencefalitis subaguda (EPES), síndrome de Guillain-Barré (SGB), convulsiones (febriles y sin fiebre), ataxia (defectuosa coordinación motora), parestesia (sensaciones de entumecimiento o escozor, hipersensibilidad a las sensaciones), garganta irritada, neumonitis, comezón, urticaria, tos, rinitis, ardor y picor en la zona de la inyección, otitis media, sordera por lesión en las terminaciones nerviosas, orquitis, muerte.

El trauma anafiláctico es una severa, aguda, potencialmente letal y sistémica reacción alérgica. Por lo general, ocurre a unos pocos minutos hasta pocas horas de la exposición a la sustancia antigénica. Puede llegar la muerte como resultado de una obstrucción del paso del aire o espasmos de los pasajes bronquiales, o falla cardiovascular. A menudo se resuelve sin consecuencias dañinas, si se trata de inmediato, habitualmente con epinefrina. Se recomienda que este medicamento siempre esté presente, cuando se administran las vacunas. Como la SPR se cultiva en tejido embrionario de pollo, en esta vacuna se pueden encontrar proteínas relacionadas con el huevo, predisponiendo a los vacunados a sufrir desde alergias hasta anafilaxis. Sin embargo, está última puede ser impredecible y con facilidad ocurrir en quienes no tienen una previa historia de sensibilidad.[52] Además, las personas que tienen sensibilidad relacionada con el huevo, no siempre la muestran ante la vacuna. Quienes tienen sensibilidad a la neomicina, también pueden estar predispuestos a una reacción a esta vacuna, que contiene pequeñas cantidades del antibiótico. El IM concluye que existe una relación causal entre la vacuna SPR y las reacciones anafilácticas y por estas últimas, la muerte, aunque se consideran rara.[53]

A continuación se encuentra una argumentación de algunos de los riesgos asociados con cada uno de los componentes de la vacuna SPR.

Vacuna contra el sarampión

En la actualidad se utiliza la vacuna de sarampión vivo, ya que pocos años después de su introducción, se descubrió que la vacuna de sarampión muerto usada entre 1963 y 1967 sólo proporcionaba una moderada inmunidad que con el tiempo disminuía y llevaba al subsiguiente desarrollo de sarampión atípico en aquellos vacunados anteriormente y que después contrajeron el sarampión tipo silvestre. El sarampión atípico, como se discutió con anterioridad, estaba asociado con reacciones severas.[54] Entre 1963 y 1993, en los Estados Unidos se distribuyeron más de 230 millones de dosis de la vacuna contra el sarampión.

En la actualidad entre el 5 y el 15 por ciento de todos los vacunados contra sarampión, desarrollan una fiebre de 39,4 grados centígrados o más, por lo general empezando de 5 a 12 días después de la vacunación. Algunas veces, la fiebre se acompaña de convulsiones febriles. También se desarrolla un salpullido temporal en el 5 por ciento de los receptores.[55] En 1981 el Estudio Nacional británico sobre encefalopatía infantil, determinó que había "una asociación estadísticamente significativa entre la vacunación contra el sarampión y el comienzo de serios desordenes neurológicos, dentro de los 14 días posteriores a la recepción de esta inoculación. Se estimó que el riesgo para los niños previamente normales era de 1 en 87.000 vacunaciones contra el sarampión".[56] En 1994 el IM concluyó que es biológicamente creíble que esta vacuna pueda conducir a la encefalopatía. Los defensores de la vacuna, nos recuerdan que la infección natural de sarampión también está asociada con el desarrollo de este desorden, de ahí que se siga utilizando la vacuna.

La conexión de la evidencia epidemiológica entre la encefalitis y otros desórdenes neurológicos, con la recepción de la vacuna contra el sarampión es muy clara. La encefalopatía se refiere a "una aguda o crónica anormalidad adquirida de, lesión de, o daño de la función cerebral".[57] Los síntomas incluyen cambios de consciencia o comportamiento, convulsiones, dolor de cabeza y daño neurológico. La encefalitis describe una encefalopatía causada por la inflamación cerebral y típicamente se acompaña de un crecimiento bacterial en el fluido cerebroespinal. Sin embargo, con frecuencia, los términos se encuentran intercambiados en la literatura sobre la vacuna. Los siguientes son algunos ejemplos de los casos de encefalopatía relacionados con el sarampión y la SPR:

- Se documentaron 23 casos de enfermedad neurológica, después de una vacuna contra sarampión, entre 1965 y 1967 en los Estados Unidos; 18 de los casos involucraron encefalitis, lo que se describe como incluir malestares sensoriales, convulsiones, pérdida mayor de la función motora e inflamación cerebral.
- Entre 1963 y 1971 se reportaron a los CCE 84 pacientes con desórdenes neurológicos, dentro de los 30 días de la vacunación; 26 se recuperaron por completo, 5 murieron y 19 tuvieron permanente daño neurológico.

- Entre 1968 y 1974, en el Reino Unido se reportaron 47 casos de lo que parece ser encefalitis relacionada con la vacuna.
- En la ex Alemania del Este, se reportaron 7 casos de complicaciones del sistema nervioso central (SNC), de entre 174.725 vacunas dadas contra el sarampión, con 4 casos de encefalopatía, 2 casos de convulsiones febriles y 1 de encefalitis (1 quedó con parálisis residual) y tiempo después murió uno de leucemia.
- Reportes de Japón, entre 1928 y 1983 revelan 12 casos de encefalitis o encefalopatía para un índice de 3,7 casos por millón.
- Entre 1982 y 1984 se reportaron al gobierno sueco doscientos doce eventos adversos posteriores a la vacuna SPR (con base en 700.000 dosis vendidas), con 17 casos de transitorios, pero serios síntomas neurológicos, 10 casos de encefalitis, 5 con agudas dificultades motoras, 1 con fiebre y convulsiones y 1 con hemiplejia (parálisis que afecta un lado del cuerpo).[58] Favor de tomar nota de que 700.000 dosis vendidas no indican claramente cuántos niños fueron vacunados en realidad, por lo tanto, no nos da información sobre el índice de reacciones.

A la trombocitopenia, un desorden caracterizado por una disminución en el conteo de plaquetas sanguíneas (las células responsables de la apropiada coagulación de la sangre), se le ha asociado con la vacuna contra el sarampión, con una incidencia estimada de 1 caso de entre 30.000 a 40.000 niños vacunados.[59] En la mayoría de los casos es un problema leve y pasajero, pero los casos severos pueden llevar a una trombocitopenia púrpura, sangrado espontáneo, con hemorragias en la piel, que puede ser fatal.[60] La trombocitopenia también puede ser la causa de las hemorragias nasales, una tendencia a tener hematomas con facilidad y prolongada pérdida de sangre en cortaduras. La mayoría de los casos de esta enfermedad ocurren después de la primera dosis de la vacuna de sarampión, pero también puede suceder después de la segunda. Un estudio encontró que la vacuna contra el sarampión puede suprimir la médula espinal, con una importante caída en la concentración de hemoglobina, a una o dos semanas después de la administración de la vacuna de sarampión vivo atenuado.[61] Por lo general, la vacuna de sarampión natural no se asocia con los desórdenes de hemorragias; sin embargo, en países empobrecidos, donde el sarampión puede ser una enfermedad devastadora debido a la consiguiente mala nutrición, "el sarampión negro" puede ocurrir, con hemorragias en la piel.

Al sarampión natural y a la vacuna contra éste, se les puede relacionar con desórdenes de convulsiones residuales (DCR). La literatura y las revisiones de los casos conducidos por el IM indican que "existe evidencia de que las convulsiones agudas sean una posible secuela de la inmunización con vacunas contra el sarampión (y las paperas)" y que es "biológicamente creíble que haya una conexión entre la inmunización y el DCR", aunque no se ha establecido la relación causal.[62] Con este desorden, los problemas neurológicos persisten más allá del agudo episodio inicial de fiebre y convulsiones. La mayoría de los ataques iniciales ocurren dentro de los 30 días posteriores a la vacunación. Al principio, también pueden ocurrir en la ausencia de fiebre. Cuando se evalúan los reportes de vacunas, cuando hay fiebre puede ser lo más común descartar a las convulsiones, asociadas con las vacunas y diagnosticarlas como febriles, de este modo ensombreciendo el verdadero número de convulsiones como resultado de las vacunaciones de sarampión. En un estudio canadiense que evaluó la ocurrencia de las convulsiones relacionadas con las vacunas, sólo se incluyeron los casos cuyos ataques habían sido diagnosticados por un médico.[63] Es obvio que no todas las convulsiones como esas ocurrieron en presencia del doctor, está claro que esto limitó el número incluido en, por lo menos, este estudio de investigación y presumiblemente otros también.

La vacuna de virus vivo, al cual pertenece la del sarampión, ha sido implicada en los desórdenes de falta de vaina de mielina. Una condición como esa, la neuritis óptica, resulta en visión defectuosa lateral o bilateral, que puede ser temporal o permanente. Mientras que no se ha determinado que ninguna de las dos tengan una relación probada, el IM concluyó que "existe una demostrada viabilidad biológica de una relación causal entre la neuritis óptica y la vacuna contra el sarampión, en esta enfermedad se asocia los desórdenes de falta de mielitis".[64] De forma similar, la mielitis transversal, una enfermedad aguda en su inicio, involucra los nervios sensoriales de la médula espinal, también puede relacionarse con esta vacuna. La incidencia de este desorden en la población en general, es de menos de 1 por cada 100.000; la incidencia relacionada con la vacuna parece ser baja, pero aún no se han llevado a cabo estudios lo suficientemente amplios para determinar esto.

El síndrome Guillain-Barré que se caracteriza por una repentina aparición de extrema debilidad muscular, disminución en la respuesta refleja e inflamación por falta de la vaina de mielina de los nervios periféricos, está similar y creíblemente relacionada con las vacunas contra el sarampión, pero aún no se prueba una asociación causal. Se considera un desorden donde interviene el sistema inmunológico intermedio y se le ha relacionado con varios virus, incluyendo el sarampión, las paperas y la rubéola, así como la varicela-zoster, el Coxsackie B, el Epstein-Barr y el citomegalovirus. En la década de 1970 un gran número de personas fueron diagnosticadas después de la vacunación contra la influenza, y se han reportado siguiendo un número de vacunas, incluyendo la SPR.[65] En el caso de una niña de 16 meses de edad, que desarrolló una severa debilidad generalizada en los brazos y piernas, imposibilidad para caminar y dificultad para tragar y toser, sus doctores concluyeron que "posiblemente la inmunización fue el detonante para el desarrollo del síndrome Guillain-Barré en esta niña".[66] La pequeña necesitó de varios meses de tratamiento, antes de recuperar su habilidad para caminar. No se proporcionaron más detalles del caso relacionados con su recuperación.

Se reconoce a la esclerosis panencefalitis subaguda (EPES) como una consecuencia posible de una infección natural de sarampión, y también se le relaciona con la recepción de la vacuna. La EPES es rara, una forma subaguda de encefalitis que está acompañada de la falta de vaina de mielina (capa protectora) que rodea los nervios. Generalmente comienza hasta 7 años después de la infección de sarampión o de la vacuna, y es una enfermedad de lento deterioro progresivo. Con el tiempo, la víctima, después de un periodo de 12 a 24 meses, queda en estado vegetativo y sucede la muerte, aunque pueden ocurrir algunos periodos de remisión. El primer caso documentado, en un receptor de vacuna que nunca había tenido una infección de sarampión natural, ocurrió en 1968. Aunque el riesgo de EPES debido a la vacuna contra el sarampión es claramente creíble, ha sido bien documentado que el riesgo de esto, es significativamente menor que adquirirlo de una infección natural de sarampión.[67]

Un reporte de 1983 del Comité asesor de avanzadas reacciones al medicamento (CAARM) cita haber recibido 15 reportes de reacciones adversas que ocurrieron dentro de los 30 minutos posteriores a la vacunación con virus de sarampión vivo.[68] El síntoma más común reportado, fue que el niño se puso moderado o severamente azul, lo que se llama cianosis, que puede ser el resultado de que, debido a la dificultad para respirar fluya poco oxígeno. Aparentemente, todos los niños se recuperaron de este episodio. Las reacciones a la vacuna contra el sarampión son muy comunes en la India, hasta el punto en que los padres aceptan reacciones de leves a moderadas, aunque las severas y las muertes tampoco son infrecuentes por completo. Las autoridades de salud y la Organización mundial de la salud creen que la frecuencia de las reacciones se deben a la contaminación de la vacuna, ya sea en la reconstitución o de los contenedores, llevando a un síndrome de ataque tóxico, debido al uso de productos contaminados y agujas sin esterilizar.[69] Problemas como estos han incentivado la investigación sobre el desarrollo de alimentos genéticamente alterados que contengan el virus de la vacuna y también vacunas en aerosol.[70] Otros impulsos para el perfeccionamiento de alimentos transgénicos que contengan el virus del sarampión y así, reducir esta infección en niños menores de un año, que son las víctimas más comunes de esta enfermedad en el mundo en vías de desarrollo.[71]

El uso de alimentos genéticamente alterados que contengan componentes virales y bacteriales abre muchas preocupaciones éticas y de seguridad, además de temas mucho más allá del alcance de este libro. Sin embargo, se debe recordar que "el costo ambiental por este tipo de alimentos presenta un menos obvio, pero no menos serio riesgo de salud. . . . Esto se debe a que los organismos modificados, una vez introducidos en la cadena alimenticia, nunca se podrán eliminar del medio ambiente y tendrán ilimitados y totalmente impredecibles efectos en nuestra salud y ecosistemas".[72] La investigación está en camino para "alterar médicamente" a los plátanos, arroz, papas y los productos de soya, y se ha conducido una investigación utilizando por lo menos el virus de la hepatitis B y el sarampión.

En una carta de 1995 al editor del *Lancet*, en Dinamarca se reportaron 24 notificaciones de problemas temporales para caminar, después de las vacunaciones SPR en niños de 15 meses de edad (recuerde, desde entonces no se da la SPR), así como dos reportes de pacientes mayores; un niño de 13 años y una mujer de 22 años. Los problemas para caminar se reportaron en niños anteriormente normales, todos empezaron a exhibir este problema dentro de los 3 a 25 días de recibir la vacuna SPT (el tiempo promedio fue 6 días).[73] Estos niños comenzaron a demostrar desequilibrio al caminar y "tendencia a caerse, caminar hacia las puertas y chocar con las mesas". La mayoría se recuperó, aunque 3 meses después, un niño tenía alteraciones secundarias al caminar. "En 16 de 24 casos, los síntomas fueron precedidos por un episodio de fiebre y en 10 casos, la erupción fue notable. También se vieron síntomas como la irritabilidad, gritos de llanto y dificultad al enfocar los ojos, en muchos de estos casos. La intervención cerebral puede indicar desórdenes más severos y los síntomas pueden durar varios meses". No se sabe si estos niños desarrollarán consecuencias a largo plazo. A pesar de que se considera raro que ocurran desórdenes como esos, y que también pueden estar asociados con la infección natural de sarampión, está claro que "cualquiera de los componentes de la vacuna S-P-RII o las combinaciones de éstas, puede ser las responsables de las alteraciones al caminar".[74]

Otro reporte en el *Lancet* claramente conecta la pérdida sensorineural del oído (sordera por lesión en las terminaciones nerviosas) con la vacuna contra el sarampión, citándola como una complicación de la infección viral y de la vacuna del sarampión. Los autores afirman que "se encontró que la incidencia de secuelas neurológicas que siguen a la vacunación de sarampión era de 1 por 1.6 millones de dosis de la vacuna", y reportan el caso de un niño de 13 meses de edad que desarrolló una encefalitis fatal después de recibirla, y en quien el virus de sarampión era claramente causal. Sin embargo, dicen que la sordera posterior a la SPR es rara, debido al componente del sarampión, con sólo un caso en la literatura, causalmente relacionado con esta enfermedad y puede ser más probable que sea el resultado de los componentes de las paperas y la rubéola de la vacuna.[75]

Una de las asociaciones más curiosas es entre la vacuna contra el sarampión y la enfermedad de intestinos inflamados (EII), un problema que está aumentando con rapidez en la población de los Estados Unidos. La infección de paperas temprano en la infancia ha sido ligada al desarrollo de EII, en especial la enfermedad de Crohn. Ahora se reconoce que la vacuna con paperas vivas atenuadas puede similarmente "predisponer al desarrollo tardío de EII, provocando preocupación sobre la seguridad de la vacuna".[76] De igual forma la colitis ulcerosa puede estar ligada a la vacuna contra el sarampión.[77] Los autores del reporte *Lancet* de 1995 indican que "la incidencia de la enfermedad de intestinos inflamados ha aumentado durante las pasadas décadas, durante las cuales el uso de la vacuna de sarampión vivo se ha convertido en una rutina".[78] La etiología de este fenómeno, con la infección de sarampión natural y la vacuna contra éste, es la persistencia de las infecciones virales. No se sabe si es la variedad de la vacuna la más probable de persistir que el virus de sarampión tipo silvestre.

La edad a la que se experimenta la exposición también puede ser un factor, ya que el contacto con la infección de sarampión al nacimiento está considerado como un factor de riesgo a desarrollar posteriormente la enfermedad de Crohn (aunque no la colitis ulcerosa). Los autores establecen que la principal incidencia de la vacunación contra el sarampión es de 15 meses, mientras que su punto máximo en la infancia de la infección de sarampión natural es de los 4 a 5 años de edad. La infección del virus de sarampión puede causar una perturbación persistente en la función inmunológica, en especial de la respuesta del ayudante-T.[79] La vacunación contra el sarampión con virus vivo, también puede llevar a una imnunodeficiencia constante en varios grados. En respuesta, Peter Patriarca y Judy Beeler del Centro para evaluaciones biológicas e investigación de la AAD afirman que en otras áreas geográficas, la incidencia de la colitis ulcerosa ha bajado desde la introducción de la vacuna, y ellos cuentan que el estudio anteriormente citado, pasa por alto las tendencias familiares hacia estas enfermedades. Sin embargo, dicen que "una creíble hipótesis que estaría de acuerdo con los resultados del estudio, es que los eventos inmunológicos que conducen a la EII deben iniciar temprano en la vida, y por lo tanto, debe de haber sido más probable que ocurra en la persona que haya recibido la vacuna contra el sarampión (entre los 10 y los 24 meses de edad) que en quien tuvo la infección del virus silvestre (en diferentes momentos durante los 11 años de edad)".[80]

Por supuesto, a pesar de que no es una "reacción adversa" al virus del sarampión, el cambio epidemiológico de esta enfermedad en la adolescencia y adultez que se discutió en los capítulos anteriores, ciertamente se debe considerar un efecto no deseable de los programas masivos de vacunación para la prevención de esta enfermedad.

Vacuna contra las paperas

Está bien documentado el hecho de que la meningitis aséptica ocurre después de la administración de la vacuna SPR y probablemente esté más asociada con los componentes de la vacuna contra las paperas. Es una inflamación de las meninges, las membranas de la médula espinal, relacionada con un creciente número de células blancas de sangre en el fluido cerebroespinal. En un estudio de 1991, de 630.157 receptores de la variedad Urabe Am-9, hubo por lo menos 311 casos reportados de meningitis aséptica, relacionando al virus de las paperas con la variedad detectada en el fluido cerebroespinal.[81]

Entre febrero de 1990 y enero de 1992, hubo 15 casos confirmados y reportados de meningitis asociada con la vacuna contra las paperas, de acuerdo con Norman Begg del Centro de vigilancia de la enfermedad comunicable de Londres. Él reportó que es más probable que sean más exactos los índices de 10 por cada 100.000, ya que son consistentes con las observaciones en otros países. Sin embargo, de acuerdo con Begg, "el bajo índice (1,5 por 100.000) derivado de los reportes de la UBVP [Unidad británica de vigilancia pediátrica] puede deberse al hecho de que los pediatras no relacionaban la enfermedad (que por lo general era leve) con la vacunación contra el sarampión, paperas y rubéola, que se había estado dando hasta con 28 días de anticipación".[82] El reporte de 1994 del IM estima que las reacciones a la variedad Urabe ha sido tan alta como de varios por cada 1.000 dosis. En los Estados Unidos se han hecho pocos intentos para evaluar la incidencia de las reacciones de la variedad Jeryl Lynn y aún cuando se ha reportado meningitis aséptica, la variedad de virus no se ha aislado ni identificado.[83] Sin importar que esta última no resultara una enfermedad seria, los niños que se espera que la tengan, por lo general estarán sujetos a agresivas valoraciones y protocolos de tratamiento, incluyendo golpes en la espina dorsal para buscar bacterias en el fluido cerebroespinal, los antibióticos y algún tiempo de hospitalización para su observación. Un ensayo de 1989 en el *Lancet* afirman: "la meningitis es la reacción neurológica más común a las vacunas que contienen paperas vivas, que *tiene la misma prognosis favorable de la tan a menudo encontrada en el curso de la infección natural de paperas* [énfasis mío]".[84]

Un reporte canadiense de 1989 discute que 24 casos de meningoencefalitis relacionados con la vacuna contra las paperas, 16 entre 1973 y 1977, 3 entre 1978 y 1985 y 5 entre 1986 y 1988. Solo 4 casos se relacionaron con la variedad Urabe Am-9, autorizada en Canadá en 1986 y asociada internacionalmente con altos índices de meningitis aséptica.[85] Los síntomas incluían fiebre, vómito, meningismo (irritación del cerebro y médula espinal sin que en realidad haya una inflamación, pero con síntomas que simulan meningitis), dolor de cabeza, parotiditis y convulsiones. El meningismo ocurre en el 70 por ciento de los casos, mientras que las convulsiones, el menos común de los síntomas, suceden en el 30 por ciento de todos los casos.

La variedad Urabe Am-9 fue retirada del mercado en Gran Bretaña en septiembre de 1992, llegando al subsiguiente retiro de la vacuna en el mercado mundial. Aunque no todos los investigadores consideran el riesgo de problemas derivados de la vacuna, lo suficientemente significativos como para garantizar esta decisión, se estimó que era una decisión práctica, para que inevitablemente no siguiera esa "mala presión, una negativa imagen ni las demandas judiciales".[86]

A pesar de la incidencia de la intervención neurológica en las reacciones a esta vacuna, y del hecho de que del 30 al 40 por ciento de los casos de paperas naturales son tan leves para ser asintomáticas, muchos investigadores sienten que los riesgos de la vacuna están justificados por completo, ya que consideran las consecuencias posibles a largo plazo de la enfermedad natural de paperas, como la sordera permanente por lesión en las terminaciones nerviosas, como la de más probabilidad y consecuencia.[87] Sin embargo, encuentro inaceptable la siguiente argumentación sobre la meningitis a consecuencia de la vacuna contra las paperas y me pregunto cómo muchos médicos apoyan esta actitud: "Estas observaciones no deberían tomarse como un argumento contra la vacunación contra las paperas. Creo que debido a la extrema rareza de esta complicación, no es necesario informar a los padres sobre el riesgo, antes de que se decidan por la vacunación".[88]

En la década pasada, la incidencia de la diabetes mellitus (tipo I) dependiente de la insulina (DMDI) ha aumentado en los niños. Ahora se cuestiona si ciertas vacunas pueden jugar un papel en el desarrollo de esta enfermedad en la población pediátrica. En los Estados Unidos se reportan aproximadamente de 12 a 14 nuevos casos por cada 100.000 niños cada año, entre individuos que van desde la infancia hasta los 16 años. Los investigadores no están seguros de la etiología de este desorden, pero entre otros factores, como el medio ambiente y la genética, son los virus los que pueden jugar un papel en la destrucción de las células beta pancreáticas o en el detonante viral de una respuesta autoinmune.[89] Además, las toxinas virales pueden conducir a un daño acumulado en estas células pancreáticas.[90] Mientras que en la literatura existen numerosos reportes que sugieren una conexión entre las vacunas contra las paperas y la DMDI, el IM concluye que debido a que la DMDI es una enfermedad con causas multifactoriales, no existe suficiente evidencia para aceptar o rechazar la noción de que la vacuna causa la enfermedad. Los factores genéticos, previo daño pancreático y los ambientales pueden ya estar presentes, aumentando la susceptibilidad a cualquier posible asociación relacionada con la vacuna y la enfermedad.[91]

Las reacciones alérgicas a la vacuna contra las paperas no son comunes, pero sí ocurren ocasionalmente y es probable que estén relacionadas con los componentes de la vacuna, como los estabilizadores de gelatina y las proteínas relacionadas con el huevo del medio de cultivo en el cual la vacuna crece. Por lo general, la mayoría de las reacciones anafilácticas a la vacuna "ocurren en personas que no conocen los factores de riesgos a estas vacunas; por lo tanto, no se toma ninguna precaución especial".[92]

Respecto a la vacuna contra las paperas, Edward Montimer comenta, "la inmunización contra esta enfermedad se lleva a cabo principalmente porque es un fastidio. La mortandad por paperas es insólita; la meningitis aséptica es una frecuente y desagradable complicación que no deja secuelas permanentes. Es muy raro que ocurra la esterilidad o la sordera permanente por lesión en las terminaciones nerviosas. Como los reportes dicen que las paperas es casual, con frecuencia se le diagnostica mal y las complicaciones son tan raras que los efectos de la inmunización generalizada contra las paperas son ilimitados".[93]

Vacuna contra la rubéola

Como se discutió anteriormente, la vacuna contra la rubéola, ha llevado a una significativa reducción en el síndrome de rubéola congénita, una importante contribución a la prevención de la sordera, retraso mental y muerte fetal asociados con esta enfermedad cuando el feto la contrae durante la gestación. Sin embargo, además ha sido asociada con un cambio en la epidemiología que, lejos de ser una enfermedad benigna de la infancia, se ha convertido en una a que adolescentes y adultos pueden ser susceptibles, debido a la disminución de la protección de la vacuna. En adición, se le ha asociado con otras consecuencias de salud, a corto y largo plazo. Desde luego, aunque no deberíamos simplemente abandonar la vacuna y regresar a los días de los altos índices de síndrome de rubéola congénita, también debemos reconocer algunos de los efectos adversos con los cuales está relacionada la enfermedad, las más notables son el padecimiento de artritis y una infección persistente de rubéola que puede llevar a la diabetes mellitus dependiente de insulina o al autismo.

Un artículo en el *New England Journal of Medicine* [Revista de medicina de Nueva Inglaterra] relaciona a la infección persistente por la vacuna del virus del sarampión con la artritis crónica en niños.[94] En este reporte se establece que es posible aislar el virus de la rubéola de las articulaciones artríticas en niños, hasta meses después de la vacunación. Se piensa que este problema puede recurrir por años. En una artículo en *Science* [Ciencia] en 1970, el Departamento de Salud, Educación y Asistencia Social (DSEAS) reportó que "hasta el 26 por ciento de los niños que recibieron la vacuna contra la rubéola en programas nacionales de prueba, desarrollaron artralgia y artritis".[95] Está bien establecido que esta última, que puede ser causada por una infección de rubéola, es el más importante efecto colateral de esta vacuna.[96] Muchas vacunas diferentes contra la rubéola que han estado en el mercado, han sido capaces de causar tales reacciones, en adultos y en niños.[97] A pesar de que se pueden afectar muchas articulaciones diferentes, las rodillas y los dedos son los más comunes, mientras que es raro que se afecta a las caderas.

El mecanismo de la inflamación de las articulaciones es a través de la infección directa del tejido sinovial con el virus de la rubéola. Sin embargo, se considera menos frecuente a la artritis resultante de la vacuna que la que resulta de la infección de la rubéola, el último grupo siente este efecto colateral el 30 por ciento del tiempo y el anterior experimenta los síntomas de la artritis en el 5 por ciento de los casos.[98] A pesar de eso, la asociación entre la vacuna y los efectos colaterales puede ser lo suficientemente importante para provocar que los que trabajan en la medicina rechacen la vacunación, incluyendo a los obstetras quienes son los que regularmente están en contacto con las mujeres embarazadas, el mismo grupo de vacunas diseñado para proteger de la exposición a la enfermedad. En un estudio de médicos que ofrecieron la vacuna como un refuerzo, hasta el 90 por ciento de los obstetras y más del 75 por ciento de los pediatras la rechazaron.[99] Los médicos citaron al miedo a las reacciones imprevistas a la vacuna como su motivo del rechazo.[100]

La idea de que las infecciones virales puedan persistir en nuestros cuerpos por meses o años después de la vacunación, es muy inquietante y puede dar luz a otros efectos adversos asociados con la inmunización contra la rubéola: el síndrome inmunodeficiencia de fatiga crónica (SIDFC). De acuerdo con Allen D. Allen en un artículo en el *Medical Hypotheses* [Hipótesis médica], "las mujeres adultas están sobrerepresentadas en la población de pacientes con fatiga crónica y en especial, son susceptibles a desarrollar tales síntomas después de la exposición a la vacuna, para el virus de rubéola atenuada".[101]

El autor continúa, para discutir el hecho de que dentro de los tres años siguientes de la introducción de una nueva y más potente variedad de vacuna de rubéola viva en el mercado en 1979, empezaron a aparecer reportes de SIDFC en la literatura médica. Él concluye que los anticuerpos virales de rubéola múltiple encontrados en pacientes con este síndrome, así como la habilidad del virus a producir síntomas característicos del SIDFC, sugieren que la infección persistente de rubéola debido a la vacuna puede jugar un papel en la etiología de este síndrome. Además de esto, él sugiere que los adultos pueden ser susceptibles a las secreciones respiratorias de los niños que han sido recientemente vacunados con esta vacuna, que crea persistente riesgo para los adultos. Esto también indica que el virus de rubéola de la vacuna puede permanecer mucho tiempo en los sistemas de los niños y ser pasado a los adultos a través del contacto casual.[102]

Además, las infecciones persistentes con virus claramente se han ligado a la DMDI. Con base en los estudios de pacientes con síndrome de rubéola congénita, parece que las personas con una predisposición genética a la diabetes, pueden desarrollar la DMDI después de la vacunación de SPR.[103]

Otros efectos colaterales que resultan del desarrollo de una leve infección de rubéola asociada con su vacuna, incluye la comezón, nódulos linfáticos hinchados, fiebre, garganta irritada y dolor de cabeza, siendo las reacciones menos prevalecientes en los niños y mucho más en mujeres (hasta el 50 por ciento de las que han recibido la vacuna). Otras reacciones más serias incluyen la polineuropatía, siendo más comunes los desórdenes de los nervios de brazos y rodillas, así como el síndrome de túnel carpiano y el de Horner (que involucra los nervios y músculos faciales). Por lo general, los síntomas empiezan cerca de los 40 días después de la inoculación.[104] También se han reportado la neuritis óptica, mielitis transversal, el síndrome de Guillain-Barré y la habilidad para suprimir temporalmente una inmunidad celular no específica.[105]

La SPT y el autismo

Recientemente, la prensa ha dado una considerable cobertura a los posibles lazos entre el autismo y la vacuna SPT, ya que el congreso ha conducido sesiones para revisar la evidencia de la unión entre los dos. El autismo es una compleja incapacidad evolucionista de por vida, que se manifiesta como dificultad con el lenguaje, interacciones sociales, comunicación y comportamiento. El grado de autismo puede variar dramáticamente y los niños con este desorden pueden tener un puntaje variable en las pruebas de coeficiente de inteligencia, de rangos que sugieren un profundo retraso mental a habilidades por encima del promedio. Sobre el 30 por ciento de los infantes con autismo también pueden tener epilepsia y los niños tienen de 3 a 4 veces más posibilidad de verse afectados por el autismo que las niñas. Al principio de la historia del autismo, se pensaba que el desorden podría afectar a las clases más altas con mayor frecuencia que en las demás poblaciones, pero ahora el autismo ocurre en todos los grupos raciales, étnicos y estratos sociales. La incidencia de esta enfermedad ha aumentado dramáticamente en la década pasada, siendo afectados 1 en 300 niños, en comparación con el 1 en 10.000 casos que se sospecharon en 1978.[106] Actualmente no se conoce la causa ni la cura, aunque se han sugerido muchos caminos causales, incluyendo la predisposición genética, desórdenes metabólicos, enfermedades infecciosas, así como los factores ambientales, y un número de intervenciones y tratamientos pueden reducir la expresión de los síntomas.[107] Mientras que los partidarios de la vacuna han negado firmemente una conexión entre la vacuna SPR y el subsiguiente desarrollo del autismo, la evidencia que une a los dos es urgente. El senador Dan Burton inició las sesiones del congreso después de que su antes saludable nieto, desarrollara autismo al recibir sus rutinarias vacunas infantiles.[108]

Los más notables rasgos de la asociación entre la SPR y el autismo son que el predominio del desorden ha aumentado significativamente, coincidiendo con la introducción de la vacuna trivalente en la década de 1980 (antes, las vacunas contra el sarampión, paperas y rubéola se daban por separado) y el hecho de que los niños desarrollaron autismo, gozaban de una buena salud y de un crecimiento normal, antes de recibir la vacuna. Literalmente, los padres han visto cómo sus niños activos, comunicativos e inteligentes, revertieron a estados preverbales, retrocediendo y teniendo un comportamiento difícil, y algunas veces, recurriendo a lastimarse a ellos mismos, como golpearse repetidamente la cabeza. Los investigadores han establecido varios mecanismos que sugieren un efecto causal. Uno de estos es la ya establecida persistente infección viral que conduce a la autoinmunidad, en particular contra la proteína a base de mielina de la vaina de mielina, resultando en la destrucción de la capa protectora de las fibras nerviosas que son esenciales para actividades cerebrales más altas. Ya se ha establecido claramente que las vacunas pueden llevar a desórdenes de falta de mielina.[109] En un estudio de investigación se encontró que hasta un 80 por ciento de los niños autistas mostraron evidencia de autoanticuerpos específicos de las estructuras cerebrales, mientras que del 0 al 0,5 por ciento de los niños no autistas tienen tales anticuerpos.[110] Sin embargo, estudios recientes citados en el *Wall Street Journal* descartaron cualquier conexión entre la vacuna SPR y el autismo.

También se ha encontrado que el autismo relacionado con la vacuna es concurrente con la inflamación crónica de intestinos, conocida como hiper-plasia nodular linfoide ileon, un hallazgo no sorprendente, debido a que muchas infecciones virales pueden persistir en el tejido intestinal. De 12 niños estudiados con este desorden intestinal, después de la vacunación de SPT, 8 tenían principios de síntomas de comportamiento relacionados.[111] Los sín-tomas de comportamiento pueden ocurrir en los primeros días o a varios meses después de la inoculación de SPR, pero en los 8 niños del estudio, el intervalo promedio de la exposición al comienzo de los síntomas de compor-tamientos fueron de 6,3 días.[112] Sensibilidades al gluten y al trigo prevale-cientes en niños autistas, también pueden estar relacionados con este fenómeno y la conexión entre los desórdenes de comportamiento y fue Hans Asperger que en 1961 por primera vez describió la enfermedad celiaca. Se piensa que un intestino inflamado o disfuncional juega una parte en los cam-bios de comportamiento, es posible que se deba en parte al incompleto colapso y a la excesiva absorción de componentes que se encuentran en cier-tos alimentos, incluyendo la cebada, centeno y avena, y la caseína de la leche y productos lácteos.[113] Estas sustancias "opioide", como las llaman, pueden tener un nocivo efecto directo en el sistema nervioso central.[114]

Otro mecanismo que puede entrar al juego involucra la reducción dramática del existente suplemento de vitamina A, debido a la vacuna de sarampión vivo, que puede alterar los caminos metabólicos necesarios para el apropiado funcionamiento neurotransmisor. El decrecimiento de la inmu-nidad y el aumento de la autoinmunidad también pueden estar relacionados con la falta de vitamina A, alteración intestinal y los problemas de compor-tamiento relacionados como se describió anteriormente.[115] Se ha mostrado que un realzado suplemento nutricional ha mejorado los síntomas del autismo, reduciendo los problemas de comportamiento y aumentando la comunicación y sociabilidad.[116]

Mientras que muchos profesionales médicos argumentan apasionada-mente, la conexión entre el autismo y la vacuna SPR, la evidencia que las une, por lo menos ante los ojos de los padres de miles de niños autistas, parece verdadera. En su presentación al Comité sobre la Reforma Gubernamental, el Dr. Bernard Rimland, afirma que aunque se dice que las vacunas son seguras, "los médicos están adoctrinados para que duden de los reclamos de daño y no están entrenados para reconocer . . . las reacciones adversas. Los doctores no informan al . . . SREAV del 90% al 99% de estos casos que les reportan". Andrew Wakefield sugiere que una solución al problema de la multivalente SPR que conduce al desarrollo del autismo, es el gran espacio de administración de las dosis de esas vacunas, al darlas por separado y no en la forma trivalente. Parece que la combinación de las tres es lo especialmente problemático, es probable que con cada una, interfiera con las acciones de los otras, creando efectos impredecibles en el sistema inmunológico.[117]

Existe otra relación entre el autismo y la vacunación cuando a las mujeres susceptibles se les vacuna contra la rubéola después de dar a luz y luego proceden a amamantar. Se ha encontrado una correlación importante entre la vacuna y las reacciones adversas en las mujeres, así como significativos efectos contrarios en el niño, notablemente el desarrollo del autismo cuando el niño recibe la vacuna de rubéola rutinaria (SPR), cerca de los 15 meses.[118]

LAS VACUNAS CONTRA LA DIFTERIA, PERTUSSIS Y TÉTANOS

De todas las vacunas infantiles, ninguna ha llegado a estar bajo un escrutinio tan grande como la vacuna DPT, debido a los altos índices de complicaciones asociados con ella, en particular el componente del pertussis. Mientras que recientemente los Estados Unidos han cambiado para usar la vacuna de pertussis acellular (DPTa) en lugar de la vacuna de pertussis de célula completa, debido a la evidencia de que puede ser menos reactogénica, es importante ver a la vacuna de pertussis de célula completa por varios motivos: Algunos doctores aún la administran; ha estado en uso continuo por décadas en los Estados Unidos a pesar de la evidencia de su reactogenicidad; ha sido el foco de tremenda controversia de la vacuna y ha dejado su huella en muchas familias que han experimentado reacciones adversas, como resultado de su uso; aunque ahora se considera reactogénico, las preocupaciones sobre su uso fueron previamente muy minimizadas. Aún ahora, la controversia sobrevive en relación a los efectos que ha dejado, en particular en lo que se refiere a las muertes SMSL. Además, no es seguro que la nueva vacuna de pertussis acelular no sea reactogénica; sólo puede ser menos que su predecesora.

Las reacciones adversas listadas por el fabricante de la DPT (también se le abrevia como DTP) que se consideran frecuentes, incluyen lo siguiente: enrojecimiento local, calor, induración con o sin tensión, urticaria, comezón, fiebre, soñolencia, irritabilidad y pérdidas de apetito. Fiebre alta, llanto inconsolable, un nódulo palpable en el lugar de la inyección, que dura varias semanas, abscesos estériles en el sitio de la inoculación, anafilaxis y también se han reportado muertes. Enfermedades neurológicas temporalmente asociadas con la vacuna incluyendo la lesión coclear (daño en el oído interno), daño nervioso del plexo bronquial, perturbación por electroencefalograma, encefalopatía y síndrome de Guillain-Barré. Pueden ocurrir convulsiones y colapso hipotónico-hiporesponsivo, principio de espasmos infantil, presión

intracraneal con distensión de la fontanela anterior en infantes y otras consecuencias neurológicas. El SMSL se ha asociado con la DPT, aunque la unión
causal no se ha hecho. Esto se deja en el fondo en la discusión de la vacuna
contra pertussis.

Vacuna contra la difteria

De acuerdo con un artículo en *Vaccine* [Vacuna], "Por muchos años se ha
sabido de los efectos adversos colaterales de las toxoides de tétanos y difteria,
y han existido formas para minimizar estos problemas. Estos procedimientos
no cuentan con la aceptación generalizada porque las actuales . . . vacunas
cumplen con los requerimientos normativos y los fabricantes están renuentes
a cambiar los procedimientos establecidos de producción, debido a la cantidad
de trabajo involucrado en los asuntos reguladores bajo las actuales Buenas
prácticas de fabricación (BPF)".[119]

La vacuna contra la difteria que actualmente está en uso, es una
preparación que absorbe aluminio, lo que significa que se le combina con aluminio para aumentar la habilidad de la toxina de la difteria en el cuerpo.
Ciertamente, el problema de la toxicidad del metal y los efectos adversos
requieren más investigación. La toxicidad del metal, en particular del aluminio y mercurio, puede terminar implicándose en muchas de las consecuencias adversas neurológicas asociadas con las vacunas, como la unión entre la
SPR y el autismo.[120] En su reporte a las sesiones sobre autismo, del Comité de
reforma gubernamental, la madre de un niño autista pregunta: "¿Por favor
alguien podría explicarme por qué es aceptable tener productos en el mercado
que expusieron a mi hijo a 37,5 microgramos de mercurio en un día, cuando
en ese momento él no debería de haber sido expuesto a más de 0,59 microgramos, dado el peso de su cuerpo? Aún un cuerpo tan grande como el mío
no debería exponerse a más de 5 micro-gramos de mercurio en un día. Eso es
completamente inaceptable. Una medida que no es adecuada para todos,
cuando se trata de las vacunas".[121]

Las anteriores vacunas fueron asociadas con índices más altos de reacción
que la más purificada que se usa ahora, aunque los autores del artículo de
Vaccine que se citó anteriormente, sugieren que la actual podría ser más altamente purificada y que se podría usar un adyuvante menos reactogénico.[122]
Existe una asociación entre la vacuna contra la difteria y el subsiguiente
desarrollo de encefalopatía. A principios de la década de 1980, el Ministerio
italiano de salud investigó 45 reportes de reacciones asociadas con la vacuna
DT, incluyendo encefalopatía, coma (causa desconocida), síndrome de Reye,
ansiedad respiratoria debido al coma, y muerte.[123] En estos casos, se cree que

la encefalopatía es el resultado de la porción de tétanos de la vacuna, más que del componente de la difteria. Podría haber un vínculo entre la administración del toxoide de la difteria y el tétanos, y la artritis, pero la evidencia apunta a que esta asociación es limitada.[124] Es creíble que el toxoide de difteria pueda conducir al desarrollo de la eritema multiforme (EM), una erupción inflamatoria caracterizada por lesiones rojizas de variada apariencia, que afectan la piel y membranas mucosas.[125] Típicamente las lesiones tienen una apariencia de blanco de tiro u objetivo. Las reacciones alérgicas (algunas veces severas) pueden ocurrir, como resultado de la hipersensibilidad al componente de aluminio de la vacuna.

Vacuna contra pertussis

La vacuna de pertussis de célula completa, en uso en los Estados Unidos hasta hace poco, ha estado en el centro de la controversia de seguridad de la vacuna, debido a su relativamente más alto índice de reactogenicidad que otras vacunas infantiles. En verdad, ha servido como un catalizador para llevar la vacuna al debate sobre la seguridad de la misma a la atención del público. "La controversia no sólo involucra la interconexión entre la epidemiología, políticas y estrategias, sino también asuntos legales y económicos, preocupaciones éticas, opresiones emocionales y el papel de los medios de comunicación".[126] Por 30 años, a lo menos, la literatura ha reportado numerosos casos de eventos adversos relacionados con la vacuna contra pertussis, que resultaron en daño neurológico y más significativamente, fueron informados por los padres a los doctores, pero con frecuencia rechazados. Por lo general, cualquier reacción reconocida ha sido desechada como un desafortunado, pero aceptable riesgo de la vacuna, visto como algo muy importante para prevenir epidemias de pertussis.[127] Con frecuencia se cita el hecho de que cuando el Reino Unido suspendió el uso de la vacuna de pertussis de célula completa, a principios de la década de 1970, debido a la frecuencia de severas reacciones, se experimentaron epidemias más grandes de pertussis en ese país (entre 1977 y 1982). Tendencias similares se vieron en Japón, donde la vacuna se suspendió por la misma razón. Los defensores de la vacuna estiman que, sin la vacuna contra pertussis, habría escandalosos índices de infección con epidemias severas.

Desafortunadamente, mucha de la evidencia relativa a sólo cuánta incidencia de enfermedad habría sin la vacuna, es especulativa y en momentos ha estado basada en los datos de épocas cuando la incidencia de la enfermedad era más grande. Gordon Stewart, de la Universidad del hospital de Glasgow, advierte que se "asume que si no hubieran programas de vacunación, en este momento los índices de incidencia, complicaciones y muerte serían iguales a los de . . . 1940 a 1950. Con seguridad esto no es lo cierto para cualquier enfermedad infecciosa. Segundo, asumen que la vacuna da un 70 por ciento de protección. Esta figura pasa por alto los recientes reportes de Norteamérica, Australia y el Reino Unido, que del 30 al 50 por ciento de los casos ocurren en niños vacunados. Tercero . . . reportes recientes de los Estados Unidos indican una frecuencia de toxicidad mucho más frecuente".[128] Alan Hinman comenta: "Mucha de la evidencia para los beneficios de la vacunación contra pertussis, surge de los estudios epidemiológicos relativos a la incidencia de la enfermedad y la efectividad de la vacuna en prevenirla. La misma naturaleza de los datos epidemiológicos ha contribuido a la controversia, ya que virtualmente no existe un estudio epidemiológico con resultados absolutamente incuestionables, que permitan sólo una interpretación".[129] Por ejemplo, es bien conocido que el pertussis es ampliamente mal diagnosticado y poco reportado en los Estados Unidos, haciendo difícil determinar la exacta eficiencia de la vacuna.[130] Antes de la epidemia de pertussis de finales de la década de 1970, sólo el 10 por ciento de las personas diagnosticadas con la enfermedad fueron hospitalizadas. Es sorprendente que durante esta epidemia, sólo el 4 por ciento fueron hospitalizados.[131] No podemos minimizar los efectos potencialmente devastadores de esta enfermedad, en particular en aquellos que estaban mal nutridos o inmunocomprometidos, lo que en 1982 llevó al Reino Unido a una epidemia que involucró a 65.000 persona y causó 14 muertes.

El pertussis continuará persistiendo en la población no vacunada y en la que si lo está. Por ejemplo, en un estudio entre los habitantes de Nueva Escocia, el 91,2 por ciento de quienes desarrollaron esta enfermedad estaban totalmente vacunados, un índice de eficiencia del 45 por ciento.[132] Los autores de este estudio afirmaron que los niños mayores, los adolescentes y adultos son susceptibles porque la eficacia de la vacuna disminuye, debido a los acrecentados intervalos después de una dosis de refuerzo. Sin embargo, la mayor incidencia en esta comunidad fue en niños de entre 1 y 5 años de edad, el grupo que debería haber tenido una óptima protección.[133]

Los registros de 1974 a 1975 en el Reino Unido, indican 8.092 casos de pertussis. Los índices de hospitalización fueron variados, así como las muertes, pero para ambos, los resultados negativos fueron más altos en el rango de los más jóvenes. En aquellos menores de 6 meses, se reportaron 7 muertes de entre 545 casos (1,3 por ciento); entre las edades de 6 meses a 5 años, se informó de 3 muertes en 7.464 casos (0,04 por ciento). Se reportaron 2 casos de reacciones de encefalitis (0,025 por ciento).[134]

La vacuna de pertussis de célula completa, está asociada con una frecuencia de reacciones muy alta. Barkin y Pichichero llevaron a cabo un estudio sobre las reacciones a la vacuna, ocurridas dentro de las 48 horas posteriores a la inoculación de DPT, entre 1.232 encuestados, que respondieron un cuestionario, determinaron lo siguiente: "Sólo el 7% reportó ninguna reacción, mientras que en 336 (27,3%) fue leve, en 722 (58,6%) moderada y en 88 (7,1%) severa. Más del 50% experimentaron temperaturas de por lo menos 37,7°C y el 80% notó cambios de comportamiento".[135] Las reacciones leves aceptadas incluyen dolor de brazos y piernas, fiebre, nerviosismo, pérdida de apetito, cansancio y vómito. Las reacciones de moderadas a serias reconocidas, involucran al llanto persistente (clasificado por tres horas o más, ocurrieron en 100 de cada 10.000 dosis), fiebre de 40,5°C o más alta (en 30 de cada 10.000 dosis), convulsiones (en 6 de cada 10.000 dosis) y episodios hipotónicos hiposensibles (el niño se pone flácido y pálido, experimenta pérdida o alteración de consciencia; ocurre en 6 de cada 10.000 dosis). Las reacciones severas conocidas incluyen trauma anafiláctico, debido a la reacción alérgica y severas consecuencias neurológicas (convulsiones largas, coma, persistente pérdida de la consciencia).[136] Un ensayo en *Pediatrics* [Pediatría] describe que la vacuna DPT tiene "alta reactogenicidad en la población pediátrica que recibe el producto, de acuerdo con las recomendaciones actuales".[137]

Un artículo de 1979 en el *New England Journal of Medicine* [Revista de medicina de Nueva Inglaterra] establece que los datos de Suecia estiman que las reacciones severas ocurren en un índice de 1 en 3.100 vacunaciones, consistiendo en convulsiones, shock, anemia y cianosis que dura hasta 30 minutos; implicación meníngea y llanto persistente, que puede durar más de 12 horas o requerir hospitalización. Los autores estiman que las reacciones severas, que consisten en convulsiones repetidas, son de 1 en 34.000 vacunaciones y la encefalitis, de 1 en 170.000 vacunados.[138] Datos no publicados de los países bajos estimaron que para las reacciones mayores, los riesgos pueden ser aún más altos, padeciendo encefalitis 4 de 190.000 vacunados, un índice similar al que se determinó en Escocia.[139] Los autores de este estudio concluyen que aún así, es deseable mantener los programas de vacunación, sostienen que la encefalitis duplica su ocurrencia con un programa de vacunación que sin él, pero que las muertes son casi 4 veces más probables en la ausencia de un programa de inoculación. Hinman y Koplan corroboran esta argumentación: "Las muertes por pertussis disminuyen de 457 a 44 con un programa. Pero también, existe un aumento en el número total de niños con defectos residuales por la encefalitis, con el programa de vacunación (54 contra 29 sin un programa)".[140] Barkin y Pichichero comentan que "la aceptación de los importantes riesgos asociados con la vacuna contra pertussis, es más complicada debido a la evidencia de que no se mantiene la inmunidad. Después de 12 años de la inmunización, la susceptibilidad puede ser de hasta 95%, como se notó entre el personal de un hospital de Cincinnati, durante una epidemia".[141]

Contrario a esta opinión, el Dr. Gordon Stewart, de la Universidad de Glasgow en el Reino Unido dice que "es cuestionable el reclamo de los cuerpos oficiales, de que los riesgos de la tos ferina excedieron a aquellos de la vacunación, por lo menos en el Reino Unido".[142] Él enfatiza que los sistemas de vigilancia son inadecuados, nacional e internacionalmente, y que cuando se hacen comparaciones válidas entre niños vacunados y los que no lo están, los índices de ataques pueden ser más bajos y menos en los vacunados, pero no se consideran las desconcertantes variables como la sobrepoblación y las diferencias socioeconómicas. El asunto de estas variables surgió otra vez en el número de julio de 1992 del *American Journal of Epidemiology* [Revista norteamericana de epidemiología], donde los autores dicen, "los estudios que fracasan en controlar adecuadamente a los factores confusos, son probablemente para desestimar los riesgos de los eventos adversos, atribuibles a la vacunación".[143]

Mientras que la relación entre el componente del pertussis de la vacuna y las consecuencias neurológicas a corto plazo, los persistentes problemas neurológicos y el SMSL han sido minimizados por muchos científicos y funcionarios norteamericanos de la asistencia pública; existe un sentimiento generalizado entre los padres, médicos y otros, que han visto con sus propios ojos los efectos devastadores de esta vacuna y no dudan en que la misma puede provocar tales problemas. Según Barkin y Pichichero, la incidencia actual de reacciones como encefalitis, convulsiones y otras severas complicaciones neurológicas no están claros, debido a la falta de datos.[144] Explican que las estimaciones varían de hasta 1 en 3.600 niños a 1 en 500.000 niños. El Estudio Nacional Británico de Encefalopatía Infantil, estimó que el creciente riesgo de encefalopatía aguda, debida a la vacuna contra pertussis, puede ser de 1 caso en cada 110.000 dosis de DPT, y para la encefalopatía con daño residual un año después, puede ser de 1 por 310.000 dosis.[145] Recordando que como los niños reciben 4 dosis de esta vacuna, para cuando llegan a los 15 meses de edad, 110.000 dosis pueden representar sólo 35.000 niños.

A pesar de los claros hallazgos de una relativamente frecuente relación entre la vacuna contra pertussis y las adversas consecuencias neurológicas, un reporte intenta disminuir los intensificados reportes de anafilaxis, colapso, convulsiones y complicaciones neurológicas, en el noroeste de la región del Támesis, en Inglaterra, sobre un periodo de 7 años, como posiblemente sólo una respuesta a la publicidad negativa conferida a la vacuna de pertussis, durante ese periodo de tiempo.[146] En contraste con esto, la cobertura a nivel nacional, del programa de televisión que minimizaba los riesgos de pertussis mientras enfatizaba los riesgos —reales y supuestos— de la vacuna, no tuvo un impacto significativo en el uso del pertussis en la población norteamericana en ese momento.[147] Otro reporte tan reciente como de 1990, publicado en el *Journal of Pediatrics* [Revista pediátrica], establece que aunque la encefalopatía de la vacuna contra pertussis se había reportado por primera vez hacía 56 años, "el análisis de la literatura reciente . . . no apoya la existencia de un síndrome como ese y sugiere que los eventos neurológicos después de la inmunización, son asociaciones fortuitas temporales de condiciones neurológicas que ocurren en un específico grupo de edad, aun en ausencia de la inmunización".[148] En otras palabras, el daño neurológico que ocurre después de una vacuna DPT es puramente fortuito.[149]

De acuerdo con el *Morbidity and Mortality Weekly Report* [Reporte semanal de enfermedad y mortandad], "Actualización: Efectos colaterales de la vacuna, reacciones adversas, contraindicaciones y precauciones":

- el Estudio nacional de encefalopatía infantil y otros estudios controlados de epidemiología, han proporcionado evidencia de que la DPT puede causar una encefalopatía aguda,
- es posible que los niños que sufren un mal funcionamiento crónico del sistema nervioso, hubieran recibido la DTP dentro de los 7 días del inicio de la seria y aguda enfermedad neurológica, que los niños en un grupo controlado,
- los niños que sufrían una aguda enfermedad neurológica debido a la administración de la DTP, fueron significativamente más propensos que el grupo controlado, de tener una disfunción en el sistema nervioso 10 años después, y
- la vacuna DTP puede causar una crónica disfunción del sistema nervioso o puede detonar una predisposición al mal funcionamiento del sistema nervioso, en niños que tienen subyacentes desórdenes crónicos de cerebro o metabólicos.[150]

El comité CAPI que preparó el reporte, calculó que los episodios hipotónico-hiposensibles igual que las convulsiones, ocurren en 1 de 1.750 dosis.[151] Los niños con un historial de convulsiones o una historia familiar de desórdenes convulsivos, pueden ser en especial susceptibles a una reacción como esa a la vacuna. Un artículo en el *Journal of Pediatrics* [Revista pediátrica] indica que un riesgo de un evento neurológico, después de una vacuna de DPT puede ser 7,2 por ciento más alto que aquellos con un riesgo previo.[152] Los autores recomiendan que los niños con historiales como esos no reciban la vacuna DPT, hasta saber si existe una evidencia de desórdenes neurológicos, y si es así, sólo deben recibir la DT.[153] Sin embargo, en 1988 el *Reporte de la fuerza de tarea sobre pertussis e inmunización contra pertussis*, clamó que en los Estados Unidos la mayoría de los casos de encefalopatía relacionada con la vacuna, "en realidad representan el inicio de la epilepsia".[154]

Mientras que varios estudios concluyen que los efectos a largo plazo de las convulsiones relacionadas con la vacuna, y los eventos hipotónic-hiposensibles son inexistentes o negligentes, debemos recordar que existen estudios en la literatura médica tan recientes como de 1990 que niegan una relación causal entre la vacuna y estos eventos, a pesar de la clara evidencia de lo contrario.[155] Lo que es posiblemente más importante y al mismo tiempo más descuidado, sobre las serias relaciones adversas a las vacunas, es que ocurren una y otra vez en niños cuyos padres aseguran que antes eran normales por completo. Después de recibir sus vacunas rutinarias, estos pequeños empezaron a exhibir comportamientos que nunca habían mostrado. Además, cuando existe una tendencia familiar a una reacción a la vacuna, los padres pueden ver este patrón cada vez que uno de sus hijos es vacunado. Con frecuencia este es el caso cuando no hay comportamientos individual o familiar preexistentes, parecidos a una reacción de vacuna.

Además de los niños con una historia de convulsiones directa o familiar, desde hace tiempo se ha reconocido que los infantes alérgicos a sustancias como el huevo y la gelatina, pueden ser más propensos a tener reacciones adversas, como resultado de una respuesta alérgica a los componentes de la vacuna, como la base estabilizadora de la gelatina o los fragmentos de proteína de los medios en los cuales crecen los cultivos, como el embrión de pollo. Sin embargo, los recientes artículos que han aparecido en la literatura, sugieren que aun los niños que han tenido un historial de reacciones serias, pueden continuar su programa de vacunación. Los autores de un estudio concluyen: "Vacunamos con éxito a niños con historiales de reacciones serias de vacunación incluyendo EHHs, convulsiones, apnea, temperaturas altas y gritos persistentes, así como aquellos con alergia al huevo".[156] Esto es, a pesar del hecho de que numerosas autoridades médicas en vacunas, incluyendo el Comité asesor de prácticas de inmunización de los CCE, contraindican dar la vacuna DPT a los niños con un historial de reacciones adversas en la vacunación anterior de DPT.[157] También los ingredientes en las vacunas, diferentes a los organismos o a los componentes de pertussis pueden causar reacciones adversas, en particular los compuestos de aluminio como el fosfato de aluminio y el hidróxido de aluminio. Además, no está claro qué efectos pueden tener en la salud a largo plazo metales como esos, que se encuentran en las vacunas DPT y DTPa.[158] Lo que sí lo está es que los padres deben usar su sentido común y evaluar a cada niño y a cada vacuna de forma individual.

Además de las reacciones ya descritas, la vacuna DPT, y en particular, la de pertussis, están asociadas con el aumento en el desarrollo de problemas respiratorios y de asma relacionados con la alergia.[159] De acuerdo a un artículo reciente en el *Journal of Manipulative Physiologic Therapy* [Revista de terapia manipuladora de fisiología], "parece que la vacuna DTP o de tétanos, incrementa el riesgo a las alergias y los relacionados síntomas respiratorios en niños y adolescentes".[160] De acuerdo con el Dr. Michel Odent, "entre los 243 niños inmunizados, a 26 se les diagnosticó asma, comparado con cuatro de los 203 niños que no se habían inmunizado".[161] Parecía que la vacuna contra pertussis creaba una mayor importancia estadística en la probabilidad de desarrollar asma.

En los Estados Unidos, la vacuna de difteria, tétanos y pertussis acelular fue autorizada en 1991. Tan sólo en 1994 fue que la vacuna DTPa se recomendó para su uso únicamente como el cuarto y quinto refuerzo, ya que no se había establecido la eficiencia y seguridad clínica en niños pequeños.[162] Sólo hace poco que la vacuna DTPa ha reemplazado principalmente a la DPT. Aunque parece que los investigadores médicos están confiados en que la DTPa dará como resultado efectos adversos colaterales significativamente menores que la DPT, la seguridad de esta vacuna no es concluyente.[163] Según James Cherry, un portavoz, investigador y defensor de la vacuna, "comparado con el pertussis de célula completa de la vacuna DTP, en estudios de reactogenicidad e inmunogeneticidad se encontró que las de DTPa estaban asociadas con reacciones adversas menos severas y poco frecuentes" (¿esto quiere decir que aún existe algo de frecuencia y algunas reacciones severas, o pocas reacciones?). Sin embargo, él dice que la definición del pertussis, establecida por la Organización mundial de la salud, para las pruebas de eficiencia de la vacuna, excluye a algunos casos confirmados en el laboratorio: "En apariencia la eficacia de la vacuna es mejor de lo que es en verdad, mientras que vacunas menos efectivas parecen compararse con sus contrapartes más efectivas".[164] La incidencia de reacciones adversas aumentó después de los refuerzos y un problema, antes severo, se convirtió en un factor de riesgo para una reacción severa, posterior a una dosis de refuerzo.[165] Un reporte reciente del Instituto italiano de salud, en relación a los efectos de pertussis acelular que se dio a 15.000 niños, reveló que "la frecuencia de reacciones adversas fue la misma para las dos vacunas, la acelular y la celular".[166] Mientras que en Japón el uso del pertussis acelular está claramente asociado con la reducción de los índices de reacciones, se debería hacer notar que en ese país no se vacuna a los niños con pertussis hasta que cumplan los dos años de edad, un factor que en sí mismo, puede ser el responsable de la disminución de los problemas.

La vacuna contra pertussis y el síndrome de muerte súbita en lactantes (SMSL)

En ocasiones repetidas, la relación entre el SMSL y la vacunación contra pertussis ha sido descartada por la mayoría de las autoridades médicas como una relación errónea, sin ninguna evidencia causal que indique que la vacuna DPT puede provocar el SMSL. De hecho, casi todos los artículos que se encuentran en la literatura, niegan un efecto causal entre los dos. La mayoría de los reportes establecen que cualquier asociación entre el SMSL y la DPT es puramente casual, acentuada por el hecho de que, como el SMSL generalmente ocurre en la edad común, en que también se pone esta vacuna, es inevitable que parezca que existe una relación cuando no la hay. En el folleto de los CCE, *Malentendidos comunes sobre la vacunación*, los padres pueden encontrar una explicación, demasiado simplista (posiblemente insultante) y sin embargo típica:

La vacuna DTP y el SMSL

Un mito que parece que no se desvanecerá es que la vacuna DTP cause el síndrome de muerte súbita en lactantes (SMSL). Esta creencia surgió debido a la moderada proporción de niños que mueren de SMSL, que recién se les había vacunado con DTP, y superficialmente, parece apuntar hacia una conexión causal. Pero esta lógica es falsa, uno también podría decir que comer pan provoca que los automóviles choquen, ya que es probable que la mayoría de los conductores que estrellan sus carros, muestren haber comido pan dentro de las últimas 24 horas.

Sin embargo, hay muchos padres que insisten en que sus antes saludables bebés, que murieron poco después de haber recibido esta vacuna, sin lugar a dudas fue a causa de la vacuna, y un creciente número de doctores que reconocen que reacciones adversas como esas, pueden de verdad estar relacionadas con las vacunaciones. Además, es obvio que hay muertes por SMSL que ocurren dentro del marco de tiempo en el cual se administran las vacunas DPT, y no existen claros mecanismos de un diagnóstico diferencial, para determinar si la muerte de un infante ocurre debido a la vacunación o al SMSL, cuyas causas aún se desconocen.[167] En realidad, muchas muertes de infantes se clasifican como SMSL cuando el motivo es incierto, pero parece natural y espontánea. "Es poco común que un investigador de muertes violentas o un doctor admitan que una vacuna jugara algún papel en la muerte de un infante".[168] Barbara Loe Fisher y Harris Coulter, en su libro *DPT: A Shot in the Dark* [DPT: Un disparo en la oscuridad], dicen con mucho más sentido común y lógica: "La causa del SMSL es desconocida. Si esto es verdad, ¿entonces cómo pueden los doctores eliminar las posibilidades de que la vacunación sea la causa directa, o a lo menos una que contribuya en casos donde el único denominador común fue la muerte? Y hasta citaron a Alan Hinman en el *Journal of the American Medical Association* [Revista de la asociación norteamericana médica] manifestando: 'Hemos recibido reportes de 44 muertes que ocurrieron dentro de las 4 semanas de la inmunización de DPT. Treinta y dos fueron por SMSL. De las otras 12, sólo de 1 se tuvo autopsia o información clínica que indicara que fue una respuesta neurológica o encefalopatía por la DPT'".[169] También, la mayoría de los estudios condujeron a determinar si hay una relación entre el SMSL y la DPT, sólo al observar que es posible que exista una relación en las muertes que ocurrieron dentro de las 48 o 72 horas de la vacuna. Es bien conocido que otras reacciones a las vacunas, como los síntomas de enfermedad después de la vacuna contra el sarampión, pueden ocurrir mucho después de ésta; ¿por qué no muertes por SMSL?

En 1979, en un caso bien documentado en Tennessee, los investigadores atribuyeron clara y específicamente a la vacunación de DPT como la causa de 4 muertes por SMSL, aunque con frecuencia, hasta esta asociación es refutada en artículos de revistas médicas. "El 9 de marzo de 1979, el Departamento de salud de Tennessee reportó a los Centros de control de enfermedad, que desde noviembre de 1978, habían ocurrido 4 repentinas e inexplicables muertes, en infantes que habían recibido la vacuna durante un periodo de 24 horas antes de la muerte. Todas estas muertes se clasificaron como síndrome de muerte súbita en infantes, y todos habían recibido una primera vacuna de difteria toxide de tétanos-pertussis y la oral de polio".[170] Un estudio resultante que analizaba a mayores grupos de infantes, indicó que "esta evidencia parecía adecuada para mostrar una inusual temporal asociación entre la vacunación de DTP con el lote A [el usado en el grupo de control y asociado con las muertes en Tennessee] y el SMSL".[171] Claro está que "las fiebres, convulsiones y las repentinas muertes inexplicables (SMSL) todo ocurre durante el primer año de vida en los no vacunados y los que si lo estaban. Ya que el 95 por ciento de los niños en los Estados Unidos están vacunados, es difícil . . . encontrar un grupo de control placebo".[172]

Vacuna contra el tétanos

La vacuna contra el tétanos está asociada con el más bajo índice de reacciones adversas, de todas las vacunas que se usan en la actualidad. Sin embargo, un número de problemas se relacionan con la vacuna, incluyendo las muy comunes menores reacciones locales como el dolor, hinchazón y enrojecimiento en el área de la inyección. Las reacciones severas no son frecuentes y a menudo están acompañadas por el dolor e inflamación de brazos, junto con fiebre, malestar y la posibilidad de otras respuestas sistémicas. Además están asociadas con el aumento de la dosis de la vacuna y es raro que se les relacione con la vacunación original. Por lo tanto, los refuerzos incrementan el riesgo de una reacción.[173] Otros síntomas adversos relacionados con la vacuna contra el tétanos incluyen la artritis, la disminución temporal de la inmunidad y la anafilaxis. Esta última está claramente documentada y ha ocurrido con la suficiente frecuencia, para que se haya establecido una obvia relación causal entre la toxoide del tétanos y la anafilaxis, aunque otra vez, en relación al número de dosis dadas en los Estados Unidos, la incidencia es poco común.[174] En un principio se sospechó que las proteínas que contaminaban la vacuna contra el tétanos eran la causa de las reacciones alérgicas, pero se ha informado de 9 casos desde que se eliminaron estas proteínas, usando una forma de la vacuna más purificada.[175] Varios casos adicionales se han reportado al SREAV, pero fueron minimizados, sobre la base de que no concordaban con el criterio para el trauma anafiláctico.[176] En una revisión de todos los casos de las reacciones al toxoide de difteria y tétanos, entre 1952 y 1970, de 2,5 millones de dosis de tétanos monovalente dado a adultos y 1,1 millones de dosis de DT que se pusieron a niños en Dinamarca, ocurrieron 2 casos de lo que parecía ser anafilaxis, ambos, justo después que los niños habían recibido su primera dosis de la vacuna. En otro estudio retrospectivo que comparaba las reacciones de la DPT y la DT entre un total de 10.028 niños, 13 desarrollaron anemia y cianosis entre los 5 minutos y 24 horas de la vacunación. Sin embargo, estos eventos no se clasificaron como anafilaxis y los 2 casos se resolvieron automáticamente. El estudio de 1983 del noroeste de la región de Támesis en Gran Bretaña, reveló 2 casos de lo que se llamó "colapso agudo" entre 135.000 niños que recibieron su inicial serie de tres dosis de DT, (lo que significa 1 en 45.000 niños) con 6 episodios adicionales después del refuerzo, entre 221.000 niños. Los síntomas exhibidos fueron frío, bochornos y falta de pulso, ligera inflamación facial, anemia y ataque vasovagal (hiperventilación, anemia, sudoración, acelerados latidos del corazón). Otra vez, basándose en la definición determinada para su estudio, el IM descartó estos síntomas como no indicativos de anafilaxis. Todos los niños se recuperaron de sus reacciones.

También se ha reconocido que el síndrome Guillain-Barré es un aceptado, aunque poco común resultado de la vacunación contra el tétanos. Debido a que este síndrome y la anafilaxis pueden ser fatales, se ha establecido una relación causal entre el tétanos y la muerte, aunque se considera "extraordinariamente baja".[177]

El riesgo actual de contraer tétanos es también muy bajo, con el mayor número de casos que alguna vez se reportó en un año en los Estados Unidos, desde que ésta se convirtió en una enfermedad que se debe reportar, supuestamente estando en el rango de cerca de 620. Parece que la mayoría de los casos parecen ocurrir en quienes nunca han recibido una vacuna contra el tétanos, o en aquellos cuya inmunidad ha disminuido, en particular las mujeres mayores de cincuenta años. Sin embargo, debido al riesgo de que una reacción aumente con la exposición repetida a la vacuna, se debe tener cuidado en dar dosis de refuerzo a quienes muestran evidencia de una inmunidad de la vacunación preexistente, o a aquellos que han recibido repetidos refuerzos a través de toda su vida. Las reacciones son más comunes entre grupos que es probable que hayan recibido refuerzos regularmente, como los militares o veterinarios.

VACUNA CONTRA LA POLIO

La década de 1990 nos trajo cambios dramáticos en las políticas de la vacuna contra la polio, con las recomendaciones iniciales de cambiar, de 4 dosis de la vacuna oral de polio viva a 2 dosis iniciales de vacuna de polio muerta, seguidas de 2 dosis vivas, a la recomendación actual publicada en 1999: usar sólo la vacuna de poliovirus muerto para las 4 dosis. Se esperaba que en el 2000 empezara una prohibición oficial de la VPO, ya que en un principio, la Academia norteamericana de pediatría solicitó sólo una prohibición parcial. Las excepciones que permiten el uso de la VPO se deberían hacer sólo si los niños estarían de viaje dentro de las 4 semanas posteriores de la vacunación, a un lugar donde ocurra una infección activa de polio.

A pesar del hecho de que por varias décadas Jonas Salk, un descubridor de la vacuna de polio inactivo, ha estado hablando sobre el daño de la vacuna de poliovirus vivo, a los CCE y a otras autoridades de salud, les llevó todo este tiempo reconocer públicamente que los únicos casos de infección de polio en los Estados Unidos, ocurren como el resultado de la exposición directa a la vacuna viva o a alguna persona que ha recibido esta vacuna dentro de algunas semanas. Esto último es un riesgo porque el receptor de vacuna arroja virus vivo en la saliva (por una semana después de la vacunación) y en la evacuación (hasta por 8 semanas después a la inoculación). Pero muchos doctores no han seguido esta política de cambio en sus prácticas, de acuerdo con Paul Offit, del Hospital infantil de Filadelfia, en una presentación en la reunión el Comité federal asesor en prácticas de inmunización en Atlanta, Georgia, en 1999. Él comentó que el 10 por ciento de los pediatras aún están ofreciendo la VPO "ignorando el mandato".[178] Antes de la prohibición, la vacuna era la responsable de, por lo menos, 8 casos de parálisis anualmente. De acuerdo al informe del Instituto de medicina, se ha conocido desde la década de 1930 que la VPO puede causar la polio: "Por lo tanto, el concepto de que la vacuna de polio viva atenuada provoca un pequeño número de casos de poliomielitis, tiene una historia de 6 décadas".[179] Sólo entre 1962 y 1964 hubieron 123 casos de polio paralítica, que ocurrieron dentro de los 30 días de la vacunación y se determinó que 57 de estos concordaron con el criterio de la enfermedad inducida por la vacuna. Los miembros de la familia, los amigos de juego y hermanos, estuvieron también en riesgo de contraer la enfermedad y de igual modo, se pueden encontrar numerosos reportes de casos parecidos.[180]

El fabricante del producto (Lederle) inserta en la lista de la VPO la polio paralítica y la mortal, como posibles reacciones adversas a la vacuna en personas inmunocomprometidas. Los problemas adversos listados (por Pasteur Merrieux Connaught) para la VPI incluyen los siguientes: transitorio enrojecimiento en el lugar de la inyección, irritabilidad, soñolencia, nerviosismo y llanto. Puede ocurrir pérdida del apetito y vómito. Notaron que el síndrome de Guillain-Barré ha sido temporalmente relacionado a la administración de otra marca de fabricante de la vacuna de poliovirus inactivado. Esta conexión se hizo después del informe de 1976, que indicaba que existieron 10 casos de SGB en pacientes que habían recibido la VPI.[181] Un caso involucró a una niña de 10 meses de edad, que desarrolló SGB después de recibir sus vacunas, los cultivos de la garganta revelaron que de hecho, el SGB fue causado por la vacuna contra el sarampión.[182] Sin embargo, parece que los riesgos de la VPI fueron por mucho, más bajos que los de la VPO.

Es interesante notar que el IM específicamente comenta que "la posible relación causal entre las vacunas contra el polio y el SMSL se ha estudiado contadas veces", por lo tanto "la evidencia es inadecuada para aceptar o rechazar una relación causal entre estos dos". ¿Por qué esto no se ha estudiado en una forma adecuada, cuando, como otras vacunas, se administra durante esos meses en que la probabilidad de riesgo de SMSL es mayor?

Otro aspecto problemático de la vacuna de VPO es su relación con el virus simio 40 (SV40), un virus de origen simio, conocido por su habilidad para iniciar insidiosos y agresivos tumores cancerígenos.[183] Esta es la historia: A principios de 1950, Jonas Salk descubrió que los riñones de los simios podrían usarse para cultivar el poliovirus, en cantidades lo suficientemente importantes para cubrir las demandas de la producción en masa de la vacuna contra la polio. Sin embargo, en 1960 se descubrió el SV40, y un poco después de eso, se encontró en la vacuna contra el polio. En 1961, se halló que el virus podría causar tumores en roedores de laboratorio.[184] Todos los receptores de la inyección de la vacuna contra la polio, entre 1954 y 1963 y todos aquellos vacunados con la VPO entre 1959 y 1961, pueden haber recibido una vacuna contaminada con SV40.[185] Este virus también se encontró en las vacunas dadas al personal militar, para protegerlos contra las infecciones respiratorias, así como en una vacuna de adenovirus que se inoculó en más de 100.000 hombres, en los campos del ejército durante ese período de tiempo.[186]

En un principio se pensó que el virus no podría infectar a los humanos, ya que no se sospechaba que ocurriera la transferencia de infecciones virales entre las especies.[187] En realidad, parecía haber poca preocupación sobre la presencia de extraños virus vivos en la vacuna contra la polio, que se consideraba tan segura que también se utilizaba para el tratamiento de lesiones de herpes.[188] Sin embargo, un ensayo de 1964 publicado en la revista *Acta biológica*, reveló la presencia de SV40 en las faeces de numerosos niños que siguiendo una vacunación experimental en infantes con poliovirus, para probar la respuesta serológica para vacunas individuales.[189] Está claro que la transferencia entre especies era posible y había ocurrido. A pesar de esto, las ramificaciones de esto aún no se conocían.

La posición de los Centros de control y prevención de la enfermedad, es que el SV40 no ha causado ningún daño, enfermedad o cáncer en aquellos que recibieron vacunas contaminadas con el virus.[190] Sin embargo, sí admiten que los investigadores han identificado el virus SV40 en tumores humanos y muestras de ADN de tejido normal y canceroso. Afirmaron que no estaban seguros de las implicaciones de tales hallazgos.[191] Pero un número de investigadores han llegado a una conclusión muy diferente. Y ciertamente, todo el tema tiene un aire de misterio que lo rodea.

De acuerdo con los autores Debbie Bookchin y Jim Schumacher, cuando, en 1961, los funcionarios federales descubrieron la presencia del SV40 en las vacunas, ordenaron a sus fabricantes que examinaran las vacunas y eliminaran el virus de ellas. Sin embargo, mantuvieron la controversia en silencio y no retiraron las existencias actuales, dando como resultado que 2 millones adicionales de personas recibieron esta vacuna por los siguientes 2 años.[192]

Aunque se "determinó" que el SV40 no dañaba a humanos, se ha utilizado mucho en la investigación del cáncer, porque fácilmente causa una variedad de tumores en experimentos con animales. Sólo hasta hace poco se ha hecho una investigación importante en sus efectos, como un agente provocador de cáncer en humanos. Pero recientemente, diversos equipos internacionales de investigadores han encontrado evidencia definitiva de la presencia de este virus en los cánceres humanos, en particular el mesotelioma, un cáncer de pulmón relacionado con la exposición al asbesto. Michael Carbone, un graduado de la escuela de medicina italiana, con una maestría en patología humana e investigador líder del SV40, afirma, "no hay duda de que el SV40 es un cancerígeno humano", y es "definitivamente algo que usted no desea en su cuerpo".[193] Desde que por primera vez Carbone estudió la unión del SV40 con la mesotelioma humana, los científicos de otros 17 laboratorios han confirmado internacionalmente estos hallazgos, es posible clarificar el por qué por lo menos el 20 por ciento de aquellos con este tipo de cáncer, no habían estado expuestos al asbesto. El SV40 también está relacionado con tumores cerebrales y óseos, los tumores Wilms, adenosarcomas y raros cánceres uterinos. Se ha aislado en muchos cánceres que afectan a niños que no habían recibido la vacuna contaminada, de forma directa; ahora, los investigadores reconocen que los padres pueden transmitir el virus a sus hijos a través del ADN.[194] Mientras que la magnitud de este asunto está más allá de la competencia de este libro, es fascinante y animo a los lectores que investiguen este tema, en particular los artículos que aparecen en la revista *Atlantic Monthly* [Atlántico mensual] y en la información sobre la vacuna de los CCE en el ciberespacio. La primera vez que me topé con este tema, me preocupaba que quizá esto fuera una broma o una fantasía paranoica, pero la investigación y evidencia están fácilmente disponibles y es claro que la presencia del SV40 es un hecho científico demostrable, que apoyan la AAD y los CCE.[195]

¿Cuál es la importancia del asunto del SV40 para los jóvenes que reciben las vacunas en la actualidad? Es posible que sólo la comprensión de que no sabemos con exactitud qué hay en nuestra vacunas y cómo puede esto afectarnos dentro de varias décadas. Igual que hace 40 años, cuando virus extraños no fueron detectados en las vacunas, ahora existen otras sustancias en nuestras vacunas que si siquiera sabemos cómo buscar. Y tampoco sabemos lo suficiente sobre inmunidad, virología, genética y transferencia entre especies, para asumir que inyectar a nuestros hijos con un material derivado de otros animales no va a crear problemas inmunológicos a largo plazo.

VACUNA CONTRA LA VARICELA

La vacuna contra la varicela aún no es obligatoria en la mayoría de los estados, aunque el gobierno federal la recomienda para todos los niños mayores de 1 año, que todavía no han tenido la enfermedad.[196] Las reacciones adversas de la vacuna de virus de varicela viva, incluyen el dolor y enrojecimiento en el lugar de la inyección, enfermedad respiratoria superior, tos, irritabilidad, nerviosidad, fatiga, dificultad para dormir, diarrea, pérdida de apetito, vómito, dolor e/o infección de oído, rozadura por pañal, erupción generalizada, dolor de cabeza, malestar, dolor abdominal, náusea, dolor de los ojos, escalofríos, nódulos linfáticos inflamados, dolor muscular, enfermedad respiratoria inferior, reacciones alérgicas incluyendo urticaria o erupción, cuello rígido, artralgia, eczema, piel seca, comezón y estreñimiento. En un pequeño número de niños se ha reportado neumonía, así como también convulsiones febriles.[197] Se han reportado lesiones de varicela en el cuerpo, dentro de la primera y la cuarta semana de la vacunación.[198] Merck cita efectos colaterales más serios, incluyendo anafilaxis, trombocitopenia, encefalitis, convulsiones no febriles, síndrome de Guillain-Barré, mielitis transversal, parálisis de Bell, faringitis e infecciones secundarias de la piel, incluyendo herpes, impétigo y celulitis.[199]

Las dos preocupaciones más importantes sobre los efectos a largo plazo de la vacuna contra la varicela, son los del cambio de la epidemiología de la enfermedad, y la posibilidad de que el virus permanezca dormido en el cuerpo y surja después como una infección zoster (herpes).

La vacuna contra la varicela disminuye su eficacia en un 3 por ciento anual después de la vacuna, y se desconoce cuánto tiempo dura la protección de esta enfermedad.[200] Esto significa que mientras los niños están protegidos de la varicela, durante la edad rango de menos vulnerabilidad a severas consecuencias de la enfermedad, los adultos que fueron vacunados de niños y por lo tanto nunca contrajeron la varicela de forma natural, son susceptibles a la enfermedad que, cuando afecta a adultos, lleva un riesgo significativamente mayor. Además, la probabilidad de contraer la enfermedad de forma natural se minimiza, ya que cada vez más niños son vacunados, aunque se cree que los niños vacunados pueden esparcir el virus, pasándolo a otras personas susceptibles (mujeres embarazadas, infantes, adultos susceptibles y aquellos que son inmunocomprometidos). Se debe considerar con cuidado, el riesgo del cambio de la epidemiología de la varicela, a poblaciones más vulnerables en contra de la generalmente benigna naturaleza de la enfermedad que ocurre de forma natural.

Todavía no se ha contestado la pregunta sobre el desarrollo de herpes posterior en la vida, debido al virus dormido de la varicela zoster de la vacuna. El índice esperado, basado en la evidencia epidemiológica disponible en la actualidad, sugiere un porcentaje de 18,5 casos de herpes zoster por cada 100.000 vacunados.[201] De acuerdo con Michiaki Takahashi, escribiendo sobre este tema en *Vaccines* [Vacunas], "para contestar esta pregunta se necesitará de un seguimiento a largo plazo de los niños vacunados y saludables".[202] En otras palabras, nadie sabe. Y estamos comprometidos en un experimento de vida humana —con nuestros hijos— para saber.

VACUNA HIB

La vacuna Hib combinada se aprobó en 1988 para el uso en niños de 18 meses o mayores, después de que la vacuna Hib no combinada falló en proporcionar una protección adecuada a los niños menores de 2 años, la población en la cual ocurrió el 75 por ciento de los casos de Hib. Para 1991, esta vacuna se había aprobado para el uso en menores de 2 meses. En la actualidad es obligatoria en por lo menos 44 estados. La meningitis Hib es una infección particularmente seria, en especial predominante entre los niños que asisten a guarderías. Los efectos adversos de la vacuna Hib que se observan durante pruebas clínicas, incluyen convulsiones, urticaria, fallas renales y síndrome de Guillain-Barré. Las muertes por SMSL ocurrieron en el grupo de control y en los de estudio, y no se consideraron ser reacciones adversas a la vacuna.[203] El dolor local y sensibilidad en el lugar de la inyección son comunes, y entre el 1 al 20 por ciento de los vacunados desarrollan una fiebre ligera en las primeras 20 a 72 horas después de la vacuna.[204] Del 10 al 25 por ciento de los receptores en conjunto exhiben irritabilidad después de la vacuna.

Uno de los más interesantes "efectos colaterales" de la vacuna Hib, es la susceptibilidad de los receptores a la infección Hib poco después de la inoculación, por lo general dentro de los 7 días siguientes.[205] Mientras que alguien podría sostener que los niños que desarrollan Hib justo después de la vacunación, ya de hecho, habían estado infectados antes de la inoculación y estaban en la etapa inicial de la enfermedad, existe suficiente evidencia que demuestra que la misma vacuna puede disminuir la inmunidad, llevando al aumento de la sensibilidad después de la vacunación.[206] Ya en 1893, y otra vez en 1896, se había observado que la vacuna puede llevar a disminuir la inmunidad. Los estudios de esos vacunados contra la fiebre tifoidea muestran un aumento de la susceptibilidad a la infección.[207]

Fisher nos recuerda que la Hib "no ha sido evaluada por su carcinógeno y potencial cambio genético o el daño a la fertilidad, y no se sabe si [la vacuna] puede causar daño fetal cuando se administra en una mujer embarazada, o afectar la capacidad reproductiva".[208] Para terminar, debido a que esta vacuna se combina con el toxoide de tétanos, los efectos colaterales de la vacuna contra el tétanos se pueden aplicar a la vacuna Hib, como lo son los efectos colaterales de la sensibilidad a los aditivos y a los estabilizadores.

VACUNA CONTRA HEPATITIS B

Los pediatras recomendaban el uso de la vacunación contra la hepatitis B, empezando en el periodo inmediato neonatal, como parte de un intento más amplio para detener la propagación de este altamente infeccioso virus, aunque la mayoría de los neonatos tienen un bajo riesgo de contraer la infección. Por lo tanto, el requerimiento de la vacuna contra la hepatitis B para los recién nacidos, llegó a un escrutinio serio cuando se reveló en julio de 1999 que uno de los componentes de la vacuna, timerosal, un derivado de mercurio, podría colocar al recién nacido en un riesgo serio de intoxicación con mercurio y, de hecho, exceder los límites de la Agencia de protección ambiental para el mercurio en los primeros 6 meses de vida.[209] La vacuna fue abruptamente prohibida para todos los bebés que no nacieran de madres con hepatitis B infecciosa, y para ellos se recomendaba usar la vacuna sin timerosal. Sin embargo, para el año 2000, la vacuna se había reinstalado, con la sugerencia de que cuando estuviera disponible la vacuna sin timerosal, se debería usar en recién nacidos por lo demás saludables, pero cuando no se pudiera conseguir, se debería usar la vacuna con esta sustancia. Los altos niveles de mercurio sistémico puede conducir a desórdenes de aprendizaje y deficiencia de atención y lenguaje, aparte de un serio envenenamiento.[210] De acuerdo con el Dr. Neal Halsey, director del Instituto Johns Hopkins para la Seguridad de la vacuna y exdirector de la Academia norteamericana del comité pediátrico sobre enfermedades infecciosas, "para los infantes nacidos de mujeres con un alto consumo de mercurio [por ejemplo, debido a la exposición ambiental o el consumo de grandes cantidades de pescado], nadie sabe qué dosis de mercurio, si alguna, para las vacunas es segura. . . . Podemos decir que no existe evidencia de daño, pero nadie ha buscado la verdad".[211]

Sin embargo, el asunto del timerosal es sólo un inconveniente para la vacuna contra la hepatitis B, que está asociado con un número de efectos colaterales. Uno de los problemas inmediatos con la inyección postnatal con esta vacuna, es que puede causar una fiebre inexplicablemente elevada en el recién nacido.[212] Con frecuencia esta alta temperatura resulta en que se sujete al neonato a innecesarios procedimientos y tratamientos, para diagnosticar la fiebre inexplicada.[213]

Además, la vacuna contra la hepatitis B está asociada con importantes índices de dolencia temporal y a largo plazo de artritis.[214] De acuerdo con un reporte del IM, "desde el principio del uso de las vacunas contra la hepatitis B, derivada de plasma, se ha sugerido una relación entre la vacuna contra la hepatitis B y la artralgia, artritis agudas o ambas".[215] La incidencia es mayor en los adultos que en los niños y parece que las mujeres son especialmente susceptibles a esta dolencia, con tanto como el 50 por ciento mayor de las mujeres vacunadas que reportan este efecto colateral.

La falta de vaina de mielina del sistema nervioso central, también se atribuye a la vacuna contra la hepatitis B, junto con una posible unión entre ésta y la esclerosis múltiple, así como el síndrome Guillain-Barré.[216] Un artículo de una revista médica francesa evaluó esta relación y concluyó que "los hallazgos no permitieron [a los investigadores] excluir con seguridad una asociación entre la vacuna HB (hepatitis B) y la ocurrencia de un primer episodio SNC por falta de vaina de mielina".[217]

Además de esto, la vacuna HB se ha aplicado en por lo menos 22 casos de lupus eritematoso sistémico (LES, un desorden autoinmunológico) que no fue diagnosticado anteriormente. Los autores de un estudio concluyen que "en los pacientes LES, la vacuna contra la hepatitis B puede seguirse por la intensificación de la enfermedad".[218] Mientras que los autores admiten que la conexión puede ser accidental y que están positivamente a favor de la vacunación contra la hepatitis B, ellos elevan las preguntas sobre la vacuna para aquellos con SNC. Sin embargo, recordar que describen casos en los cuales el SNC, no se había diagnosticado con anterioridad. El Dr. Daniel Battafarano, otro investigador médico, comenta: "Se ha reportado que vacunas individuales y una combinación de ellas, están asociadas con el inicio del SNC dentro de 1 a 3 semanas de la vacuna y típicamente después de la secundaria o la inmunización del refuerzo. La vacuna contra la hepatitis B es sólo una de muchas otras que han sido temporalmente relacionadas con el desarrollo del SNC".[219] También él insiste que a pesar de esto, la vacuna contra la hepatitis B es en extremo segura y bien tolerada, aún por los pacientes con SNC. Es difícil dejar a un lado el hecho de que el SNC y la artritis reumatoide son condiciones autoinmunes y que la vacuna HB puede tener un aún no entendido impacto en el sistema inmunológico, que garantice el uso cuidadoso.

En 1988, una masiva campaña de vacunación había empezado en Nueva Zelanda, en un principio dirigida a los niños de 5 años de edad o menos, y extendiéndose en unos años a aquellos de hasta 16 años. Antes de la vacunación, la incidencia de la diabetes en los grupos de estudio era de 11,2 por cada 100.000 casos por año, mientras que después de la inmunización, la incidencia se elevó al 18,2 por cada 100.000. Además, no se han hecho estudios longitudinales para ver si la incidencia ha disminuido más.[220] Mientras que a quienes se vacunaron al nacer, demostraron una incidencia de diabetes mellitus disminuida, los vacunados después de las 6 semanas de edad mostraron evidencia de aumento de diabetes mellitus dependiente de insulina. Una carta al *New Zealand Journal of Medicine* [Revista de medicina de Nueva Zelanda] afirma: "En el inserto puesto en el paquete de las vacunas contra la hepatitis B y en la Mesa de referencia de médicos, se hace notar que provoca varias enfermedades autoinmunes y la AAD ha registrado que las vacunas contra esta enfermedad causan la enfermedad de alopecia autoinmune (página en el ciberespacio de la AAD de los Estados Unidos). La vacuna contra la hepatitis B, igual que otras vacunas, puede potencialmente inducir diabetes mellitus dependiente de insulina".[221]

Es posible que sean estos problemas y la preocupación sobre otros efectos adversos aún desconocidos, los que han llevado a muchos médicos a cuestionar la necesidad y sabiduría de la vacunación universal contra hepatitis B para infantes. Un estudio abordó una encuesta de ejemplo aleatorio de 300 médicos familiares en Carolina del Norte. Del 78 por ciento de los que respondieron, sólo el 17 por ciento aceptó que en su práctica se estaba garantizado la vacunación contra hepatitis B a todos los recién nacidos.[222] El mismo equipo de investigación entrevistó a pediatras y encontró una notable similitud: sólo el 32 por ciento creía que estaba garantizada en sus prácticas.[223]

El panorama a largo plazo

Al examinar algunos de los efectos adversos de las vacunas, hemos visto que pueden tener consecuencias inmediatas a corto plazo que son ambas cosas, leves y serias. Sin embargo, también vimos que están implicadas en un número de problemas crónicos de salud, como alergias, asma, diabetes y artritis reumatoide. Cuando tomamos en consideración las consecuencias de problemas tan insidiosos y perniciosos como esos, como la toxicidad de mercurio y los desórdenes de aprendizaje, la posibilidad de herpes, más tarde en la vida, por el virus dormido de varicela o el potencial de otros problemas, incluyendo funcionamientos defectuosos como la enfermedad de Crohn, que ocurran debido a infecciones virales persistentes, realmente debemos pensar dos veces sobre si evitar ciertas enfermedades es un cortejo que bien compensa los otros. Nuestros hijos merecen vidas largas y saludables. Las vacunas ofrecen beneficios, pero también son un poco de una apuesta. Es posible que las vacunaciones sean sólo una pequeña parte de la prevención de la enfermedad y se necesita poner más énfasis en afinar la inmunidad a través de otros (y más seguros) medios.

SEIS

Decisiones personales y políticas públicas

Al contrario de lo que se piensa detrás de los programas de vacunación, no hay un solo acercamiento a las vacunas, que sea el mejor para todos los niños. La medicina no es una prenda unitalla que a todos queda bien. Este capítulo

- discutirá temas relacionados con la vacunación y la responsabilidad
- explicará el consentimiento informado
- explorará el proceso para tomar decisiones sobre la vacuna, incluyendo si se vacuna, cómo y cuándo vacunar, y cómo hacerlo selectivamente
- discutirá la reducción de las reacciones a la vacuna
- evaluará las elecciones que tendrá qué hacer, con relación a la escuela, exposición a la enfermedad y el cuidado médico
- discutirá asuntos relacionados con la forma de criar niños no vacunados
- expondrá las contraindicaciones de las vacunaciones
- explicará las dispensas de la vacuna
- revelará los eventos adversos reportados
- discutirá las leyes de vacunación en los Estados Unidos

Conforme lea este capítulo, recuerde que la pregunta sobre vacunar, no es un asunto de todo o nada. Muchos padres elijen un territorio medio de vacunación parcial, retrasar las vacunas u otras estrategias que sientan seguras y sensatas para ellos. Además, usted no tiene que tomar la decisión correcta de inmediato. Puede meditarlo, discutirlo con sus amigos y familia, hablarlo con su doctor o hasta con otros, y hacer algo más de investigación. Ser padre o madre es una tremenda responsabilidad, y la decisión sobre si acepta la vacunación es inmensa para los padres que conocen los dos lados de la historia. De cualquier modo, usted debe tener confianza en su decisión y estar dispuesto a enfrentar la responsabilidad de las ramificaciones de su elección. Por lo tanto, piense con cuidado y tome la decisión que esté influenciada sólo por el mejor interés para su hijo.

Las vacunaciones y la responsabilidad personal

Desde el momento en que la mayoría de los norteamericanos son concebidos, se inician en un mar de intervenciones de cuidados de salud. Para cuando cumplen 6 meses, la mayoría han estado expuestos a repetidos ultrasonidos, un parto en un hospital que está plagado de intervenciones médicas (algunas veces de una naturaleza quirúrgica), medicamentos (incluyendo los fármacos para el dolor empleados durante el nacimiento, antibióticos para el dolor de oído y resfriados, etcétera) y un grupo de vacunas. Pocas personas cuestionan esto cuando tienen la edad suficiente, simplemente siguen a través de la vida como receptores de tales tratamientos médicos, sin discusión, ya sea como un asunto de cuidado rutinario o cuando surgen condiciones de salud. Esto es, hasta que han sido tratados erróneamente y experimentan un problema iatrogénico (causado por el doctor) o hasta que se dan cuenta que tales métodos no están fomentando su bienestar (o el de sus hijos).

En este punto, mucha gente está involucrada en un juicio por negligencia médica o le ha dado la espalda al cuidado médico. Este año, la iatrogenia en medicina llenó las páginas de los periódicos, cuando la sociedad médica reconoció que cada año ocurren hasta 80.000 muertes, como resultado de errores médicos, incluyendo cirugías ficticias, diagnósticos impropios de condiciones y lo más importante para nuestra discusión, el inadecuado uso de fármacos (dosis y medicamentos erróneos, recetas erróneas para la persona equivocada). Ante el crecimiento de hasta $12 mil millones de dólares anuales de los mercados de la medicina alternativa y los productos naturales, y en la frecuencia de anuncios publicitarios de productos naturales en revistas y comerciales de televisión, así como su presencia en farmacias y supermercados, es evidente que los norteamericanos le están dando la espalda a la medicina convencional.

Sin embargo, no hay necesidad de ser una víctima de un fármaco erróneamente practicado ni darle la espalda a la medicina. Aún más, aceptar incuestionablemente la medicina alternativa, no es más inteligente que adherirse a la convencional, sin objetar. La clave está en responsabilizarnos de nuestras decisiones en el cuidado de la salud y hacer elecciones sensatas, basadas en una información exacta y valorar nuestras propias circunstancias. En lo que se refiere a las vacunas, esto significa tomar decisiones bien educadas y luego aceptar la responsabilidad de esa elección.

Estar informado es el resultado de buscar activamente información a través de la investigación, el cuestionamiento y la reflexión. Esto requiere que seamos honestos con nosotros mismos y nos sintamos facultados para conseguir lo que necesitamos. Esto puede implicar una decisión de vacunar total o parcialmente a su hijo, o no aceptarlo en lo absoluto. El resultado de sus decisiones es su responsabilidad; por lo tanto, es esencial que tenga una clara idea sobre su estrategia para tomar una decisión, y sobre los planes para responder a las circunstancias que puedan surgir como consecuencia de sus decisiones. También, responsabilizarse quiere decir hacer un acercamiento proactivo para construir la inmunidad de su hijo. No es suficiente tener sólo la esperanza de que su hijo no se va a enfermar.

Consentimiento informado

El consentimiento informado es tomar decisiones que van de intrínsecas a sensatas. Su significado puede parecer evidente, pero vale la pena analizarlo un poco. Por lo general, en el escenario médico, el consentimiento informado es un asunto de formalidad; un médico o una enfermera le informan superficialmente sobre los riesgos y beneficios de un procedimiento, y usted firma un papel aceptando que se lleve a cabo dicha práctica. Con los menores, el tutor firma en nombre del niño. No es común que el consentimiento informado entere al paciente sobre los riesgos en cierta profundidad, casi nunca se discuten las alternativas y principalmente sirve como un mecanismo para proteger al profesional contra cualquier demanda por negligencia médica, porque el paciente experimente efectos adversos como resultado del procedimiento. Es verdad que con frecuencia, a las personas se les da poca información o ninguna, y toda la interacción de "informar" demanda sólo unos cuantos minutos. Puede haber poco espacio para las preguntas, con una respuesta indiferente o molesta por parte del "informante" y todo esto puede hacerse con cierto nivel de coerción emocional por parte del doctor, quien está inclinado a favor del procedimiento. Por ejemplo, en una visita de revisión del bebé, en la cual se administran las vacunas rutinariamente, pocos doctores —o enfermeras, que con frecuencia son quienes ponen las vacunas— pasan más de quince minutos con el paciente. Este es apenas el tiempo suficiente para preguntar cómo se está sintiendo el niño, qué está comiendo y cuáles son sus hábitos de dormir; cómo va la vida en casa y la escuela, antes de administrar la inoculación.

Es raro que estos proveedores de cuidado discutan el potencial de las severas reacciones adversas, más allá de mencionar que son extremadamente inusuales. Puede ser que a los padres sólo se les dé la información de las hojas de los CCE para que la revisen, donde sólo se le quita valor al potencial de las reacciones adversas. Se les dice a los padres que den al niño acetaminofeno, para reducir la molestia que pudiera tener. Por ley, a los médicos se les exige informar a sus pacientes de los riesgos de reacciones adversas a las vacunas. Por desgracia, la poca información que proporcionan puede interpretarse como que cumple los requerimientos de ley. Muchos proveedores de cuidado pueden pasar por alto este paso por completo, y la mayoría de los padres, pensando que las vacunas son seguras y efectivas del todo, nunca hacen preguntas. Esto significa que para estar bien informado, uno debe estar automotivado y proactivo, y no confiar en los profesionales médicos, que pueden estar demasiado ocupados para actualizarse en la literatura y compartir sus hallazgos con los pacientes.

Consentimiento es la primera palabra operativa en el proceso de consentimiento informado. Implica que uno tiene opciones y voluntariamente ha elegido un curso de acción en particular. El consentimiento implica la libertad de rehusar y que los padres tienen las siguientes elecciones:

- Vacunar a sus hijos completamente
- Vacunar a sus hijos de forma selectiva
- Rechazar todas las vacunas

Los padres tienen el derecho legal de decidirse por cualquiera de estas opciones. Por desgracia, como la sociedad apoya sólo a la primera, que es la vacunación completa, hay que pagar un precio por las otras; por lo tanto, esto no es una libertad verdadera y la noción de consentimiento no es precisa del todo. Además, si yo lo presiono a usted para que tome cierta decisión, al enfatizar ciertos aspectos de un tema y eliminando otros, entonces uno podría argumentar que usted no estuvo totalmente informado. Ese es el caso de las vacunas.

Los precios a pagar son aparentes para muchos padres que deciden no vacunar, y necesitan interconectarse con las instituciones públicas. Por ejemplo, se puede dificultar el asistir a la escuela sin una dispensa de vacuna del doctor, que pueden ser difícil de obtener, ya que pocos médicos aceptan apoyar a los padres que no vacunan a sus hijos. De igual forma, el acudir a una guardería puede ser difícil sin los registros de las vacunas. Con frecuencia, a los padres que han escogido no vacunar a sus hijos, se les dificulta encontrar un médico que deseé tener a sus hijos como pacientes en su práctica, ya que muchos de ellos sólo desean ver a los niños que reciben vacunas rutinariamente. Además, en las salas de emergencia, muchos padres de niños no vacunados y los mismos niños, han recibido un trato extremadamente humillante y agresivo, por parte de los médicos y demás personal del hospital, cuando se enteran que el niño no está vacunado, aunque la emergencia por la cual buscan atención no esté relacionada con enfermedades prevenibles con la vacuna.

Hacer una elección informada, significa estar preparado para afrontar todas las ramificaciones de esa elección. Para los padres que se deciden por la vacunación, significa aceptar la posibilidad de reacciones adversas a corto plazo, leves y severas, y saber cómo responder con rapidez y apropiadamente, si aquellas fueran graves. También significa aceptar el riesgo a reacciones a largo plazo, conocidas o no, que pudieran no manifestarse sino hasta años después de recibir la vacuna. Para terminar, quienes escogen vacunar, deberían asumir la responsabilidad de reportar las reacciones adversas, al Sistema de reporte de eventos adversos de la vacuna, para que los CCE y el gobierno federal puedan rastrearlas. Esta es una de las pocas vías que los padres tienen para saber qué reacciones pueden ocurrir y con qué frecuencia, y puede proporcionar una base para demandar vacunas más seguras o cambios en sus políticas.

Los padres que deciden vacunar de forma selectiva o rechazar por completo las vacunas, no sólo deben aceptar las consecuencias médicas de su elección, incluyendo la posibilidad de que su hijo contraiga una de las enfermedades para las que las vacunas están diseñadas para prevenir, sino también las consecuencias sociales, como los conflictos potenciales y confrontaciones con el personal escolar y médico, y hasta amigos y familiares que no estén de acuerdo con la elección. En casos de divorcios han surgido disputas sobre vacuna, involucrando batallas por la custodia de los niños no vacunados. El tema de la vacunación puede convertirse en un punto fundamental, al determinar a quién otorgar la custodia, cuando se le da al que desea vacunar o cuando la otra parte se ve forzada a vacunar para conservar la custodia. Además, con frecuencia hay una sobrecarga emocional que enfrentan los padres que no vacunan, llevando el peso de la ansiedad que llega al hacer una elección de la que les digan (constantemente), que es peligrosa para su hijo. Los padres que deciden no vacunar deben pasar por un esfuerzo extra para inscribir a sus hijos en la escuela, campamentos de verano, guarderías y universidades, y deben estar conscientes de la posibilidad de que sus hijos se expongan a niños que pueden contagiarlos como resultado de una vacunación, como fue el caso hasta la reciente discontinuación del uso rutinario de la vacuna oral contra la polio. Para terminar, estos padres pueden enfrentarse con consideraciones únicas si deciden viajar a lugares donde ciertas enfermedades aún están activas, o si en este país surgiera alguna epidemia. Sin embargo, cualquier niño puede ser susceptible a tales enfermedades, ya que ninguna vacuna proporciona una protección total en cada receptor.

Tomando decisiones relacionadas con la vacuna

Los métodos más efectivos para tomar una decisión, involucran el cuestionarse a uno mismo y sopesar las respuestas para llegar a la mejor elección. Esto se puede hacer al elaborar una lista de las situaciones "a favor y en contra" sobre si vacunar o no. Luego, al comparar se puede tomar una decisión. Es importante que en su proceso de toma de decisión, usted incluya sus valores, creencias y sentimientos; sin embargo, un cierto grado de objetividad puede producir la más sensata de las decisiones. Es posible que sea necesario repetir este proceso para cada una de las vacunaciones individuales.

Si desean tomar una decisión informada sobre la vacunación, los padres deben hacerse las siguientes preguntas, para cada uno de sus hijos:

- ¿Qué tan peligrosa es la enfermedad contra la cual voy a vacunar? (Esto se debe contestar para cada una de las enfermedades para las que se va a vacunar.)
- ¿Cuál es la probabilidad de que mi hijo contraiga la enfermedad si no se vacuna? ¿Si sí la recibe? (Recuerde, las vacunas no son el 100 por ciento efectivas.)
- ¿Cuáles son los riesgos de la vacuna y cuál es la probabilidad de que ocurran?
- ¿Está mi hijo en alto riesgo debido a una reacción adversa a las vacunas?
- ¿Puedo minimizar los riesgos de que mi hijo se enferme?
- ¿Puedo disminuir el peligro de una reacción a la vacuna, en mi hijo?
- ¿Qué asuntos legales involucra mi decisión?
- Si decido no vacunar, ¿puedo vivir a gusto con mi decisión?

La información que usted ha leído en los anteriores capítulos de este libro, le ha proporcionado un cimiento sobre el cual contestar muchas de estas preguntas, en particular en lo relativo a los riesgos asociados con las enfermedades y las vacunas. Además, ha aprendido mucho sobre cada enfermedad y el tratamiento médico convencional. En los siguientes capítulos, aprenderá cómo puede minimizar el riesgo de que su hijo contraiga enfermedades y cómo tratar en casa, con más seguridad, algunas condiciones de la infancia. También buscaremos minimizar los riesgos de las reacciones adversas a las vacunaciones, sus contradicciones y las consideraciones legales que las rodean.

Sin embargo, una pregunta que ninguna información académica puede contestar por usted, es aquella de su habilidad para vivir con sus decisiones. La elección de no vacunar a sus hijos puede no sólo exponerlo a usted a tremendas críticas sociales, sino que también puede crear presiones internas. Por ejemplo, algunos padres deciden no inocular porque le temen al daño que las vacunas puedan causar. No obstante, también sienten cierto grado de paranoia por la enfermedad, preocupándose sobre el tétanos siempre que sus hijos corren descalzos, y cuestionando sobre enfermedades cada vez que ellos están con otros niños enfermos o recién vacunados. Esto es una carga terrible en la vida, al igual que una tremenda cantidad de ansiedad que puede proyectar a su hijo. En ocasiones, los padres que deciden no vacunar, pueden cuestionar su elección; esto es saludable, y muestra inteligencia y reflexión. Pero si constantemente se siente preocupado por su decisión y por su hijo, puede ser mejor que considere el vacunar a su pequeño, parcial o totalmente.

Para finalizar, recuerde que su decisión sobre las vacunas es asunto suyo. No está obligado a discutir con nadie sus decisiones sobre este tópico, ni el estado de vacunación de su hijo, más que para informar a la escuela o en una base legal. Usted tiene el derecho de protegerse a sí mismo y a su hijo, contra preocupaciones inmerecidas o hasta de una hostilidad categórica.

Estrategias para vacunar

Mientras que algunos padres pueden decidirse por renunciar a todas las vacunaciones, usted podría no sentirse a gusto con una decisión como esa para sus propios hijos. Existe un número de formas de vacunar selectivamente, para que sus preocupaciones por la seguridad estén cubiertas. Algunos padres pueden desear que sus hijos sean protegidos de ciertas enfermedades, por medio de las vacunas y quieren una inmunidad natural para otras (por ejemplo, la varicela). Otros se preocuparán sobre la seguridad de ciertas vacunas pero no de otras. Por lo tanto, usted puede decidirse por la vacunación selectiva, al dar a su hijo algunas vacunas y rechazar otras, con las que no se sienta cómodo o crea innecesarias. Por ejemplo, muchos padres que vacunan de forma selectiva, evitan la vacuna de pertussis celular y en su lugar eligen la acelular, permiten sólo la vacuna de polio inactivada y no dan la de varicela. Debido a que durante los pasados años han cambiado las recomendaciones de la Academia norteamericana de pediatría y de los Centros para el control de la enfermedad, elecciones como esas, que anteriormente se consideraban "radicales", ahora son preferibles. Otros padres vacunan con sólo tétanos y polio inactivada, porque sienten confianza de que es improbable que su hijo sea expuesto a o afectado adversamente por otras de las enfermedades por las que vacunamos.

Pero otro conjunto de estrategias que los padres utilizan para vacunar, consiste en retrasar la vacunación, con lo cual el niño no se vacuna sino hasta después de los 6 meses o 1 año de vida. Muchos sienten que esto da tiempo para que se desarrolle el sistema inmunológico del niño, permitiéndole tolerar mejor las vacunas. Con frecuencia, este acercamiento está combinado con una inoculación selectiva. Los padres también pueden decidirse por hacer que el pediatra administre las vacunas en forma separada, en lugar de muchas en una sola visita.

Sin importar si usted elige dar una vacunación completa, parcial o ninguna, recuerde: Tome su propia decisión. No se permita sentirse acosado por posiciones extremas o por ninguna. Usted y su hijo tendrán que vivir con las repercusiones de sus elecciones. Tome las decisiones con las que se sienta bien y lo mejor que pueda.

Reduciendo la reacción de la vacuna

Los padres que se decidan por la vacunación, pueden llevar a cabo una variedad de estrategias para reducir las reacciones adversas a la vacuna. Algunas de ellas están documentadas científicamente, otras pertenecen al sentido común.

Dar acetaminofeno antes de la vacunación: Un artículo que apareció en *Pediatríc Infectious Disease Journal* [Revista pediátrica de enfermedades infecciosas] documenta "significativamente menos reacciones locales y sistemáticas . . . en infantes tratados con acetaminofeno entre los 2 a 6 meses de edad".[1] Sin embargo, este tratamiento no confiere ningún beneficio a los de 18 meses o más, que tienen índices más altos de reacciones sistemáticas y locales que los bebés más pequeños.

Desde la perspectiva de la medicina natural, el acetaminofeno sólo esconde los síntomas que el cuerpo está tratando de expresar en respuesta a la amenaza percibida, la vacuna. Además, la vacunación en sí misma crea un estado viral crónico o bacterial latente, que también es una forma de suprimir la enfermedad. Ya que no se manifiestan los síntomas palpables de enfermedad, que producen una gran molestia en el niño, lo que conduce a una aparente reacción reducida y comodidad incrementada, a la larga, esto no es necesariamente bueno para el bienestar inmunológico del niño.

Otros dos artículos de la revista médica sugieren que las reacciones adversas pueden reducirse al escoger agujas de un tamaño específico y un lugar determinado para la inyección. Un estudio que apareció en el número de mayo de 1989 de *Pediatrics* [Pediatría], demostró que el dolor severo se redujo al poner una inyección de DPT-polio en el brazo y no en el muslo, aunque en aquel se observó más a menudo un enrojecimiento e inflamación después de una inyección. El estudio concluye que los padres reportaron más reacciones de moderadas que severas, con las inyecciones en el muslo en lugar de en el brazo. El estudio se condujo con niños de 18 meses de edad, y se encontró que la inyección en el brazo eliminó el cojear, que sucede de 24 a 48 horas después de la inyección, y que está asociado con la vacunación en el muslo. Hubo más enrojecimiento e hinchazón con una aguja de 16 milímetros comparada con la de 25 milímetros.[2] De acuerdo con L. J. Baraff y colegas, se vio que la reactividad disminuyó un poco al poner inyecciones en los glúteos, y no en los muslos, pero "ningún lugar de la inyección fue consistentemente asociado con la baja de los índices de reacción."[3]

Nota: Su doctor debería tener epinefrina a la mano cuando administre las vacunaciones, en caso de una reacción anafiláctica. Esto se enfatiza en las instrucciones del fabricante que aparecen en el inserto del empaque, de forma sistemática.

Los padres han encontrado que posiblemente la mejor estrategia para reducir las reacciones sea evitar las vacunas múltiples, programando estratégicamente las vacunaciones y aumentando el número de visitas al consultorio de pediatra. Esto encaja a la perfección dentro de los derechos legales de lo que los padres pueden hacer.

Además, es lo más importante asegurarse de que los niños estén sanos cuando reciben sus vacunas. Posponerlas si su niño tiene fiebre, resfriado, dolor de oído u otros signos visibles de enfermedad. Asegúrese de que el pequeño descanse bien antes de la visita al pediatra y programarla por la mañana, cuando tenga todo el día para observar las reacciones en el niño.

La administración de la vacuna puede consumir una gran cantidad de vitamina C y además, ésta puede reducir las reacciones adversas; por lo tanto, es posible que usted desee aumentar la ingesta de su hijo de esta vitamina con un suplemento con bioflavinoides. Para los niños menores de 2 años administrar 100 miligramos, 4 veces al día, de 3 a 5 días antes de la vacunación. Para los mayores, pueden ser 250 miligramos de vitamina C las mismas veces y el mismo periodo de tiempo.

También, es posible que la adecuada vitamina A prevenga las reacciones severas. Sin embargo, algunas formas de esta vitamina pueden ser tóxicas para los niños. Dar sólo beta-caroteno o caroteno, hasta 1.000 unidades internacionales una vez al día, para niños menores de 2 años y hasta 5.000 unidades internacionales para los mayores, por varios días antes de la vacunación.

Los médicos homeopáticos recomiendan lo siguiente, para reducir la probabilidad de una reacción adversa a la vacuna:

- Dar ledum 30C, 3 dosis diariamente un día antes y 3 días después de la vacunación, *o* 3 dosis con 30 minutos de separación después de la vacunación *y* dar hipericum 30C, 3 dosis diarias por lo que toca al ledum (arriba), combinado con éste en esta misma dosis.

o

- Dar nosode (versión homeopática de los organismos, por ejemplo, nosode MMR) en una dosis 200C, una toma 2 días antes de la vacunación y una vez inmediatamente después de vacunar.

o

- Dar thuja 30C, 3 dosis con 12 horas de separación, después de la vacunación.

Para la vacuna contra la polio dar:

- Ledum e hypericum como se describen arriba *y* thuja 4C, una dosis diaria, 2 semanas antes y 2 semanas después de la vacunación.[4]

La medicina homeopática se basa en el concepto de "lo parecido cura lo parecido", lo que significa que una sustancia que puede causar síntomas similares a la enfermedad, cuando se administra en dosis muy pequeñas y en forma especialmente potencializada (se hace al agitar vigorosamente la solución), puede tratar una enfermedad como esa. Debido a que las preparaciones homeopáticas son altamente diluidas como para, de hecho, no contener alguna sustancia física de la cual se derivan, no se pueden evaluar por un método convencional de laboratorio y son muy controversiales. Muchos reportan excelentes curas con un tratamiento homeopático; otros, ningún beneficio. Ciertamente no existe daño en agregar los remedios antes descritos, a un esquema de prevención de la reacción; sin embargo, si surge una seria reacción adversa, no deberían confiar en ellos como el principal tratamiento médico. Además, es poco probable que los remedios homeopáticos sean adecuados para la protección contra enfermedades serias, y no sustituyen a la vacunación convencional.

Recuerde, a un niño que acaba de ser vacunado se le ha inyectado una o más de las mismas serias enfermedades infecciosas en su cuerpo. Por esto, con frecuencia se "enferman" después de la vacunación. Trate a su hijo como si estuviera enfermo; esto es, vaya a casa, haga que descanse, proporcione alimentos nutritivos pero sencillos, evite las visitas y abríguelo en casa por un día o varios, si su hijo ya ha tenido una reacción a la vacuna o parece estar teniendo una leve. Se puede administrar acetaminofeno a los niños con un historial de convulsiones, dándolo cada 4 horas por un día completo. A otros niños se les puede dar vitamina C, hierbas como la echinacea para realzar la inmunidad, u otras para clamar y tranquilizar al niño, como la manzanilla, el toronjil y lavanda (ver el capítulo 8 para más detalles sobre la forma de usar hierbas con los niños). El sentido común y las medidas de comodidad pueden ayudar a reducir las molestias y reacciones.

Nota: Si surgiera una reacción seria a la vacuna, consulte con su doctor o lleve al niño a la sala de emergencia de un hospital, de inmediato.

Cuándo no vacunar

Hasta la convencional clase dirigente médica reconoce que las vacunas son contraindicadas para ciertos niños y bajo ciertas circunstancias. La siguiente información está basada en las recomendaciones del Comité asesor de prácticas de inmunización (CAPI) y aquellas del Comité sobre enfermedades infecciosas (Comité del libro rojo) de la academia norteamericana de pediatría. Estas recomendaciones pueden variar entre los diferentes fabricantes. Las indicaciones están actualizadas a marzo del 2000; la autora tuvo acceso a ellas el 22 de agosto del mismo año y el lector puede acceder a la página en el ciberespacio del Programa nacional de inmunización de los CCE, www.cdc.gov/nip/recs/contraindications.htm. El Centro nacional de información de la vacuna, considera a estas recomendaciones como una lista de contraindicaciones muy minimizada y excesivamente restringida.[5] A esto le seguirá un análisis más amplio sobre ellas. Los datos marcados con un asterisco indican áreas de controversia, lo que se analiza en la siguiente sección "Jugando a lo seguro".

CONTRAINDICACIONES Y PRECAUCIONES ACEPTADAS
POR LA ADMINISTRACIÓN DE LA VACUNA

Vacuna	Verdaderas contradicciones y precauciones	Falso (Se pueden vacunar)
General para todas las vacunas (DPT, DPTa, VPO, SPR, Hib, hepatitis B y varicela)	Reacción anafiláctica a una vacuna contraindica más dosis de esa vacuna	Reacciones leves moderadas que siguen a una dosis de antigeno inyectable*
	La reacción anafiláctica a una vacuna, contraindica el uso de otras vacunas que contengan esa sustancia	Fiebre baja a moderata despues de una previa dosis de vacuna*
	Enfermedad moderada o severa con o sin fiebre	Enfermedad leve o aguda con o sin fiebre
		Actual terapia antimicrobial*
		Fase de convalecencia de una enfermedad

CONTRAINDICACIONES Y PRECAUCIONES ACEPTADAS
POR LA ADMINISTRACIÓN DE LA VACUNA (CONTINÚA)

Vacuna	Verdaderas contradicciones y precauciones	Falso (Se pueden vacunar)
		Prematuros (misma dosis e indicaciones igual que para los infantes normales de término completo)*
		Exposición reciente a enfermedad infecciosa*
		Alergias o tendencia familiar a alergias*
		Embarazo de la madre o contacto en casa*
		Miembro no vacunado en casa*
DPT/DPTa	Encefalopatía dentro de los 7 días de administración de previa dosis de DPT/DPTa	Temperatura de menos de 40,5°C después de una dosis previa
	Precauciones: fiebra e de 40,5°C dentro de las 48 horas después de la previa DTP/DTPa no atribuible a otras causas	Historial familiar de convulsiones*
		Historial familiar de SMSL*
	Colapso o estado parecido al shock, dentro de las 48 horas posteriores a la DTP/DTPa	Historial familiar de un evento adverso, después de la vacuna DTP/DTPa*
	Convulsiones dentro de los 3 días de recibir una anterior DTP/DTPa	
	Llanto persistente e incontrolable durante 3 horas, dentro de las 48 horas previas a la DTP/DTPa	
	Sindrome Guillain-Barré dentro de las 6 semanas posteriores a una dosis	

CONTRAINDICACIONES Y PRECAUCIONES ACEPTADAS
POR LA ADMINISTRACIÓN DE LA VACUNA (CONTINÚA)

Vacuna	Verdaderas contradicciones y precauciones	Falso (Se pueden vacunar)
VPO	Infección con virus de SIDA o contacto con este virus en casa	Leche materna*
		Actual terapia antimicrobial
	Inmunodeficiencia conocida; inmunodeficiencia por contacto en casa	Diarrea leve
	Precaución: Embarazo	
VPI	Reacción anafiláctica a la neomicina, estreptomicina o polimixina B	
SPT	Reacción anafiláctica a la neomicina o gelatina	Tuberculosis
		Prueba simultánea de piel TB
	Embarazo	
	Inmunodeficiencia conocida	Leche materna
	Precaución: Reciente administración de un producto de sangre o prearación de inmunoglobulina	Embarazo de la madre o contacto en casa
		Infección de SIDA sin evidencia de severa inmunodeficiencia
	Trombocitopenia	
	Historia de tromboctiopenia purpura	Reacción alérgica al huevo
		Reacciones no anafilácticas a la neomicina
Hepatitis	Ninguno	
Hepatitis B (VHB)	Reacción anafiláctica al hongo de baker	Embarazo
Varicela	Neomicina o gelatina	un contacto en casa
	Embarazo	Infección de SIDA por contacto en casa
	Inmunodeficiencia conocida	
	Precaución: Recepción de preparación de inmunoglobulina dentro de los 5 meses	Embarazo en la madre o contacto en casa

JUGANDO A LO SEGURO

Mientras que los Centros de control de la enfermedad, el Comité asesor sobre prácticas de inmunización y la Academia norteamericana de pediatría pueden jugar conservadoramente, los padres que se preocupan por las reacciones adversas a las vacunas pueden desear jugar a lo seguro. De hecho, con base en la literatura médica, los datos de SREAV y del Centro nacional de información sobre vacuna, muchos de los factores que los CCE alegan que son ideas falsas, deberían ser la causa de una preocupación considerable. Hagamos una revisión breve a aquellos que deberían ser la causa de una reflexión seria antes de administrar una vacuna.

* *Reacciones locales de leves a moderadas, después de una dosis de un antígeno inyectable:* Mientras que las anteriores reacciones leves a una vacuna no indican necesariamente que el niño tendrá más reacciones, una moderada puede ser preocupante, ya que algunas empeoran con más dosis.
* *Fiebre baja o moderada después de una anterior dosis de vacuna:* Otra vez, la fiebre después de la vacuna es común y no necesariamente indicativa de una futura reacción adversa; sin embargo, debería ser la causa de un cuidado extremo.
* *Enfermedad leve o aguda, con o sin una fiebre baja:* El sentido común dicta que si un niño ya está un poco enfermo, no se le debe vacunar hasta que esté bien. La enfermedad afecta la inmunidad; la vacunación podría reducirla. ¿Por qué no sólo esperar? Los niños que se enferman después de una vacuna, deberían observarse muy de cerca después de las siguientes vacunaciones. Muchos padres cuyos niños que con el tiempo tienen reacciones adversas severas, reportan que con las vacunas anteriores, sus hijos tuvieron reacciones leves.
* *Actual terapia antimicrobial:* Si el niño está recibiendo una terapia con antibióticos, debido a que está enfermo o luchando contra una infección reciente, esto indica una disminución de inmunidad temporal. Otra vez, es probable que las vacunas también reduzcan la inmunidad; por lo tanto, puede ser prudente esperar hasta que el niño haya tenido la oportunidad de recuperarse por completo, antes de administrar las vacunas.
* *Fase convaleciente de una enfermedad:* Ver el párrafo anterior.
* *Prematuro (mismas dosis e indicaciones como para los infantes normales y de término completo):* Los niños prematuros tienen una función disminuida del hígado, por debajo del funcionamiento del mismo órgano normalmente inmaduro en los neonatos saludables. La inmediata inmunización postnatal con la vacuna contra hepatitis B en bebés prematuros,

puede incrementar la probabilidad de intervenciones, debido a la fiebre que causa la vacuna que puede predisponer a las reacciones e incrementar la probabilidad de ictericia neonatal, también llevando a intervenciones adicionales. Retardar las vacunas en recién nacidos que no tienen hepatitis B, no incrementa el riesgo de contraer esta enfermedad.

- *Exposición reciente a una enfermedad infecciosa:* La misma preocupación que la de una enfermedad leve en el momento de la vacunación. ¿Por qué comprometer más la inmunidad en un niño que puede estar en las primeras etapas de lucha contra una infección?

- *Alergias o tendencia familiar hacia las alergias:* Si las alergias han predispuesto a otros miembros de la familia para tener reacciones a la vacuna, esto provoca una preocupación importante, por lo menos.

- *El embarazo de la madre o contacto en casa:* Se desconoce cuántas de las vacunas infantiles afectarían a las mujeres embarazadas, y algunas pueden predisponer a la embarazada a la exposición de virus vivos, como es el caso de las vacunas contra la rubéola y la varicela; por lo tanto, la preocupación y el cuidado están garantizados.

- *Miembro de la familia, no vacunado:* En varias décadas, las únicas incidencias de poliomielitis en los Estados Unidos, han sido un resultado del contacto directo o indirecto con la vacuna de polio vivo (VPO). Parece una razón suficiente para evitarla, si hay miembros de la familia, no vacunados. Esto se enfatiza claramente en la literatura.

- *Temperatura de 40,5°C después de una dosis anterior:* No sé lo que piensan otros padres, pero yo estaría realmente preocupada si mi hijo desarrollara una temperatura de 40,5°C después de cualquier cosa y seguramente, tomaría precauciones extremas antes de usar esa sustancia otra vez.

- *Historial familiar de convulsiones:* Un estudio de los CCE, conducido en 1987, mostró que los niños con un historial personal de convulsiones, son 9 veces más propensos a tener un ataque después de una vacuna de DPT, y quienes cuentan con un historial familiar de convulsiones, su propensión es 3 veces mayor a tener una convulsión después de una inyección de DPT, que aquellos que no tienen esos antecedentes.[6]

- *Historial familiar de SMSL:* Si existe aunque sea una remota posibilidad de que ciertas vacunas contribuyen al SMSL, entonces parece sensato evitarlas, por lo menos en aquellos niños con un historial familiar de este síndrome. Ya que no se cuenta con una clara comprensión sobre qué lo causa, además de que las muertes por éste ocurren "fortuitamente" con las vacunaciones, en particular con las de DPT, entonces es lógico que uno no pueda eliminar la asociación por completo.

- *Historial familiar de un evento adverso después de una vacuna DTP/ DTPa:* Otra vez, el sentido común dicta una extrema precaución a este respecto. Parece que muchas familias muestran una tendencia hacia las reacciones, y de verdad, existen numerosos testimonios de padres que tienen varios hijos que han tenido reacciones adversas después de recibir las vacunas.

- *Amamantar:* Es probable que esto sólo sea preocupante en el caso de que una madre sea susceptible a la polio y su bebé, al que esté amamantando, haya recibido la VPO, exponiéndola al poliovirus vivo. Este también es el caso de las madres susceptibles que no amamantan. Quienes sí lo hacen y que no fueron vacunadas contra la polio, deberían dar a sus bebés sólo la VPI (inactivada). Los doctores no siempre preguntan sobre el historial familiar de vacunas (aunque se supone que lo hagan), así que usted debe mencionarlo al doctor de su bebé.

Reportando eventos adversas

Para reportar un evento adverso, complete la forma del SREAV (disponible en farmacias) y envíela, o informe del evento llamando al 800-822-7967. También lo puede hacer al Centro nacional de información de la vacuna (CNIV), un banco de información sobre vacunas, que mantiene un registro de las reacciones adversas a las vacunas. Llamar al CNIV al 703-983-DPT3.

Las leyes de las vacunas y las dispensas

Cada estado tiene diferentes requerimientos para las vacunas, lo que también puede variar con cada vacuna. A partir de 1995, los CCE proporcionan la siguiente información sobre estos requerimientos: Las vacunas contra difteria, rubéola, sarampión y polio son obligatorias en los 50 estados. La de pertussis es indispensable en todos los estados, excepto en los siguientes: Idaho, Maine, Missouri, Nueva York, Oregon, Pennsylvania, Texas y Washington. La vacuna contra las paperas se requiere en todos los estados menos en Alaska, Arkansas, Iowa, Maryland, Missouri, Nuevo México, Vermont y Virginia del Oeste. La de tétanos es obligatoria en todos menos en Missouri y Nueva York. Casi todos los estados exigen la vacuna Hib para aceptar a los niños en las guarderías, los programas Head Start y (Ventaja inicia) parecidos. La vacuna contra la hepatitis B se requiere en casi el 50 por ciento de los estados y es muy recomendada.[7]

Julius Landwirth, M.D., J.D., explica el estado legal de la vacunación en los Estados Unidos, en su artículo en *Pediatric Clinics of North America* [Clínicas pediátricas de Norteamérica]:

> La autoridad del estado para sustituir constitucionalmente los derechos protegidos de los padres, para tomar decisiones sobre el cuidado de la salud para sus hijos, descansa en su "fuerza pública", una holgadamente definida doctrina bajo la cual, el gobierno tiene la autoridad para promulgar una legislación coercitiva, con el interés de proteger la salud y seguridad pública. La Suprema corte de los Estados Unidos ratificó esta doctrina en 1905, cuando rechazó la demanda de un ciudadano de Cambridge, Massachussetts, sobre el hecho de que una ley municipal que requería la vacunación contra la varicela para todos los adultos, violaba su libertad personal. La Corte reglamentó que las leyes de vacunación obligatoria, aplicadas con discreción, se encuentran entre los "múltiples controles a los cuales es necesario que toda persona se sujete para el bien común".[8]

Desde entonces, las cortes han sostenido que la admisión preventiva a, y el acceso negado a la educación, no son inconsistentes con los requerimientos de vacunación del estado y hasta el derecho constitucionalmente garantizado a la libertad de religión, puede ser sustituido por los reglamentos de vacunación.[9]

DISPENSAS MÉDICAS

En los Estados Unidos, cada estado, con la excepción de Alaska, donde las leyes de vacunación son vagas y pueden no ser obligatorias, permite alguna forma de exención de las vacunaciones. En Mississippi y Virginia del Oeste, las únicas dispensas que parecen existir son las médicas, por las cuales un médico debe verificar que por alguna razón, su hijo está médicamente imposibilitado para recibir la vacuna.[10]

Las dispensas médicas pueden ser muy difíciles de obtener, y como se vio previamente, la ventana para calificar dentro de los estándares de los CCE, CAPI y ANP como una verdadera dispensa médica, es muy estrecha y limitada. Encontrar un pediatra o un médico familiar comprensivo, al comienzo de su carrera como padre puede servirle como una magnífica inversión, mientras su hijo está creciendo y usted enfrenta problemas como el requerimiento de una exoneración de vacuna para la escuela.

DISPENSAS RELIGIOSAS

Todos los estados ofrecen dispensas religiosas, a excepción de Mississippi y Virginia del Oeste. Sin embargo, para que éstas sean garantizadas, algunos estados requieren la prueba de afiliación con una organización religiosa, cuyas creencias se opongan a la vacunación. Los estados que solicitan esto incluyen a Arkansas, Hawaii, Iowa, Kansas, Nebraska, Oregon, Carolina del Sur, Dakota del Sur y Texas.[11] De acuerdo con la estudiosa de la ética médica, Catherine Diodati, recientemente han existido varios reglamentos de la corte federal, que han permitido a los padres demandar dispensas religiosas, sin tener una afiliación formal con una iglesia.[12] Otros estados ofrecen una amplia definición de creencias religiosas que incluyen las personales.

DISPENSAS FILOSÓFICAS

Las dispensas filosóficas permiten a los padres objetar las vacunaciones, sobre la base de una creencia filosófica personal. Hace poco, una doctora amiga de mi familia, me comentó que la dispensa filosófica para su hijo había sido rescindida, después de que ella le dio una vacuna contra el tétanos. La pertinente agencia estatal le informó que ya no era posible que ella tuviera una convicción filosófica que le evitara ponerle a su hijo las vacunas, como ya claramente lo había hecho. Me dijo que a varios de sus pacientes les dijeron que debían darles a sus hijos todas las vacunas o que si tenían esta concesión por una dispensa filosófica, no darles ninguna. Además, ha habido tendencias nacionales para implementar estrictos sistemas para rastrear las vacunas y un movimiento para eliminar las dispensas filosóficas. Fisher recomienda que los padres que escojan una dispensa filosófica, mantengan una vigilancia cercana sobre la legislación estatal.[13] A partir de 1997, los siguientes estados permitieron las dispensas filosóficas: Arizona, California, Colorado, Idaho, Louisiana, Maine, Michigan, Minnesota, Nuevo México, Dakota del Norte, Ohio, Oklahoma, Rhode Island, Utah, Vermont, Washington y Wisconsin.[14]

LA ESCUELA Y EL NIÑO NO VACUNADO

Las escuelas públicas y privadas, las guarderías, las universidades y cualquier programa que reciba fondos públicos, tienen el derecho para demandar que su hijo esté vacunado para ser admitido en el programa. Las escuelas privadas o religiosas tienen el derecho de rechazar las dispensas, pero los programas financiados públicamente aceptan las dispensas permitidas por el estado. Las leyes estatales autorizan a las escuelas a negar la admisión de su hijo no vacunado, en el caso de una epidemia de una enfermedad prevenible con la vacuna. Se le puede pedir que firme una condonación para que la escuela se dé por enterada que usted entiende esto, y que asume toda la responsabilidad por las consecuencias para el bienestar de su hijo, ante su elección de no vacunar.

PRUEBA DE INMUNIDAD

Algunos estados y escuelas pueden aceptar una prueba de inmunidad como un sustituto satisfactorio de la vacunación. Usted necesitará, a su costo, llevar a su hijo con un doctor o laboratorio privado que desee hacerle un análisis de sangre. El resultado debe estar dentro del rango que demuestre inmunidad. En el caso de una epidemia, es posible admitir la prueba de inmunidad para que su hijo pueda permanecer en la escuela.[15]

FORMATOS DE DISPENSA

Cada estado tiene sus propios requerimientos y, con frecuencia, sus formatos de dispensa. De hecho, no tiene ninguna utilidad usar otras formas y por lo tanto, en este libro no se proporciona ningún ejemplo de ellos. Si usted planea solicitar una dispensa de vacunación estatal, hable con el doctor de su hijo o contacte al departamento de salud estatal, para obtener las formas apropiadas.

ASISTENCIA PÚBLIC

Ahora se está usando la prueba de vacunación, como un apalancamiento financiero contra las familias que solicitan asistencia pública, para asegurar que sus hijos estén al corriente en sus vacunas. La ayuda financiera puede negarse o reducirse para las madres en el programa de asistencia social, o a las mujeres que reciban apoyo del Programa especial de nutrición suplementaria para mujeres, infantes y niños (MIN). Con frecuencia, la asistencia se reduce en cierto grado por niño no vacunado, como es el caso de la disminución del número de cupones otorgados por el MIN.[16] Esto penaliza severamente a las mujeres que tienen una convicción personal de no vacunar y los servidores de la asistencia pública, lo consideran como una de las formas más efectivas para asegurar la obediencia a los requerimientos de la vacuna.

DISPENSA NEGADA

El estado tiene el derecho de rechazar su solicitud de dispensa. Como se mencionó antes, la dispensa filosófica ha sido negada sobre la base de una vacunación parcial. Si a usted le pasara esto, pregunte el motivo del rechazo y vuelva a someter su solicitud, revisándola como sea apropiado, si es necesario. Si otra vez la rechazan, lleve un cuidadoso registro de todas las conversaciones y contactos, y apele a una autoridad de más alto rango en la cadena administrativa de mando, o a un organismo oficial más arriba. Siga manteniendo registros detallados de todas las interacciones y consulte a un abogado, si no puede lograr lo que desea de forma individual. El Centro nacional de vacunación puede proporcionar una referencia (ver Fuentes).

RECOMENDACIONES, REQUERIMIENTOS Y PROBLEMAS LEGALES

Barbara Loe Fisher, en su eminentemente útil libro *The Consumer's Guide to Childhood Vaccinations* [Guía del consumidor para las vacunaciones infantiles], nos recuerda que las recomendaciones y leyes no son sinónimas, y que mientras que es probable que su estado requiera ciertas vacunas, otros pueden sólo recomendarlas. Por lo tanto, es importante averiguar las leyes para su estado. El Centro nacional de información de la vacuna (CNIV) le enviará los sumarios de las leyes estatales, si se le solicita (ver Fuentes). En el caso de que se vea involucrado en un problema legal relacionado con la vacunación, hay abogados que se especializan en esta área y están disponibles para una asistencia legal. Contactar el CNIV para referencias.

Altamente recomiendo que los padres lean el excelente libro de Catherine Diodati *Immunizations: History, Ethics, Law, and Health* [Inmunizaciones: Historia, ética, ley y salud], para tener un inteligente análisis sobre las muchas formas en que las leyes de vacuna infringen los derechos personales y cómo la misma necesidad de mantener las dispensas es en sí, una infracción a la libertad. Ella elabora un argumento coherente sobre la libertad individual, reconociendo, al mismo tiempo, la meta del estado para proteger a la mayoría de la comunidad de posibles y supuestas consecuencias de la libertad individual.

He hecho un esfuerzo para consolidar la información en este libro, confiando profundamente en la literatura médica y no en los que critican la vacuna ni en los de salud popular, para que usted tenga un punto de vista objetivo sobre el asunto de la vacunación. Sin embargo, la información en los libros que critican la vacuna, es exactamente lo que usted quiere si, como un padre que no vacuna, está tratando de tejer su red a través del sistema de educación. Con este propósito y para ampliar su investigación, lo animo para que lea los libros y artículos de Neil Miller, Randall Neustaedter, Walene James y otros. Los libros de Barbara Loe Fisher cuentan con un equilibrado acercamiento y consistentemente bien investigados, mientras levantan preocupaciones muy críticas sobre las vacunas y sus políticas. Además, la educación nacional sobre las vacunaciones y los grupos de investigación, pueden ser de utilidad ya que proporcionan detallada información legal.

Niños no vacunados y la exposición a enfermedades infecciosas

Los padres que deciden no vacunar, tienen diversas actitudes hacia sus hijos y la enfermedad. Unos complacientemente asumen que si el niño se ve saludable, no se va a enfermar, pero no construyen proactivamente la inmunidad. Otros hacen lo contrario, realzan la inmunidad. Algunos planean tener un tratamiento médico, si llegara a surgir una enfermedad infecciosa, o vacunar en el caso de una epidemia de una enfermedad. Varios tratan de exponer a su hijo a las enfermedades infecciosas menores cuando les es posible, para darles inmunidad de estas enfermedades mientras aún son jóvenes. Para este fin, he sabido del intercambio de playeras entre amigos de diferentes estados. Por ejemplo, cuando un niño tiene varicela, su playera se envía por correo nocturno a un amigo cuyo hijo no la ha tenido, y a quien le ponen la prenda con la esperanza de que resulte en un caso formal de varicela.

En general, el construir la inmunidad proactivamente, la exposición natural a apropiadas enfermedades infecciosas (¡no necesariamente vía el correo de los Estados Unidos!) y una actitud razonable hacia la vacunación, parecen prudentes si ocurriera una epidemia de una enfermedad seria, como la difteria. La suposición de que niños saludables no se enferman es un error, y algunas enfermedades son deseables porque se estimula el sistema inmunológico y construyen la inmunidad sobre la base de contraer enfermedades infecciosas. Y los niños saludables sí se enferman. Tienen momentos de una tensión incrementada (la dentición, la tarea de la escuela, presión de la vida en casa y la de la escuela, la pubertad) que terminan en una disminución de la resistencia. Algunos microorganismos son altamente especializados, y evolucionan para vencer hasta a algunas de las más ingeniosas de nuestras innatas defensas físicas. Mientras que el poder del pensamiento positivo no puede subestimarse, debido a su potencial para mejorar la salud, pienso que esto va un poco más lejos, como para suponer que puede prevenir toda enfermedad.

Sin embargo, por lo general los niños saludables con fuertes sistemas inmunológicos, pueden acumular una formidable resistencia contra la enfermedad y ciertamente, esta es la mejor defensa que tenemos para prevenir la enfermedad e impedir reacciones adversas a las vacunaciones. Los niños saludables también son propensos a tener infecciones más leves que sus contrapartes menos saludables. El extremo de esto se ve en niños mal nutridos, de países en vías de desarrollo o en niños inmunocomprometidos, quienes pueden estar severamente dañados, aún por enfermedades que por lo común son leves, como la varicela.

La salud se construye sobre la base de una excelente nutrición, un ejercicio moderado, minimizando la presión y maximizando el bienestar emocional. Esto requiere tiempo y compromiso por parte de los padres y debería involucrar a la comunidad entera. Por ejemplo, los almuerzos escolares deberían ser saludables, no empacados ni procesados, como por lo regular lo son; las escuelas deberían ofrecer un tiempo de esparcimiento fuera del edificio todos los días, y un programa invitante de educación física. Pocas lo hacen. Además, la vida en casa y en la escuela se ha vuelto muy estresante, debido a los altos índices de divorcio y de criminalidad escolar. Todo esto puede tener y tiene un impacto en la inmunidad de los niños y por lo tanto, en su susceptibilidad a enfermarse. El siguiente capítulo está dedicado en exclusiva a los acercamientos naturales para la salud e inmunidad de los niños.

Viajando con niños no vacunados

Viajar con niños no vacunados puede presentar desafíos únicos, en particular cuando se va a lugares donde se sabe que tienen enfermedades infecciosas endémicas o epidémicas. Mientras que en los Estados Unidos tenemos el privilegio de vivir en una región relativamente libre de estos tipos de padecimientos, muchos países aún enfrentan regulares epidemias de difteria, polio, sarampión y enfermedades tropicales infecciosas. Por lo tanto, antes de salir del país, usted deseará ponerse en contacto con los servicios asesores de viajes de los Centros de control de enfermedad. Ellos se mantienen al día, con la información exacta sobre qué enfermedades, prevalecen en los diferentes países, si en ese momento hay epidemias, cuándo es común que ocurran los brotes (por ejemplo, en África, la malaria ocurre más durante la estación de lluvias) y qué vacunas o medicamentos se usan para prevenir la infección. Usted puede considerar la vacunación para ciertas enfermedades antes de un viaje como ese. Si decide no hacerlo, debe contar con un claro plan de emergencia, en el caso de que su hijo contraiga la enfermedad, en especial si planea un viaje largo. Su hijo no sólo es más propenso a estar expuesto a ciertas enfermedades en algunos países, sino que también es más probable que se le dificulte encontrar un cuidado médico adecuado que concuerde con sus esquemas.

Incluso si viaja a un país europeo desarrollado, donde cuentan con un adecuado cuidado médico, sus oportunidades de exposición a una enfermedad infecciosa son mucho mayores que en los Estados Unidos, ya que allá, la gente viaja más al extranjero y se exponen a inmigrantes de naciones donde, por ejemplo, la difteria todavía aparece con cierta regularidad. También, menos personas están vacunadas contra pertussis y varias veces han ocurrido epidemias en las décadas recientes. Mientras que el pertussis podría no ser preocupante para su hijo saludable, la difteria puede ser seria. Recuerde que el sólo hecho de viajar predispone a uno a la enfermedad, ya que con frecuencia ésta necesita de cambios de dieta o hábitos de dormir y de la exposición a mucha gente y a cambios climatológicos. Al viajar con un niño no vacunado, usted debe considerar todos estos factores.

Si decide vacunar porque planea viajar, prepare hacerlo varios meses antes del viaje, para dar el número de inyecciones que se requieren para una protección adecuada. También, el planear con anticipación permite dar el tiempo suficiente para que las vacunas sean efectivas y poder usar, por ejemplo la VPI en lugar de la VPO, minimizando la probabilidad de una reacción adversa.

Emergencias médicas en niños no vacunados

Con la misma frecuencia que los niños vacunados, los que no lo están se fracturan los brazos, necesitan puntadas, etcétera. Por desgracia, es todo tan común, que los padres de estos niños son acosados por el personal médico, cuando descubren que su hijo no está vacunado. Una amiga mía fue hostigada por los doctores y las enfermeras, cuando llevó a su hijo al hospital para que le pusieran una vacuna de inmunoglobulina después de una leve, pero profunda herida penetrante. No sólo fue insultada verbalmente enfrente de su hijo por ser una "madre irresponsable", sino que su hijo recibió un innecesario trato agresivo.

La mejor manera de protegerse uno mismo de este tratamiento es buscar un pediatra comprensivo que tenga privilegios hospitalarios, ya que si llegara a surgir algún problema, tendría alguien a quien llamar, que usted sabe que conoce la historia médica de su hijo.

Si no cuenta con un apoyo como este, entonces sería mejor, dependiendo de la naturaleza de la emergencia, no dar a conocer sus elecciones de vacunación. Sin embargo, *si es probable que el problema esté de alguna manera relacionado con una enfermedad por la cual los niños son generalmente vacunados, es esencial que mencione el historial de vacunación de su hijo.* Esta información puede ser esencial para el tratamiento apropiado de su hijo. Si alguien empieza a acosarlo o recriminarle, dígales con mucha calma que le gustaría discutir sus decisiones sobre las vacunas con ellos, pero después de que su hijo haya sido atendido y cuando usted se sienta calmado. Es probable que después de eso, lo dejen en paz. Recuerde, los médicos están especialmente entrenados para ver cada visita de un niño como una oportunidad de poner una vacuna. Piensan que sólo están haciendo su trabajo. Tener una confrontación en el consultorio del doctor, rara vez sirve de algo y esto tiende a crear hostilidad por parte del personal médico. Definitivamente este no es el momento para proceder con una cruzada antivacuna. Deténgase, pero mantenga un perfil bajo y lejos de la discusión. Su meta en ese momento es asegurar que su hijo reciba el apropiado cuidado médico. Si lo siguen acosando, pida hablar con el trabajador social del hospital como mediador y explíquele sus circunstancias lo más calmadamente posible.

Cambiando de opinión sobre las vacunas

Es común que los padres que acaban de empezar a vacunar a sus hijos, decidan que no quieren seguir haciéndolo, o que sólo lo harán selectivamente con las que faltan. A la inversa, algunos padres pueden elegir no vacunar, pero más tarde decidir que se sentirán más seguros si su hijo recibe las vacunas. U otras circunstancias, como un viaje o un campamento de verano pueden necesitar ciertas vacunas. Cambiar de opinión forma parte de su prerrogativa. Los padres crecen junto con sus hijos y lo que una vez pensó, puede que difiera de lo que ahora piensa.

Si decide no continuar vacunando, lo único que tiene que hacer es cumplir con las dispensas, si inscribe a su hijo en la escuela o en otros programas que requieran la vacunación. Si decide vacunar a un niño que antes no lo estaba, asegúrese de investigar sobre los apropiados calendarios de vacunación para las diferentes edades. Por ejemplo, la vacuna contra pertussis nunca se debe dar a niños de más de 7 años de edad; en lugar de eso, se les debe pone la DT. Es probable que la Hib no sea necesaria para niños de más de 2 años, y la de hepatitis B puede detonar reacciones adversas en las adolescentes. De forma similar, la vacuna contra la rubéola puede provocar algo de artralgia y artritis en las mujeres, por lo tanto puede ser mejor vacunar a las niñas al principio de la pubertad y no a los 20 años o más, aunque también se les puede administrar entonces con seguridad. Verifique con los CCE sobre las recomendaciones y los calendarios de las vacunas, ya que periódicamente cambian, pueden introducir nuevas vacunas y en ocasiones se descontinúan las viejas.

Consecuencias para la salud de las dispensas legales

La mayoría de las críticas de las dispensa de las vacunas se enfocan en el miedo de que su aumento, dé como resultado la disminución de las vacunaciones y en consecuencia al aumento de los índices de enfermedad. Sin embargo, esto puede ser una ecuación limitada, a la que le faltan las variables más importantes, principalmente los beneficios potenciales derivados de la disminución de la administración de las vacunas. En respuesta a un artículo en el *Journal of the American Medical Association* [Revista de la asociación norteamericana de medicina] de 1999 titulado "Consecuencias en la salud de las dispensas religiosas y filosóficas de las leyes de inmunización: Riesgos individuales y sociales del sarampión", el doctor Richard Fried de la Clínica Kimberton en Kimberton, Pennsylvania, afirma:

> Varios estudios han indicado una correlación inversa entre la enfermedad de sarampión y el desarrollo de enfermedades atópicas. Un reporte reciente [publicado en *Lancet* 353 (1999); 1485–88] demuestra que entre los niños con un "estilo de vida antropológico", hubo una reducción importante en atopia. Entre estos niños es notable el bajo índice de inmunización y una alta incidencia de infección natural de sarampión.
>
> La medicina occidental ha sido criticada por enfocarse demasiado en parámetros estrechos y perder de vista a los seres humanos. Aunque estos asuntos pueden ser difíciles de analizar científicamente, necesitamos tener el coraje para examinar todas las posibilidades de las ventajas a corto y largo plazo, y las posibles desventajas de una política de inmunización generalizada, y no sólo retroceder en el juicio de que cualquiera que cuestione los beneficios de las inmunizaciones es un charlatán o un fanático religioso.[17]

Propuestas naturales para la salud y la inmunidad

La exposición a organismos infecciosos estimula el desarrollo de la inmunidad, por lo tanto, puede ser que algún grado de enfermedad leve, sea deseable para un crecimiento y desarrollo saludables. Sin embargo, es entendible que los padres quieran proteger a sus hijos de enfermedades serias, debilitantes y que amenazan la vida, así que las vacunas tienen un atractivo natural. Pero hay más en la prevención de la salud y la enfermedad, de lo que puede lograrse al inocular el cuerpo con miles de microorganismos y partes de estos. Además, ese acercamiento, mientras que es verdad que reduce algún grado de la enfermedad infecciosa, como ya hemos visto, puede predisponer a la vulnerabilidad de enfermedades crónicas, incluyendo desórdenes autoinmunes. En este capítulo analizaremos la verdadera inmunidad, cómo puede fomentarse a través de la nutrición, la leche materna, el bienestar emocional y un saludable estilo de vida. En el capítulo 8 exploraremos el papel de la medicina natural en la prevención y tratamiento de enfermedades infecciosas, al igual que el apropiado papel de la medicina convencional.

Vivir de forma saludable

Los hábitos en el estilo de vida también pueden contribuir a o ensombrecer la inmunidad. Por ejemplo, los patrones regulares de dormir las suficientes horas para descansar cada noche, permiten al cuerpo rejuvenecer y darle tiempo para reabastecerse, curarse y crecer. Es importante que los niños se vayan a dormir a una hora apropiada para su edad, todas las noches. Para la inmunidad de los adolescentes puede ser bueno dormir hasta tarde en las mañanas, ya que una vez más, sus cuerpos necesitan un descanso adicional. Debido a que no es posible entre semana, permítales dormir tarde los fines de semana, además es aconsejable que los anime a irse a la cama todos los días, a una hora razonable. Una comprensiva expresión y comunicación emocional, darse el tiempo para la recreación y relajación, y asegurarse que rían y se diviertan en una base regular, son cosas que contribuyen positivamente con una inmunidad saludable que no se puede enfatizar de más. Además, es la responsabilidad de los padres el proteger a los jóvenes de una tensión excesiva y ayudar a los adolescentes a manejar el estrés con gracia y eficiencia. La reducción de la tensión da como resultado una mejor salud. Disfrutar los momentos al aire libre, en espacios naturales, puede hacer maravillas al bienestar mental y físico, mejorando el sueño y la salud.

No quitar las amígdalas

Los niños a quienes les han quitado las amígdalas tienen un riesgo mucho mayor de contraer infecciones, en especial a través de los pasajes respiratorios superiores. Si su hijo tiene amígdalas inflamadas crónicas, piense dos veces y trate alternativas naturales antes de recurrir a la cirugía. Las anginas son glándulas mayores que se encuentran en el portal de nuestros tractos respiratorios superiores para protección. Amígdalas cronicamente inflamadas indican un sistema inmunológico ya comprometido. Trabaje con una dieta, suplementos nutricionales y tratamientos herbales tópicos e internos, para mejorar la inmunidad y evitar la amigdalectomía.

Higiene

Recuerde que dos de los más importante contribuyentes a la reducción de la enfermedad en el siglo pasado, fueron la mejora en las condiciones de vida y la higiene. Mientras que la exposición a la gente y gérmenes es arriesgado para el desarrollo saludable de la inmunidad, el sentido común dicta la observancia de reglas básicas de higiene.

Lávese las manos antes de cada comida. Muchos microorganismos se pasan de la mano a la boca. Utilice pañuelos desechables en lugar de los de tela, durante las gripas, y enseñe a su hijo a lavarse las manos después de sonarse la nariz y a cubrir la boca cuando tose y a lavarse las manos. No toque las manos de un bebé —las lleva directamente a la boca. Pida a los extraños y hasta a los amigos o familiares que parezcan estar enfermos, que no tomen las manos del bebé y se mantengan a distancia, si se percibe que pueden contagiar. No comparta los vasos para beber o las botellas de agua, refresco o jugo con un amigo que haya bebido directamente del envase, aún entre los miembros de la casa. Enseñe a los niños a lavarse las manos después de ir al baño y usted debería hacer lo mismo después de cambiarle los pañales al bebé. Las piscinas públicas y el agua de los parques son tierras de cultivo para los microorganismos infecciosos. Las piscinas que huelen mucho a cloro, pueden tener altos niveles de contaminación, ya que el amonio en la orina reacciona fuertemente con él, causando que suelte un fuerte olor. Enseñe a sus hijos a no beber agua de las piscinas y enjuáguelos después de meterse en piscinas públicas.

¿Sentido común? Mucha gente no observa reglas básicas como éstas.

Nutrición e inmunidad

Como se discutió con anterioridad, el sistema inmunológico es una maravillosa y cohesiva red de interacciones y sensibilidades, que nos permiten mantener la integridad individual, ya que vivimos en y somos habitados por un mar de microorganismos. Ciertamente, algunos de estos se han convertido en parte de nosotros, viviendo en una simbiótica relación comunitaria. Sin embargo, por lo regular también estamos expuestos a organismos que preferirían no vivir de forma simbiótica, su programación tiende más bien hacia el parasitismo, o peor, a la destrucción del portador, siendo este último escenario el menos deseado para los microorganismos parásitos, cuya existencia depende de la de su anfitrión. En el caso de la bacteria, ni el anfitrión ni alimento. Para los virus, ni anfitrión, ni el funcionamiento ni réplica. El cuerpo humano ha desarrollado mecanismos geniales para responder a esos microorganismos retadores. La inmunidad involucra una complicada reciprocidad de acciones y reacciones que detienen a los posibles "intrusos". Las vacunas evitan a la mayoría de estos mecanismos, en particular, aquellas que se dan por inyección. Por lo menos, con la ruta oral existe una cercana aproximación a la forma en que la mayoría de los microorganismos prevenibles con la vacuna, (a excepción del tétanos), entran al cuerpo; por medio de las rutas respiratorias y gástricas. Por desgracia, hemos visto que la polio vivo oral tiene sus propias consecuencias, es posible que esto se deba a que la naturaleza nunca propuso que bebiéramos un concentrado de poliovirus vivo con sabor de naranja.

Sin embargo, los humanos se encuentran en una tremenda encrucijada biológica, como nunca antes lo habíamos estado en nuestra historia. Durante millones de años hemos evolucionado para ser capaces de controlar, por ejemplo el virus de sarampión, teniendo relativamente pocas personas que sucumben por ella. Ésta es una proeza enorme, ya que en las poblaciones expuestas por primera vez al virus, la mayoría de la gente se enfermará mucho y una gran cantidad morirá. Entonces, en teoría, y sería lo más probable si miramos la evolución, estamos a sólo generaciones de una exposición natural al sarampión, que será una enfermedad consistentemente leve en la infancia, como en realidad se ha convertido durante el siglo pasado. Visto desde esta perspectiva, el antígeno no es otra cosa que "una pequeña perturbación en una rica y continua red".[1]

Richard Moskowitz, doctor en medicina, homeópata y portavoz crítico de la vacuna, al dirigirse a la Sociedad de homeopatía en el Reino Unido, elocuentemente contrasta la inmunidad natural con la artificial, utilizando también al sarampión como ejemplo:

> En su estado natural, el virus del sarampión entra en el cuerpo de una persona susceptible, a través de la nariz y la boca, y encuba silenciosamente por cerca de 14 días en el tejido linfático nasofaríngeo, los nódulos linfáticos que lo rodean y para terminar en el hígado, bazo, médula espinal, así como en los linfocitos y macrófagos de la sangre periferia. La enfermedad conocida como sarampión, es el proceso por el cual el virus es expulsado por la sangre a través de los mismos orificios por los que entró, e involucra un concertado y masivo esfuerzo de todo el sistema inmunológico. Una vez que los anticuerpos específicos han tenido éxito al dirigirse al virus, la habilidad para sintetizarlos en poco tiempo, permanece como un código de "memoria" de la experiencia completa, una virtual garantía de que las personas que se han recuperado de esta enfermedad, nunca la volverán a experimentar, sin importar cuantas veces vuelvan a estar expuestas.
>
> Además, al conferir esta inmunidad específica, el proceso de recuperación de la enfermedad natural también "prepara" al organismo, de forma no específica, para responder con rapidez y eficiencia a otros microorganismos en el futuro. Un paso crucial en la maduración de un saludable sistema inmunológico, la habilidad para acumular una vigorosa y aguda repuesta a la infección, incuestionablemente representa un mayor ingrediente de buena salud y bienestar en general.
>
> Para terminar, en poblaciones expuestas a él por la primera vez, el sarampión es cerca del 20% mortal. Nos ha llevado muchos siglos adaptar y "arrear la inmunidad" para que se convierta en una ordinaria enfermedad infantil. . . . En ese sentido histórico, la inmunidad permanente adquirida al recuperarse de la enfermedad natural, representa una red absoluta ganada por la completa salud de la raza. Sin embargo, las vacunas actúan dentro del cuerpo humano, la verdadera inmunidad natural o cualquier otro beneficio cualitativo no se puede adscribir a ellas: su efectividad es una mera estadística y la "inmunidad" resultante un tecnicismo estrechamente definido.
>
> Por lo tanto, en contraste con la enfermedad natural, la vacuna no

produce sensibilización local en el portal de entrada, ninguna incubación, flujo masivo ni enfermedad aguda de cualquier clase. Puede dar como respuesta la producción de anticuerpos a largo plazo, sobreviviendo en los linfocitos y los macrófagos de la sangre solamente en forma latente. Pero entonces, la persona vacunada no tendría manera de deshacerse de él, y la hazaña técnica de la síntesis de anticuerpos podría a lo sumo representar el recuerdo de esta infección crónica.[2]

Hemos visto evidencia clara de que los virus están retenidos en el cuerpo, algunas veces por décadas, para después manifestarse como la enfermedad de Crohn, esclerosis múltiple y otras condiciones relacionadas con la autoinmunidad y el sistema nervioso.[3] Que el cuerpo hospede estos microorganismos, manteniéndonos en un estado de infección crónica, no debería sorprender a los lectores. Esto debilita la inmunidad y nos representa más vulnerabilidad a otros microorganismos y condiciones.

Recuerde, también es responsabilidad del sistema inmunológico prevenir el crecimiento de tumores y del cáncer.[4] ¿Cómo pueden nuestros cuerpos trabajar con eficacia y efectividad si está preocupado por las enfermedades crónicas? Es posible que lo más triste de esto sea nuestra autodestrucción en la fase de infección crónica. La autoinmunidad es un resultado de que permanentemente hospedamos material extraño en nuestras propias células. Nuestros cuerpos, en su bello esfuerzo de eliminar la materia extraña para protegernos, destruyen por error sus propias células, a las que leen como extrañas, debido al material antigénico que contienen.

A pesar de nuestro maravilloso potencial natural evolutivo, hemos escogido rodear la inmunidad natural y suplantarla con virus de sarampión elaborado artificialmente, cultivado en medios que también se introducen en nuestro cuerpo, llevando sus propios fragmentos de información genética y potencial. En un sentido, estamos minando nuestra propia integridad. Como una sociedad, hemos escogido tomar el sendero de la tecnología y el control sobre la naturaleza. Tal vez hay un camino que corre junto con éste, que nos permitiría acceder por él cuando se necesite, pero que honra el cuerpo y su inherente sabiduría e inclinación por la vida.

El camino menos transitado

Walene James afirma que una de las piedras angulares sobre la cual descansan las vacunas, es la creencia de que "las vacunaciones son la única forma práctica y confiable para prevenir las epidemias y las enfermedades potencialmente peligrosas".[5] Está claro que las vacunas no son la única forma de prevenir la enfermedad; se ha estimado que "la frecuencia de infecciones no percibidas excedieron el número en enfermedades clínicas, en al menos 100 partes" con "evidencia de esto, sustentada por la alta proporcion de adultos, que tienen sustancias neutralizadoras de virus en el suero de la sangre y el número de los que, durante una epidemia, excretan el virus sin estar enfermos".[6] Además, en pruebas clínicas y estudios en vitro y en vivo, se ha mostrado repetidas veces que muchas sustancias, incluyendo los nutrientes y las hierbas reducen, previenen y eliminan la infección.

Existe un creciente grupo de científicos que ha empezado a corroborar la creencia, largamente sostenida por los sanadores tradicionales, de que el cuerpo es una entidad autosanadora y que los organismos saludables son más propensos a resistir la infección. También existe el creciente reconocimiento de que la eliminación de los síntomas, tales como la fiebre y la inflamación, pueden no ser recomendables por completo y es probable que hayan contribuido al aumento de problemas pediátricos crónicos, que hemos visto en las últimas dos décadas.

Asimismo, existe un creciente conocimiento del poder de la nutrición, de los productos naturales como las hierbas y de la conexión mente-cuerpo, para producir salud y resistir la enfermedad. También estamos viendo el surgimiento de una nueva terminología, como la "cooperación con la naturaleza" y "el apoyo a las defensas naturales del cuerpo" en nuestra sociedad, conforme las personas se decepcionan del modelo médico-militar de "destruir a los invasores extraños", lo que con frecuencia parece sólo crear "invasores extraños" más fuertes, lo que pasa con la sobreprescripción de antibióticos. La gente también está buscando un acercamiento a la enfermedad, menos orientado a la culpa, y uno más integrado a la curación. Parece que la enfermedad es un castigo por algo mal hecho o algo por lo que somos victimados, y reconocido como un proceso adaptable necesario para la vida en este planeta.

La gente está buscando un modelo que enfatice la salud mejorada, creando un estable, responsable medio ambiente interno. Un patrón como ese, puede alejarnos de la dirección de inmunocompromiso en el que hemos caído de bruces y llevarnos hacia la inmunocompetencia, para la que nuestros cuerpos fueron diseñados para crear. Este es un modelo que puede reforzarse sin que los padres tengan que decidir vacunar o no a sus hijos. Hasta hace poco, puntos de vista como esos se consideraban como contracultura, radicalismo o alternativos, pero ahora son lo suficientemente aceptados como para que, al criar a su hijo en una dieta orgánica y utilizar suplementos herbales, no se encuentre con risas y humillación, sino con interés y apoyo.

Amamantar

La leche materna ya no confiere una inmunidad pasiva a las enfermedades infantiles comunes, como alguna vez lo hizo, debido a que la mayoría de las madres ya no poseen anticuerpos naturales, como resultado de haber tenido la infección natural. Sin embargo, la leche materna aún es uno de los más importantes colaboradores para la inmunidad infantil, un hecho que la literatura médica ciertamente apoya.

Una de las formas primarias en la cual la leche materna promueve la inmunidad en el bebé, es a través de la provisión de grandes cantidades de IgA (inmunoglobulina A).[7] Esto realza la actividad inmunológica a nivel mucosa, lo que, como hemos visto, es una vía importante para la entrada de organismos infecciosos al cuerpo y la primera línea de protección para nosotros. Además del IgA, la leche materna es rica en una gran variedad de otros factores inmunológicos, incluyendo los factores humorales no específicos, lactoferrin y lisozima, y varios tipos de inmunoglobulina, incluyendo las IgG e IgM.[8]

La actividad específica de la IgA, se ha mostrado contra un número de organismos que causan infecciones de los tractos respiratorio y digestivo.[9] La inmunidad celular también se realiza a través de la actividad de los macrófagos de la leche materna en los intestinos del infante.[10] De verdad, los mecanismos que confieren inmunidad de la madre al bebé son tan efectivos, que pueden ser algo más que sólo inmunidad pasiva, un modelo de inmunización activa.[11] El sistema complementario también es más fuerte en los niños alimentados con leche materna que los que no lo son; esto se demuestra en una incrementada actividad de los neutrófitos y en una mayor capacidad químicoatrayente en el suero de los infantes amamantados.[12] De acuerdo con un artículo en la revista médica internacional *Acta pediátrica*, "estudios convincentes demuestran una importante protección durante la lactancia contra la diarrea, infecciones del tracto respiratoria, otitis media, bacteriemia, meningitis bacterial, botulismo, infecciones del tracto urinario y enterocolitis gangrenosa".[13] Es posible que esta protección dure por años después de la lactancia y también puede proteger contra la infección Hib y bronquitis jadeante.[14] De hecho, la leche materna estimula la madurez del sistema inmunológico en los infantes.[15] Un interesante hallazgo, discutido en el *European Journal of Pediatrics* [Revista Europea de pediatría], es que a los 4 meses de edad, la glándula timo es considerablemente más grande en los infantes amamantados, en comparación con los no alimentados con leche materna. Esta glándula, una vez considerada inútil, ahora se reconoce que es un colaborador importante en la función inmunológica y el lugar donde maduran los linfocitos T. Esta diferencia en medida aún estaba presente a los 10 meses y su tamaño directamente relacionado con el número de veces que se amamantó al infante al día. Se considera que los mismos factores que realzan la inmunidad en la leche materna, son los responsables de incrementar el tamaño del timo.[16]

Otros beneficios para el infante parecen ser el aumento del coeficiente intelectual y de la actuación académica, disminuyendo el riesgo de ciertas malignidades (cáncer), enfermedad de intestinos inflamados, enfermedad autoinmune, alergias y diabetes juvenil; todo esto continúa más allá al terminar la relación de lactancia.[17] Se ha demostrado que los anticuerpos IgA en la leche materna son efectivos contra el cólera, campylobacter, shigella y giardia, entre otros organismos, que aparecen para disminuir la habilidad de ciertos organismos para adherirse a las membranas mucosas. Esto también protege contra la *Haemophilus influenzae* y el neumococo, posiblemente explicando por qué los bebés amamantados tienen menos infecciones de oído que los que no lo son.[18] De hecho, ahora se anima amamantar al bebé, como una medida profiláctica contra los asombrosos números de infecciones respiratorias superiores en la población pediátrica, en particular aquellos niños que asisten a guarderías y jardines de niños.[19] Está claro que la leche materna protege a los recién nacidos contra las infecciones intestinales y las sistemáticas.[20] Esta protección es en especial crucial para el infante prematuro, que es susceptible a un gran número de infecciones, así como al peligro causado por procesos inflamatorios.[21] En realidad, internacionalmente, la enfermedad y mortandad en infantes se han visto afectadas en forma directa por una disminución en la lactancia.[22]

Aún se está estudiando el papel de la leche materna en la prevención del cáncer después en la infancia. Se piensa que los niños que nunca se amamantaron y aquellos que sólo lo fueron por poco tiempo, tienen un riesgo mayor para desarrollar cáncer que aquellos que fueron alimentados con leche materna por 6 meses o más.[23] La razón de esto puede ser que la actividad antimicrobial de la leche materna, que parece estimular el desarrollo temprano del sistema inmunológico del infante, también le permite al bebé "negociar mejor a las futuras agresiones carcinógenas . . . mejorando directamente el desarrollo a largo plazo del sistema inmunológico".[24] Claro está que el hecho de que la leche materna sea una excelente fuerza de nutrientes para los infantes y que la óptima nutrición previene las infecciones, no se les debería subestimar en sus papeles inmunoprotectores.[25]

Lo que en particular es interesante sobre la inmunidad conferida por la leche materna, es que parece durar por algunos años después de que se dejó de dar.[26] El mismo hecho de destetar puede estar asociado con el punto más álgido de la activación de la inmunidad intestinal, la que coincide con el desarrollo de la tolerancia al alimento.[27] Hacia la meta de la inmunocompetencia, está claro que la leche materna es un importante paso: "Además de proporcionar una óptima nutrición para el recién nacido normal, tiene varias ventajas distintivas, no nutritivas, que la hacen una elección superior a la fórmula. Entre ellas está el hecho de que contiene fagocitos y células *inmunocompetentes* [énfasis mío] y promueve la maduración de la mucosa intestinal".[28] La composición de la leche materna la hace la elección "modelo de oro" para alimentar a los infantes.[29]

También se sabe que el amamantar protege a los bebés del SMSL, probablemente a través de sus acciones sobre la inmunidad gastrointestinal. Los niños alimentados con fórmula no sólo están en riesgo de morir de SMSL, sino que muchos pueden tener infecciones gastrointestinales anteriores a la muerte.[30]

Es interesante notar que la leche materna no es sólo una protección contra muchas infecciones y problemas médicos, sino también, en especial, contra algunos de esos asociados con las vacunas, por ejemplo, el síndrome de intestino irritable, alergias, incremento de los índices de infecciones respiratorias superiores y hasta el SMSL. Entonces, es lógico que los padres que eligen no vacunar, deban considerar la lactancia materna como una importante parte de su plan proactivo para afirmar el funcionamiento inmunológico. Además, las madres que alimentan y que también planean vacunar, pueden encontrar que sus hijos tienen una protección extra contra las reacciones adversas a largo plazo, que no tienen los niños vacunados que no son amamantados.

Una palabra final sobre la lactancia materna. Se ha hecho mucha investigación sobre los efectos positivos de la leche materna en la inmunidad, en términos a corto y largo plazo; ciertamente, mucha de tal búsqueda se ha presentado en este capítulo. Fiel a la tendencia del reduccionismo en la investigación científica, la leche materna es la que se ha estudiado y no la importancia de la relación del amamantar. Mientras que está claro que la leche materna tiene una eficacia constatada contra los organismos patógenos, ¿cómo es que muchos de los efectos positivos de las sustancias encontradas en la leche materna son realzados por la amorosa relación de crianza causada por la actividad misma? A principios del siglo XX, se sabía muy bien que los niños de los orfanatos, que no eran acariciados con frecuencia, morían por enfermedades devastadoras, en realidad en proporciones epidémicas. Vale mucho la pena considerar que, mientras que la leche materna es un agente independientemente efectivo contra enfermedades infecciosas, es probable que los efectos totales de una positiva relación de lactancia materna no puedan ser subvaluados y nunca podrían recrearse en una fórmula, diseñada para igualar los factores bioquímicos de la leche materna. Con el tiempo, se podrán descubrir incalculables aspectos de la vida humana, para que sean los ejes alrededor de los cuales giren todas las actividades bioquímicas.

La importancia de la nutrición en la inmunocompetencia

Definitivamente, los bebés amamantados tienen una ventaja, pero aunque no amamante a sus hijos, la salud inmunológica puede fomentarse a través de una excelente nutrición. Es posible que más que cualquier otro factor, la nutrición esté implicada en la salud continuada del sistema inmunológico. Para ver el impacto de la mala nutrición sobre la inmunidad, uno sólo necesita observar la correlación entre la desnutrición severa y los altos índices de enfermedad de las naciones menos privilegiadas, y compararlas con países como los Estados Unidos o los de la Europa occidental. En las naciones donde tienen una desnutrición descontrolada (además de la sobrepoblación, con frecuencia con malas condiciones de trabajo y otros sellos distintivos de pobreza), las enfermedades que de otra manera serían padecimientos comunes de la infancia, son parecidos a plagas. En lugares como esos, el sarampión toma su más virulenta y destructiva forma, con frecuencia manifestándose como una severa enfermedad hemorrágica. Ciertamente en esos lugares, las vacunas pueden ser herramientas esenciales para preservar la vida. Sin embargo, debemos recordar que hasta las vacunas sólo son una banda adhesiva, sobre una herida de injusticias sociales más grandes, que permiten que existan una desnutrición y una pobreza como esas, en un mundo de abundancia.

Todavía puede haber deficiencias de nutrientes hasta en naciones privilegiadas, como resultado de una insuficiente ingesta dietética de nutrientes y del exceso alimenticio, que están asociados con sus propias deficiencias nutricionales. De acuerdo con los destacados investigadores de la nutrición e inmunidad, R. K. y S. Chandra, "los sistemas de inmunidad juegan un papel clave en la habilidad del cuerpo para luchar contra la infección y reducir el riesgo del desarrollo de tumores, la autoinmunidad y la enfermedad degenerativa. Las deficiencias y excesos en la nutrición influyen en varios componentes del sistema inmunológico".[31] A pesar de la aparente prosperidad de nuestra nación, existen muchas personas que viven en, o por debajo de la línea de pobreza, que sufren de desnutrición y tienen índices más altos de enfermedades infecciosas que el resto de la población. Una desigualdad social como esa, explica el por qué muchos nativos norteamericanos y afroamericanos tienen una mayor susceptibilidad a las enfermedades infecciosas prevenibles con la vacuna, que la población en general.

Mientras que por mucho tiempo la comunidad de medicina alternativa ha reconocido la relación entre la salud y la dieta, la medicina convencional la ha ignorado. Sólo fue hasta hace poco que la ciencia empezó a reconocer el papel importante de la nutrición en la prevención de la enfermedad. Pero "las interacciones complejas entre la nutrición, infección e inmunidad, aún no están bien entendidas y es difícil de averiguar el papel exacto de cada factor".[32] La misma enfermedad causa profundos cambios metabólicos que alteran las necesidades nutricionales. Sin embargo, está claro que "la nutrición es un crucial determinante de las respuestas inmunes, y que la desnutrición es la causa más común de inmunodeficiencia alrededor del mundo".[33] Sistemáticos estudios llevan 30 años probando que la deficiencia nutricional reduce la función del sistema inmunológico, aumentando la susceptibilidad y severidad de las infecciones, en particular en los niños.[34] La buena nutrición no sólo reduce las infecciones oportunistas, sino también, el desarrollo de tumores.[35] La nutrición juega un papel tan importante, que es sorprendente que no se ponga más énfasis en la educación nutricional, en las visitas prenatales para las mujeres embarazadas, las visitas rutinarias para el bienestar del bebé, en el consultorio del pediatra y en las escuelas. El papel de la nutrición en la inmunidad es de una importancia significativa en la asistencia pública, pero en gran parte se descuida.[36]

LA NUTRICIÓN PRENATAL Y LOS BEBES QUE NACEN BAJOS DE PESO

Los padres tienen la oportunidad de empezar a construir un sistema inmunológico saludable para su bebé, aún antes de que nazca. Al asegurar una dieta excelente a la madre embarazada, se reducen las posibilidades de dar a luz un niño prematuro o de bajo peso. También fumar, tomar alcohol y usar drogas pueden llevar a la premadurez, bajo peso al nacer y otros daños, por lo tanto, lo mejor es evitar estos hábitos durante el embarazo (y preferentemente, desde 6 meses antes de la concepción y mientras se está amamantando). Cualquier factor que impida el crecimiento y desarrollo del feto, interfiere con la maduración inmunológica.[37] El inmunocompromiso temprano puede ser importante y durar por varios meses o hasta años, después del nacimiento.[38] Hable con su partera o médico sobre una óptima nutrición prenatal, y haga su propia investigación, para llevar a su bebé a un comienzo saludable.

Nutrientes específicos y la inmunidad

A pesar de que la investigación sobre la nutrición y la inmunidad aún están en sus comienzos, de forma general se han hecho un número de interesantes asociaciones, así como, en especial, sobre nutrientes específicos y su influencia sobre funciones inmunológicas. Está claro que "existe una estricta y cíclica relación entre la infección, la función inmunológica y el estado nutricional, teniendo que los cambios en uno, afectan a los otros dos. La temporalidad de la función inmunológica puede ocurrir aún en los sujetos sanos, con un aparente buen estado de nutrición, como consecuencia de algunas deficiencias de nutrientes".[39] Al reconocer esto, es importante que como una primera línea de medidas proactivas, los padres evalúen el estado nutricional de sus hijos. Pero antes de que nos metamos en el mejoramiento dietético, revisemos lo que la literatura de la investigación indica sobre los nutrientes específicos y la inmunidad.

ANTIOXIDANTES

Para tener un óptimo funcionamiento, el sistema inmunológico es altamente dependiente de la comunicación entre las células. Los daños a este sistema de señales reducirán la respuesta inmunológica. Particularmente problemático es el daño a los radicales libres. En muchos estudios epidemiológicos, las vitaminas antioxidantes A, C y E han demostrado la habilidad para reducir el daño oxidante, mejorar la función inmunológica y reducir el riesgo de cáncer. Existe evidencia de que la ingesta adecuada de nutrientes antioxidantes a una edad temprana, puede mejorar la inmunidad celular y prevenir enfermedades degenerativas.[40] Las grasas poliinsaturadas están implicadas en los efectos adversos sobre la función inmunológica. Los nutrientes antioxidantes, en particular las vitaminas A, C y E, pueden trabajar juntas cooperando para mitigar los efectos adversos de los ácidos grasos poliinsaturados sobre las funciones inmunológicas.[41] Además, los antioxidantes han exhibido la habilidad para incrementar la actividad fagocítica de los macrófagos, permitiendo que el cuerpo elimine los microorganismos patógenos con más efectividad y eficiencia.[42]

Vitamina A

Se ha estudiado extensamente a la vitamina A y los componentes relacionados con ella (ácidos retinoicos y carotenos), ya que su impacto en el sistema inmunológico es significativo. Se considera que tienen un importante efecto inmunomodular en niños y adultos. Los mecanismos para esto incluyen un efecto modular en el sistema inmune de los intestinos, lo que hemos visto que es un lugar importante de contacto con los microorganismos patógenos.[43] Se ha mostrado que la vitamina A juega un papel principal en la expresión de varios componentes inmunes (citocinas, mucinas y queratinas), la producción de linfocitos, la regulación de apoptosis (muerte de células), la producción de anticuerpos y la función de los neutrófilos, células naturales asesinas, macrófagos y linfocitos T y B.[44]

Una investigación reciente, conducida por la Escuela de medicina de la Universidad Johns Hopkins demostró la eficacia de los suplementos de la vitamina A, para reducir la enfermedad y mortandad de una variedad de enfermedades infecciosas, incluyendo el sarampión, las enfermedades diarreicas, la neumonía relacionada con el sarampión, la infección VIH y la malaria.[45] No sólo realza la resistencia de la infección, sino que reduce la autoinmunidad.[46] Un estudio del Centro internacional para la investigación de la diarrea (la diarrea es uno de los más grandes asesinos de niños en el mundo) en Bangladesh, concluyó que la inmunidad mediada por la célula, fue consistentemente mejor en infantes bien nutridos, sin tomar en cuenta los suplementos; pero que el complemento de la vitamina A en los infantes que ya cuentan con una adecuada nutrición generalizada, sí mejora la actividad inmunológica.[47]

La vitamina A induce al aumento de la inmunidad celular, incluyendo la actividad fagocítica y la respuesta destructiva de tumores. Los bajos niveles de plasma de vitamina A, deterioran la respuesta inmunológica y también tienen un efecto dañino en la salud y el funcionamiento de las membranas mucosas.[48] Esta vitamina no sólo reduce la tendencia a la infección y afina la inmunidad, sino que también realza la respuesta del cuerpo a la vacunación, incrementando la respuesta de los anticuerpos a vacunas como la DPT y el sarampión.[49] Por lo tanto, una nutrición óptima beneficia a todos los niños, sin importar la decisión de sus padres.

Vitamina E

La vitamina E, una importante vitamina antioxidante que disuelve la grasa, está presente en todas las membranas celulares y es esencial para el máximo funcionamiento inmunológico. Estudios en animales han indicado que los suplementos de la dieta con vitamina E, realzan la inmunidad y también pueden compensar parcialmente la deficiencia de selenio, lo que conduce a la inmunosupresión.[50] Esta vitamina aumenta la actividad complementaria y protege contra la enfermedad autoinmune.[51] La ingesta excesiva de vitamina E inhibe el sistema inmunológico, así que es importante tener cuidado con los suplementos y con un énfasis de fuentes dietéticas.[52]

Vitamina C

Por mucho tiempo, a la vitamina C, un nutriente antioxidante soluble en agua, se le ha asociado con la reducción de la infección. Altos niveles de vitamina C, también pueden mantener los niveles de vitamina E en el cuerpo y contribuir a sus cualidades para afinar la inmunidad.[53] Además, la vitamina C demuestra todos los beneficios asociados con los antioxidantes, al proteger la función inmune y la comunicación celular. Sin embargo, por lo menos en un estudio, los niveles bajos de ácido ascórbico se asociaron con la reducción en hierro en el plasma, lo que conduce a un aumento en la actividad de macrófagos.[54] Sin embargo, sobre todo, los beneficios de cantidades adecuadas de vitamina C son más valiosos de lo que se pudiera pensar.

NUTRIENTES ADICIONALES

Cierta cantidad de otros nutrientes parecen tener la habilidad de realzar la inmunocompetencia, específicamente. Parece que el zinc hace esto sobre la función inmunológica y mejora la integridad intestinal.[55] Ha demostrado ser crucial para el desarrollo de la función de las células T y B, y el mantenimiento de una vigorosa inmunidad celular.[56] También, la vitamina B_6, el cobre, hierro, ácido fólico y selenio han sido bien estudiados y se sabe que tienen un impacto importante en la función inmunológica.[57] La deficiencia de selenio ha estado ligada a la infección viral y el suplemento ha resultado en el realce de la función de la célula T y en el aumento de la actividad natural de las células asesinas, mientras que se ha mostrado que el cobre reduce la infección, en algunas especies animales.[58]

PROTEÍNA

La deficiencia de proteína está fuertemente ligada al bajo funcionamiento del sistema inmunológico, reduciendo la actividad de una variedad de funciones inmunológicas.[59]

Suplementos excesivos

Aunque una nutrición óptima es importante, el suplemento excesivo también puede ser dañino, ya que la interacción entre los nutrientes puede limitar sus funciones o de hecho, inhibir ciertas funciones inmunes. Por ejemplo, una ingesta un poco excesiva de hierro, puede reducir la inmunidad y mucho calcio inhibe la función de los leucocitos.[60] Por lo tanto, es importante derivar los más nutrientes de fuentes de alimento saludable como sea posible, y hacer una investigación o consultar a un especialista calificado en nutrición, para usar suplementos nutrientes individuales en grandes cantidades. También son preferibles los grupos de complementos en lugar de aislarlos y suplir nutrientes individuales. Por ejemplo, los suplementos multivitamínicos-multiminerales diseñados para niños, pueden ser mejor que darles los nutrientes por separado.

El peso y la inmunidad

Es interesante que mientras la desnutrición es un importante contribuyente para disminuir la inmunidad, igual lo hace la obesidad. Durante la década pasada, el sobrepeso infantil y la diabetes se han elevado dramáticamente. Muchos estudios han correlacionado una conexión positiva entre la baja ingesta calórica, en la presencia de una adecuada ingestión de nutrientes y el óptimo funcionamiento inmunológico, con una reducción no sólo en infecciones, sino también en la formación de tumores.[61] Una reducción en la ingesta calórica y de grasa, así como los suplementos con aceite de pescado, afinan el funcionamiento inmunológico, al igual que incrementan el periodo de vida.[62]

Al enseñar a su hijo buenos hábitos de alimentación a temprana edad, incluyendo qué alimentos comer e ingerirlos sólo cuando tenga hambre y no cuando esté aburrido o emocionalmente presionado, además de asegurar una adecuada actividad física, pueden impedir estos problemas y todas las complicaciones que van junto con ellos, mientras que realza el sistema inmunológico de su hijo.

Una nutrición óptima para los niños

Asegurarse que su hijo reciba una nutrición óptima (más que adecuada), lleva algún tiempo y el hacer planes, pero rápidamente se convertirá en una forma de vida para usted, si se compromete en hacerlo. Es mucho más fácil introducir saludables hábitos de alimentación, si empieza cuando sus hijos son pequeños. Ya que la mayoría de los padres en la etapa de tomar la decisión si vacunan o no, tienen hijos pequeños, usted está de suerte.

Los hábitos saludables de alimentación incluyen comer una amplia variedad de alimentos sanos, con regularidad y en cantidades apropiadas, lo ideal sería hacerlo en ambientes agradables, con un mínimo de tensión.

Este capítulo se enfoca en los alimentos saludables para la óptima inmunidad. Para más información sobre este tema, les recomiendo leer *Super-Immunity for Kids* [Super-inmunidad para niños] de Leo Galland, un libro que he consultado una y otra vez, desde que mis hijos mayores eran pequeños.

Natural y orgánico

Casi no existe un final para la lista de los pesticidas, herbicidas, conservadores, colorantes y saborizantes en los alimentos. Además, aumenta el número de estos que son irradiados y transgénicos. Nadie sabe cómo esto va a afectar la salud, a corto o largo plazo. La especulación estriba en que tendríamos problemas. La única manera de impedir un daño individual por estas sustancias y procesos (y reducir el impacto dañino en nuestro adorable planeta azul y verde) es comer alimentos que sean cultivados de forma natural y orgánica. Esto es especialmente importante para los productos lácteos y la carne. Mientras que los precios de los alimentos orgánicos pueden ser más altos que la tarifa convencional, también, estos últimos tienen su propio precio. Un aumento de enfermedad significa gastos médicos, faltas al trabajo y tensión.

Ahora, las grandes cadenas de tiendas de alimentos naturales le permiten comer la mayoría de los alimentos de su familia, en variedades naturales, así que no tiene que darle a su familia "cosas raras" como tofu y algas marinas. Pero el crecimiento en el mercado de alimentos naturales, ofrece formas creativas para servir estos alimentos y muchos libros de cocina para tener recetas e ideas. Otra vez, los niños que empiezan a comer de esta forma desde el nacimiento, no respingarán por un tazón de sopa de miso con tofu y productos de mar vegetarianos, pero si usted tiene hijos más grandes que son nuevos en este arte culinario, les puede servir una hamburguesa (carne orgánica) en un pan (trigo entero) con la guarnición. Naturalmente, hay mucho más sobre el comer de forma saludable, que sustituir variedades orgánicas por cosas comunes —un helado es en cierto nivel siempre un helado— pero es un inicio. Con el tiempo, usted puede introducir granos enteros, frijoles y una variedad de vegetales. Mis hijos comen sus verduras, les gustan los frijoles y el arroz café, y disfrutarán una zanahoria como bocadillo. Esto es lo que ellos conocen. Seguro que tienen alguna preferencias; dos de ellos detestan el tofu, todos ellos ODIAN las espinacas cocidas y a ninguno les agradan los hongos crudos. A todos les GUSTA el helado. Todo se trata de la firmeza, con una dosis saludable de flexibilidad y diversión.

Amplia variedad

Una de las mejores formas para asegurar una nutrición óptima, es comer una amplia variedad de alimentos de una gran diversidad de grupos de alimentos. Con frecuencia las dietas de los niños son redundantes y limitadas a pizzas, macarrones con queso, cereal y leche, mantequilla de cacahuate y mermelada, emparedado de atún, hamburguesas con papas fritas y demasiada comida rápida. Esto no proporciona una variedad de nutrientes y, además, tiende a crear las sensibilidades de alimento al trigo, cacahuate y lácteos.

La pirámide alimenticia proporciona un buen cimiento para entender los grupos básicos de alimentos y qué opciones se necesitan diariamente, en qué cantidades.

PIRÁMIDE ALIMENTICIA

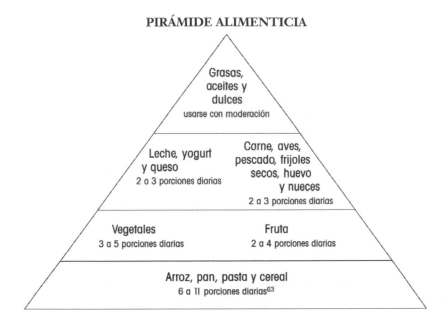

Con qué alimentar a sus hijos: Nutrientes para una óptima salud

El siguiente argumento proporciona una lista de los nutrientes más comunes que necesitan los niños, para un óptimo crecimiento y desarrollo, e indica qué alimentos los proporcionan. Combinados con la información de la pirámide alimenticia, usted tendrá una buena idea de qué clase de alimentos proporcionar, qué nutrientes, cuánto necesita su hijo y con qué frecuencia. Ya que los requerimientos de cada niño serán un poco diferentes, usted necesitará ajustar levemente las porciones de la pirámide y los alimentos para cada uno de ellos. Por ejemplo, un niño atlético puede necesitar 10 porciones completas de arroz, pan, pasta o cereal a diario, mientras que un pequeño más sedentario, sólo necesitará 6. Un niño que sea sensible a los lácteos necesitará alimentos diferentes, para obtener calcio, y esto puede requerir de porciones que aseguren que las necesidades sean cubiertas. La siguiente información está dirigida para niños en edad escolar. Para infantes y adolescentes, referirse a *SuperImmunity for Kids* [Super-inmunidad para niños] de Leo Galland o *Smart Medicine for a Healthier Child* [Medicina inteligente para un niño más saludable] de mi amiga y colega Janet Zand, O.M.D., con Rachel Waltron, R.N. y Bob Rountree, M.D. La dosis está basada en un rango para niños de 4 a 15 años de edad.

AGUA

El cuerpo es dos tercios agua y necesita mucha para funcionar. La deshidratación puede llevar a una creciente susceptibilidad a la infección, y es peligrosa durante las fiebres. También, una cantidad insuficiente de agua puede causar pereza mental, depresión, irritabilidad y estreñimiento. Se necesita para la utilización de las vitaminas solubles en agua. Es la bebida más saludable para los niños. Los refrescos, jugos y leche no son sustitutos en una base diaria. Ocasionalmente, los tés herbales descafeinados, hechos con las hierbas apropiadas para el uso en niños, y las sopas o caldos, pueden ser un sustituto. Es mejor usar agua filtrada que la de la llave, que está llena de químicos que se utilizan para purificar lo que de otra manera sería impensable de consumir.

Cantidad: 6 a 8 vasos diarios

CARBOHIDRATOS COMPLEJOS

Los carbohidratos complejos son combustibles de baja quema, azúcares complejos que proporcionan energía duradera al cuerpo. También se necesitan para la digestión y la eliminación, además proporcionan fibra dietética.

Mejores fuentes: granos completos como el arroz, trigo entero, mijo, avena, cebada y harina de maíz, así como los frijoles secos

Cantidad: 6 a 11 porciones diarias

PROTEÍNAS

La proteína es esencial para el crecimiento, desarrollo y reparación de todos los tejidos, así como para la temperatura, energía y producción de hormonas. Mientras que es correcto ingerir pequeñas cantidades de carne en la dieta, es preferible comer una variedad de frijoles y granos enteros, y mantener el consumo de carne roja al mínimo, en particular para los menores de 5 años. Los niños que son extremadamente delgados y con tendencia a resfriarse y a enfermarse, pueden beneficiarse de una porción extra de carne roja en la dieta —una pequeña cantidad (una pieza del tamaño de la palma de la mano del niño) unas cuantas veces a la semana.

Mejores fuentes: carne roja, pescado, aves, queso, leche, yogurt, nueces y semillas, granos y frijoles cuando se comen juntos, tofu

Cantidad: 2 a 3 porciones diarias

GRASAS

Las grasas saludables son esenciales para regular la temperatura del cuerpo, construir paredes celulares y el saludable desarrollo del cabello, piel y uñas.

También son indispensables para la buena función inmunológica, mental y la regulación hormonal.

Mejores fuentes: aceites prensados en frío, incluyendo el de oliva, nuez, cártamo, girasol, lino y canola

Cantidad: con moderación, todos los días

Nota: Se puede usar la mantequilla con moderación, pero la margarina nunca, tampoco los aceites total o parcialmente hidrogenados, las grasas saturadas como los aceites de coco o semillas de palma. La formación de moléculas que ocurre en la margarina, no se encuentra en la naturaleza y es totalmente extraña para nuestros cuerpos. Los productos lácteos y la carne deberían mantenerse al mínimo, ya que tienen demasiadas grasas saturadas. Éstas y los aceites hidrogenados aumentan la necesidad de los ácidos grasos esenciales (ver abajo), reducen la inmunidad y dañan las paredes celulares.

ÁCIDOS GRASOS ESENCIALES

La doctora fitoterapeuta y naturopática Mary Bove afirma, "la investigación moderna y la observación clínica sugieren que los ácidos grasos esenciales (AGEs) son una clave para una óptima salud y un sano desarrollo del sistema inmunológico a través de la vida".[64] En el cuerpo se convierten en una sustancia conocida como prostaglandina, que reduce la inflamación, realza la inmunidad y disminuye las respuestas alérgicas. Por desgracia, el cuerpo no fabrica sus propios AGEs, así que debe de obtenerse a través de la dieta o suplementos nutricionales. Los AGEs son muy abundantes en las nueces crudas y semillas, frijoles secos, pescado de agua fría y el aceite de ciertas plantas, incluyendo primavera nocturna, lino, grosella negra y borraja.

Existen dos tipos distintos de AGEs: los aceites omega-6 y los omega-3. El primero se encuentra en los aceites de cártamo, girasol, maíz y primavera nocturna. Por lo general, no falta en niños cuyas dietas incluyen algunas de estas fuentes, y que de esta manera están bien nutridos; en consecuencia, tienen los minerales necesarios para usar estos aceites. Sin embargo, es común que los omega-3 no se encuentren en la dieta típica y son más abundantes en el pescado fresco de agua fría como el salmón, atún, caballa y bacalao, así como en el aceite de semilla de lino y en las mismas semillas. Según Bove, comer regularmente frijoles, nueces frescas y semillas, proporciona una excelente fuente de aceites omega-3 y -6.

Si su hijo tiene una tendencia a enfermarse con frecuencia o sufre de problemas crónicos de alergias o inflamatorios (por ejemplo, eczema), considere proporcionarle una dieta en la que use las fuentes de alimentos o un suplemento de mejor calidad. Si se decide por uno con aceite de semillas de lino, seleccione una marca de buena calidad, y sólo compre un producto que la tienda de alimentos saludables mantenga en la sección de refrigeración, ya que se descompone con facilidad a una temperatura ambiente. Guárdelo en el refrigerador en su casa. Agréguelo al aderezo de la ensalada o a la comida después de cocinar. Si su hijo no puede tolerar el sabor, y es lo suficientemente grande como para tragar pastillas, use el aceite de primavera nocturna en suaves cápsulas de gel.

Cantidad: suplemento con 500 a 1.000 miligramos de aceite de primavera nocturna diariamente, ó 2 cucharaditas de aceite de semillas de lino al día

VITAMINAS SOLUBLES EN AGUA

B1 (Tiamina)

La tiamina es importante para el corazón, sistema nervioso y músculos, así como para metabolizar carbohidratos.

Mejores fuentes: semillas de calabaza, frijoles negros, arroz café y blanco, maíz, lentejas, porotos blancos, chícharos, frijoles pintos, estróbilos, puerco, quínoa, salmón, semillas de girasol, tempeh, trucha, atún, germen de trigo

Cantidad: 0,9 a 1,3 miligramos diarios

B2 (Riboflavina)

La riboflavina ayuda a metabolizar la grasa y los carbohidratos, construye cabello, piel y uñas saludables, es importante para la visión y se necesita para el crecimiento de las células

Mejores fuentes: almendras, espárragos, aguacate, plátano, brócoli, coles de bruselas, queso cheddar, queso cottage, hojas verdes de diente de león, huevos, queso feta, vegetales de hojas verdes, jamón, lentejas, mango, hongos, guisantes, frambuesas, queso ricotta, salmón, germen de soya, queso suizo, tempeh, atún, germen de trigo, yogurt

Cantidad: 1,1 a 1,5 miligramos diarios

B3 (Niacina)

La niacina es necesaria para romper los carbohidratos, grasas y proteínas; ayuda a formar los glóbulos rojos y las hormonas, y es indispensable para una piel saludable, el tracto digestivo y el sistema nervioso.

Mejores fuentes: aguacates, cebada, carne de res, arroz café y blanco, pollo, maíz, huevos, leche, hongos, nectarinas, guisantes, cacahuates, frambuesas, salmon, tempeh, atún, pavo, granos enteros

Cantidad: 12 a 15 miligramos diarios

B5 (Ácido pantoténico)

El ácido pantoténico apoya a las glándulas suprarrenales, construye un sistema nervioso y piel saludables, ayuda a metabolizar los carbohidratos y grasas, es importante para la salud de los senos nasales y es necesario para la producción de los ácidos grasos esenciales y los neurotransmisores.

Mejores fuentes: aguacates, frijoles, arroz café y blanco, queso, pollo, huevos, lentejas, langosta, hongos, salmón, semillas de girasol, germen de trigo, granos enteros, yogurt

Cantidad: 3 a 7 miligramos diarios

B6 (Piridoxina)

La piridoxina ayuda a metabolizar las proteínas y los aminoácidos en hormonas, construye glóbulos rojos y anticuerpos, y es esencial para la función del sistema nervioso central.

Mejores fuentes: aguacates, plátanos, coliflor, pollo, garbanzos, col china, pimientos verdes y rojos, legumbres, lentejas, harina de avena, papas, salmón, soya, filete de carne, papas dulces, tempeh, trucha y germen de trigo

Cantidad: 1,1 a 1,7 miligramos diarios

B12 (Cobalamina)

La vitamina B12 es necesaria para la producción de glóbulos rojos; ayuda a construir y mantener la mielina, la capa protectora que rodea los nervios y es necesaria para la síntesis del ADN.

Mejores fuentes: pollo, almejas, cangrejo, productos lácteos (excepto mantequilla), huevos, arenque, caballa, salmón, filete de carne, trucha, yogurt

Cantidad: 1,0 a 1,4 microgramos diarios

Biotina

La biotina es necesaria para el metabolismo del ácido graso, carbohidratos y proteínas; mantiene el cabello, piel, nervios, médula espinal y glándulas sudoríparas.

Mejores fuentes: coliflor, yema de huevo, leche, nueces, papas dulces, granos enteros, trigo entero

Cantidad: 25 a 50 microgramos diarios

Ácido fólico

El ácido fólico es necesario para el metabolismo de la proteína, la producción de ADN y ARN, y de glóbulos rojos, la función del sistema nervioso y para un cabello y uñas saludables.

Mejores fuentes: alcachofas, espárragos, aguacates, remolachas, frijoles negros, zarzamora, brócoli, garbanzos, huevos, vegetales de hojas verdes, judías, lentejas, frijoles pinto, naranjas, tofu, trigo entero
Cantidad: 75 a 150 microgramos diarios

Vitamina C

La vitamina C construye y mantiene el tejido conectivo; ayuda a sanar heridas y curar quemaduras; mantiene la salud de los vasos sanguíneos; es un antioxidante, realza la inmunidad; aumenta la absorción de hierro; está involucrada en la producción de neurotransmisores; es necesaria para la producción de la hormona suprarrenal y para tener dientes, huesos, encías y ligamentos saludables, además, ayuda al metabolismo del colesterol.

Mejores fuentes: brócoli, col de bruselas, melón cantalupo, frutas cítricas, pimientos verdes y rojos, col, kiwi, fresas, jitomates
Cantidad: 45 a 60 miligramos diarios

VITAMINAS SOLUBLES EN GRASA

Vitamina A (Beta-caroteno)

La vitamina A es esencial para el apropiado funcionamiento del sistema inmunológico; las membranas mucosas del tracto digestivo, respiratorio y urinario; la vista y las glándulas suprarrenales.

Mejores fuentes: duraznos, aguacates, mantequilla, semillas de calabaza, melón cantalupo, zanahorias, hojas verdes de diente de león, vegetales de hojas verde oscuro, yema de huevo, mangos, nectarinas, papas dulces
Cantidad: hasta 5.000 unidades internacionales diarias

Vitamina D

La vitamina D es necesaria para el desarrollo de los huesos y dientes y la función muscular; también es esencial para la absorción de calcio, fósforo, magnesio y zinc, así como para la función saludable de la tiroides.

Mejores fuentes: rayos del sol, mantequilla, huevos, aceite de hígado de pescado, leche fortificada, arenque, salmón, sardinas, hongos shiitake, queso suizo
Cantidad: 10 microgramos diarios (400 unidades internacionales)

Vitamina E

La vitamina E protege a las membranas celulares del daño de los radicales libres, de la contaminación y la oxidación de las grasas, protege las arterias y está involucrada en la formación de glóbulos rojos y la función normal de las enzimas.

Mejores fuentes: almendras y aceite de almendras, aguacates, aceite de canola, yemas de huevo, vegetales de hojas verdes, nueces, harina de trigo entero, germen de trigo

Cantidad: 7 a 10 miligramos diarios

Vitamina K

La vitamina K es esencial para la apropiada coagulación y formación de huesos.

Mejores fuentes: vegetales de hojas verde oscuro, aceites vegetales

Cantidad: 20 a 45 microgramos diarios

MINERALES IMPORTANTES

Calcio

El calcio construye dientes y huesos fuertes y es necesario para la transmisión de los impulsos nerviosos, la coagulación, ritmo cardíaco y una suave contracción muscular.

Mejores fuentes: frijoles, brócoli, queso cheddar, repollo verde, productos lácteos, col, tofu

Cantidad: 800 a 1.000 miligramos diarios

Magnesio

El magnesio es importante para la relajación muscular, equilibrio del azúcar en la sangre, metabolismo de los carbohidratos y proteínas, la función de más de 300 enzimas, el metabolismo de la vitamina C y el calcio, así como la estructura genética de ADN y ARN.

Mejores fuentes: almendras, plátanos, anacardos, aguacates, frijoles negros, semilla de nuez de nogal, maíz, vegetales verdes, caballa, leche, melaza, chícharos, papas, salmón, mariscos, tofu, granos enteros

Cantidad: 120 a 280 miligramos diarios

Fósforo

El fósforo está involucrado en la construcción de los huesos y dientes, ADN y ARN, el crecimiento y reparación celular, contracción de los musculos del corazón, funcionamiento de los riñones, sistemas muscular y nervioso saludables, metabolismo de carbohidratos y grasas, además de la síntesis de proteínas y vitaminas.

Mejores fuentes: almendras, alcachofas, frijoles, queso cheddar, pollo, maíz, huevos, jamón, lentejas, chícharos, semillas de calabaza, quinoa, queso ricotta, semillas de sésamo, queso suizo, tofu, trucha, atún, pavo, granos enteros y yogurt

Cantidad: 800 a 1.400 miligramos diarios

Potasio

El potasio mantiene el balance del fluido de sodio en el cuerpo; ayuda a transmitir impulsos nerviosos, apoya la función del sistema nervioso y al corazón, músculos, riñones y sangre, y ayuda en la síntesis de proteínas.

> **Mejores fuentes:** semilla de chayote, aguacates, plátanos, brócoli, semilla de nuez de nogal, melón cantaloupe, calabaza china, frutas cítricas, bacalao, chabacano seco, mero halibut, arenque, zumo dulce, lentejas, frijoles lima, leche, papaya, mantequilla de cacahuate, frijoles pinto, quinoa, soya, jitomates, trucha, germen de trigo, yogurt
>
> **Cantidad:** 1.400 a 2.000 miligramos diarios

Sodio

El sodio mantiene el balance normal del fluido y se necesita para el apropiado funcionamiento muscular y para el sistema sanguíneo y el linfático.

> **Mejores fuentes:** la mayoría de los alimentos, en particular los salados, queso, leche, productos marinos y tamari
>
> **Cantidad:** 300 a 500 miligramos diarios

ALGUNOS MINERALES DE RASTREO

Cromo

El cromo mantiene el equilibrio de los niveles de azúcar en la sangre y promueve una circulación saludable.

> **Mejores fuentes:** queso, legumbres, melaza, granos enteros
>
> **Cantidad:** 30 a 150 microgramos diarios

Cobre

El cobre se necesita para la formación de huesos, curativo, la producción de glóbulos rojos, la transportación del hierro y las funciones neurológicas.

> **Mejores fuentes:** cangrejo rey de Alaska, nueces del Brasil, anacardos, cerezas, garbanzos, almejas, cacao, huevos, lentejas, legumbres, langosta, nueces, chícharos, hongos shiitake, soya, tempeh, granos enteros
>
> **Cantidad:** 1 a 2 microgramos diarios

Selenio

El selenio previene el daño de radicales libres a las membranas celulares, aumenta la resistencia al cáncer, ayuda al cuerpo a utilizar la vitamina E, apoya la función pancreática y elimina ciertos metales pesados del cuerpo.

> **Mejores fuentes:** nueces de Brasil, cebada, arroz café, cuscús, huevos, carne

molida, caballa, piña, hongos shiitake, camarónes, semillas de girasol, tofu, atún, germen de trigo, yogurt

Cantidad: 20 a 50 microgramos diarios

Zinc

El zinc afina la inmunidad, es necesario para producir energía, promueve el calor y sana las heridas, está involucrado en el metabolismo de carbohidratos y proteínas, es importante para el crecimiento y el funcionamiento de los órganos reproductivos, mantiene la actividad normal de insulina, ayuda a conservar una piel saludable y se necesita para la síntesis del ADN y el ARN.

Mejores fuentes: ostiones, frijoles negros, levadura de cerveza, zanahorias, pollo, garbanzos, lentejas, langosta, harina de avena, nueces, cacahuates, chícharos, semillas de calabaza, quinoa, semillas de ajonjolí, filete de carne, semillas de girasol, tempeh, pavo, germen de trigo, arroz silvestre, yogurt

Cantidad: 10 a 15 miligramos diarios

Una palabra sobre el azúcar y la inmunidad

Es tan común que los niños se enfermen pocos días después de las celebraciones de días festivos o de cumpleaños, que no entiendo por qué no se ha reconocido mejor la conexión entre el azúcar y la enfermedad infantil. Un número de estudios de laboratorio ha confirmado el papel del azúcar en la reducción de la actividad inmunológica. Un estudio utilizó cien gramos (20 cucharaditas) de glucosa, fructosa, sucrosa, miel y jugo de naranja, para evaluar los efectos del azúcar en la función inmunológica. Cada una deterioró la actividad inmunológica al 50 por ciento, de 2 a 5 horas después del consumo.[65] Veinte cucharaditas de jugo de naranja son justo alrededor de la mitad de una taza. Si su hijo come muchos dulces, empieza a reducirlos al sustituir las alternativas saludables. En realidad, el azúcar también saca los minerales de su cuerpo y provoca que usted excrete calcio a través de la orina.

Muchos niños toman dulces porque están a su disposición, son convenientes y llenan rápidamente. El deseo de dulce puede indicar fundamentales deficiencias nutricionales. Tenga a la mano botanas como vegetales frescos y aderezos, burritos de frijoles, emparedados enrollados y bocadillos hechos en casa que sean nutritivos, pero no demasiado dulces. Deje que su hijo le ayude en la compra y juntos busquen ideas en libros de cocina. Si su hijo ha estado comiendo más dulces de lo usual, como en las vacaciones, asegúrese de regresar a una dieta balanceada lo más pronto posible. Los azúcares naturales aún son azúcar, así que los alimentos muy endulzados de las tiendas de alimentos saludables, no son necesariamente una elección saludable (aunque pueden tener menos agregados).

Existe una interesante historia que demuestra la conexión entre el consumo de azúcar y las epidemias de polio. Es bien sabido que en los Estados Unidos, entre las décadas de 1940 y 1950, la mayoría ocurrieron a finales del verano y principios del otoño. Hasta ahora no se ha dado ninguna explicación médica. Pero retrocediendo a finales de la década de 1940, el Dr. Benjamin Sadler de Asheville, Carolina del Norte, alertó al público local de la relación entre la poliomielitis y el consumo de grandes cantidades de productos que contienen azúcar (incluyendo mucha fruta y jugos de frutas) y productos de harina refinada.

En el verano de 1949, Sadler emprendió una campaña a nivel estatal contra la polio, y recomendó que a los niños se les diera una dieta alta en proteínas, con vegetales bajos en almidón y no azúcares, los alimentos muy azucarados y procesados. Durante ese mismo verano, los índices de polio en Carolina del Norte mostraron 214 casos, comparados con los 2.402 de los veranos anteriores. De forma similar, los índices de los otros treinta y nueve estados mostraron un aumento de casos.[66]

Una palabra sobre los productos lácteos

Aunque los productos lácteos proporcionan una conveniente fuente de proteínas, carbohidratos y minerales, también están muy asociados con el aumento de susceptibilidad a la congestión respiratoria superior. Los niños que toman leche con regularidad, son particularmente propensos a sufrir resfriados, alergias, dolores de oído y los problemas de salud asociados. Los pequeños pueden crecer muy bien sin tomar jamás una taza de leche; y tendrán menos problemas respiratorios y digestivos. Considere usar los lácteos como un complemento de las comidas, como el queso cheddar en un burrito de frijol y arroz, o un yogurt en un tazón de granola.

El yogurt y el queso duro como el cheddar son las mejores elecciones de lácteos. El primero debe contener cultivos vivos y activos, y no se le debería agregar azúcar. Si su hijo tolera bien los lácteos, una malteada o leche con el cereal de vez en cuando, está bien. Si por el contrario, su hijo es muy reactivo a los productos lácteos, investigue cuáles son las alternativas de fuentes de calcio, proteína y otros nutrientes. La leche de soya no es una saludable alternativa a la de vaca, es muy procesada y predispone a los niños a las alergias, debilidades digestivas y respiratorias.

Productos de harina refinada

Los productos de harina refinada, como la harina blanca que forma parte de muchos productos y panes horneados, no sólo es desnaturalizada —lo que significa que le han quitado la mayoría de sus nutrientes— sino que, como el azúcar, también elimina los minerales del cuerpo. Aprenda a usar granos enteros como base de sus alimentos, utilizando harina blanca sólo de vez en cuando, o en ocasiones especiales. Lo mismo pasa con el arroz; el arroz café está lleno de nutrientes, los que son eliminados del blanco al refinarlo.

Alimentos altamente alergénicos

Se sabe que ciertos alimentos contribuyen a provocar alergias, lo que significa que comerlos con regularidad, si uno es susceptible a ellos, mantiene al sistema inmunológico a la defensiva. Esto puede llevar al niño a ser susceptible a las infecciones. Los alimentos problemáticos más comunes son: lácteos, huevos, cacahuates, cítricos, chocolate, soya y pescado. Si sospecha que su hijo está experimentando problemas debido a sensibilidades al alimento, lea mis libros *Naturally Healthy Babies and Children* [Bebés y niños naturalmente saludables] y *ADHD Alternatives* [Alternativas AHDA] para una más completa discusión y recomendaciones de tratamiento. En especial, los libros de los doctores Bove, Zand y Galland proporcionan mucha información (ver Lecturas recomendadas).

OCHO

Las medicinas herbales y las enfermedades infantiles

La medicina natural, en este caso el uso de hierbas y nutrición, es algo más que sólo reemplazar los medicamentos con sustancias naturales. La medicina natural incorpora una forma diferente de ver la salud y la enfermedad, que se ha mantenido durante los últimos 100 años, más o menos, bajo el lente de la medicina convencional occidental. Algunas veces se le llama medicina holística debido a que se sitúa más allá de la construcción unidimensional del modelo del tratamiento de la enfermedad, un acercamiento multifactorial para sanar al ser humano. Toma en cuenta a la persona en su totalidad, junto con sus circunstancias. Además de la naturaleza y severidad de la enfermedad (también considerada por el doctor alópata), el médico naturista toma en cuenta la dieta, el tipo de cuerpo y las cualidades inherentes (constitución), los síntomas manifestados por el individuo, medio ambiente, factores psicoemocionales y algunas veces hasta las influencias espirituales, dependiendo de los antecedentes del médico y la orientación espiritual del paciente.

Recientemente, a la medicina natural también se le ha llamado medicina complementaria, un punto de vista un tanto medicocéntrico occidental de sanación, alrededor del cual todas las demás modalidades se perciben como el eje. Sin embargo, varios sistemas de medicina herbal y nutricional anteceden a la medicina alópata y permanecen aislados como prácticas independientes de salud. No obstante, la medicina natural y la alópata se complementan muy bien, e idealmente está surgiendo un nuevo paradigma que representa una síntesis de modelos en la cual todos ellos son respetados.

Por fortuna para los padres que tratan de incorporar acercamientos para curar de forma natural a sus hijos, la mayoría de las enfermedades comunes de la infancia tienen patrones similares de síntomas, así que muchas de los mismos remedios pueden aplicarse en un amplio rango de niños diferentes. Usted no tiene que pensar en el tipo de cuerpo, los asuntos psicoemocionales ni en complicados modelos individuales. Lo que puede hacer es sólo lanzarse correctamente y usar los remedios que acompañan a las condiciones, sólo variando las fórmulas para que concuerden con los obvios síntomas de su hijo. Otro afortunado aspecto de las terapias herbales y nutricionales para los niños, es que tienden a tener un efecto más rápido en condiciones agudas. Los cuerpos de los niños son altamente receptivos a estos tratamientos, es probable que esto se deba a su metabolismo rápido, y al vigor y vitalidad generales; usted no tiene que esperar mucho tiempo para ver si algo está haciendo bien. Si no da resultado en un tiempo determinado, puede tratar otro acercamiento.

Las recomendaciones en este capítulo están basadas en el uso tradicional y en experiencias clínicas de modernos médicos fitoterapeutas. La intención no es sustituir el cuidado médico cuando se necesite. Usted debe usar su sentido común y discreción cuando trate a sus hijos con terapias alternativas, y no dude en usar los tratamientos médicos convencionales.

Usando las medicinas herbales

Los seres humanos han estado usando hierbas como alimento y medicina, desde muy al principio de su existencia sobre este planeta. Sólo fue hasta hace poco que el público norteamericano ha regresado a tener conciencia de qué tan beneficiosas pueden ser las hierbas al prevenir, tratar la enfermedad y promover una excelente salud. Mientras que se está haciendo mucha investigación para encontrar los constituyentes químicos activos en las plantas, y los doctores, farmacéuticos y fabricantes de medicamentos andan a la rebatiñas para entrar en el "furor de las hierbas" la información más confiable sobre medicinas herbales tiende a venir de los fitoterapeutas en práctica clínica. Mucho de su conocimiento es recabado del estudio de los usos tradicionales de las plantas, con frecuencia, una altamente segura fuente de información, a la que los científicos investigadores voltean cuando buscan nuevos medicamentos de plantas. Los fitoterapeutas también aprenden unos de otros, de la literatura científica y de la práctica clínica. Muchos de los doctores naturopáticos también tienen buenos conocimientos en el uso de los tratamientos herbales, igual que los acupunturistas que han estudiado la medicina herbal china. Es probable que algunos médicos sepan mucho sobre el uso de remedios herbales. Es interesante que con frecuencia la ciencia verifique que lo que los fitoterapeutas y los tradicionales curanderos saben —y han sabido por siglos— es totalmente exacto.

Siempre investigue el entrenamiento y experiencia de un médico, antes de empezar una relación profesional y asegúrese que él tenga experiencia en la medicina herbal en pediatría.

CÓMO DIFIEREN LAS HIERBAS DE LOS MEDICAMENTOS

De alguna manera las hierbas y los medicamentos no son tan diferentes —los dos se usan para el tratamiento del cuerpo humano y ambos contienen una variedad de componentes químicos que tienen una bioactividad específica. Sin embargo, existen diferencias en la forma en que se prescriben y trabajan en el cuerpo. Como por ejemplo, es bien sabido que aún en brotes epidémicos de resfriados y gripe, algunas personas son más susceptibles a la infección que otras. Mientras que la medicina convencional puede tratar los resfriados o influenza con antibióticos y descongestionantes, los fitoterapeutas sugerirían no sólo los tratamientos atenuantes, sino que buscarían el motivo por el cual esa persona en particular se enfermó. ¿Se encuentra bajo presión, no tiene una dieta nutricionalmente adecuada, no duerme bien? Los fitoterapeutas buscarían reducir las tendencias a manifestar ciertos problemas en la gente que es más susceptible, para ayudarla a fortalecer el bienestar general. Además, los fitoterapeutas honran la fase aguda y la de convalecencia de la enfermedad, reconociendo que el cuerpo necesita sanar, no sólo recuperarse de los síntomas. Para terminar, con frecuencia las hierbas trabajan en colaboración con las funciones naturales del cuerpo, promoviendo y ayudándolas en lugar de controlarlas. Muchas hierbas y medicamentos pueden usarse juntos, pero se debe de tener cuidado, ya que también pueden interactuar entre ellas. Si su hijo ya está bajo alguna medicación, contacte a su doctor o a un fitoterapeuta calificado, para asegurarse que no exista una interacción que pueda ser dañina.

LA SALUD ES MÁS QUE LA AUSENCIA DE ENFERMEDAD

Una de las doctrinas principales de la curación herbal, es que la salud es algo más que la ausencia de enfermedad; es un estado activo de bienestar físico, emocional y social. La salud es una chispa interna que brilla desde el centro de un ser hacia el exterior. La filosofía subyacente de la medicina tradicional, se esfuerza en ayudar a las personas para que logren la verdadera salud, no sólo a cubrir los síntomas. Recuerde esto cuando su hijo esté enfermo, para que ponga atención en su estado general de mente, comodidad y ambiental. Mantenga cómodo al niño, entreténgalo con historias leídas en voz alta (o grabaciones de libros) y con pasatiempos sencillos que pueda jugar en la cama (cartas, juegos de mesa, ahorcado, tres en línea, etc.) y mantenga el ambiente fresco y placentero. En algunas condiciones (sarampión, por ejemplo), la luz brillante puede ser molesta para su hijo, así que es preferible un ambiente tenue. Sin embargo, flores frescas, un ocasional rocío ligero que impregne el aire del aroma de algún aceite de una esencia refrescante, música suave y almohadas recién esponjadas, puede animarlo y aliviarlo.

¿SON SEGURAS LAS HIERBAS?

Sería muy simplista decir que las hierbas son seguras sólo porque son naturales. Existen un número de hierbas que, aún tomadas en pequeñas cantidades, pueden probar ser fatales. Sin embargo, pocos envenenamientos vienen de las medicinas herbales, y es raro que ocurran de una aplicación apropiada de éstas. Analizando los índices de envenenamiento humano por hierbas, los investigadores de la Fundación de investigación herbal en Boulder, Colorado, estudiaron reportes de la Asociación norteamericana de centros de control de veneno y descubrieron que casi todos los informes de efectos adversos a las plantas, se debieron a envenenamientos accidentales por plantas caseras tóxicas y árboles ornamentales. Las hierbas tienen un excelente historial de una larga trayectoria de seguridad, en particular aquellas usadas para tratar las enfermedades y molestias infantiles.

¿LOS MEDICAMENTOS FARMACÉUTICOS SON SEGUROS?

Muchos de los medicamentos que damos por sentado son seguros, pueden tener más riesgo del que asumimos. Anualmente, la aspirina provoca un gran número de envenenamientos accidentales en niños, y cuando se les administra a pequeños que tienen infecciones virales, es la causa principal del síndrome de Reye. Las prescripciones de medicamentos son la quinta causa que lleva a la muerte, en los Estados Unidos. De hecho, muchas de las drogas que se usan rutinariamente para niños, son medicamentos para adultos, que no ha sido probado ser seguros para el uso en infantes. De acuerdo con el autor del libro de texto *A Pediatric Dosage Handbook* [Un manual de la dosis pediátrica], entre el 60 y el 80 por ciento de los medicamentos prescritos que se vendieron en Norteamérica y que se usaron en niños, no han sido aprobados para tal uso. (Estas estadísticas aparecieron en el número de septiembre de 1994 de *Annals of Pharmacotherapy* [Crónicas de farmacoterapia] y en el de diciembre del mismo año, de *Wall Street Journal* [Revista de wall street]. Los títulos de los artículos son, respectivamente, "La necesidad de conducir una investigación sobre los medicamentos sin etiqueta, para el uso en pacientes pediátricos", [Nahata] y "AAD para facilitar a los fabricantes de medicamentos dar datos pediátricos a los doctores" [Kessler].)

Aunque es verdad que no se debe evitar la prescripción de medicamentos cuando se necesiten, se recomienda tener precaución al usarlos, cuando no es necesario o para eliminar los síntomas, como la erupción o la fiebre moderada, que es más saludable que se expresen por completo.

USANDO HIERBAS

Para maximizar la seguridad herbal y minimizar las reacciones adversas, use sólo aquellas hierbas que tengan un historial o eficacia clínica y que sean seguras para los niños. Las que se mencionan en este libro cumplen con esos criterios. Si se usan apropiadamente y dentro de la línea directiva recomendada, se sabe que son suaves, seguras y efectivas. Empiece con dosis bajas, aumentando según se necesite (dentro de un rango seguro de la dosificación) y al disminuirla en cualquier momento, usted puede lograr resultados en un índice más bajo. Sin embargo, es importante no tener miedo para usar hasta una dosis moderadamente efectiva (terapéutica) de una hierba o varias de ellas, mientras que la dosis permanezca dentro de la línea directiva.

NOMBRES BOTÁNICOS DE LAS HIERBAS

Al final de este libro se pueden encontrar enlistadas todas las hierbas mencionadas en este capítulo, con sus nombres botánicos, también conocidos como el nombre en Latín o científico. El nombre botánico es el binomio (dos nombres) que habla de género y especie de la planta. Cualquiera de ellas tiene muchos nombres comunes y especies de plantas totalmente diferentes pueden compartir un nombre común. Sin embargo, el nombre botánico es universal, usado internacionalmente por científicos, botánicos y fitoterapeutas. Cuando use las hierbas de forma medicinal, usted deseará saber que tiene la especie y género recomendado como una hierba medicinal. Cuando compre hierbas silvestres o cultive sus propias medicinas herbales, es importante que pueda verificar su nombre botánico.

AUTOEDUCACIÓN

Siéntase en la libertad para hacer una investigación más profunda, al consultar otros libros sobre la salud herbal en niños. Revise artículos en revistas científicas. Consulte con médicos herbales bien informados. En estos tiempos de la manía de la información, es sabio tener cuidado y ser escéptico, y yo aplaudo su buen sentido común.

DETERMINANDO LA DOSIS

Las recomendaciones herbales en este libro incluyen un rango de dosis para bebés de un año y mayores, hasta adolescentes. Esto asume un promedio de peso que va de 8 a 68 kilos. Aunque se puede disminuir para bebés más pequeños, para los menores de un año, busque el cuidado profesional de un médico calificado. Las dosis están descritas en gotas, cucharaditas o tazas, según sea apropiado. El rango de dosificación más bajo es para los niños más pequeños, que se encuentran en el promedio de peso más bajo, y el más alto para los niños mayores con más peso. Usted tendrá que acomodar a su hijo en los límites que más convengan. También se proporciona la frecuencia de la dosis en un rango, yendo de síntomas leves a los problemas más severos. Otra vez, usted necesitará poner a su hijo en el rango apropiado.

CREANDO SU PROPIA FÓRMULA

Aunque en este libro proporciono las fórmulas para cada condición, usted puede desear modificarlas y hasta crear su propia receta. Es muy sencillo desarrollar una fórmula. En este libro, las hierbas se pueden usar solas o en mezclas compatibles, juntas en tés, tinturas y otras preparaciones. Para preparar una fórmula, seleccione las hierbas que desee usar y combínelas, en partes iguales o en cantidades variadas, para lograr los efectos que desea. Por ejemplo, si quiere que el té herbal sea más relajante y menos descongestionante, usted deberá poner más hierbas relajantes en la mezcla, agregando menos cantidad de las que son expectorantes. Estudie las fórmulas en este libro, para tener una idea de cómo se hacen las recetas.

PREPARACIONES HERBALES

No es difícil hacer tés, jarabes, baños herbales de vapor y hasta preparaciones tópicas básicos, en casa. Preparar hierbas en el hogar es reconfortante y una actividad en la que a los niños les gusta participar. Es mágico ver cómo las diferentes hierbas convierten el agua, alcohol y aceites en preciosas sombras de color de oro, rojo, naranja, verde y café. La preparación casera de hierbas también reduce el costo de los remedios. Siento que cuando uno hace sus propios remedios, le agrega una fuerza especial a las medicinas, que es el amor y el cuidado.

Sólo necesita tener en su cocina accesorios sencillos para hacer todo, desde tés hasta ungüentos. Es útil tener a la mano, tarros de vidrio de diferentes tamaños, con tapas, cacerolas de vidrio o de acero inoxidable, un cuchillo con filo, un embudo pequeño, un colador de malla, un rallador de vegetales, cucharas de medir y una tabla de picar. El agua, aceite vegetal, vodka y cera de abeja completan la lista, una vez que tiene las hierbas que necesita. Algunas preparaciones, como las tinturas, se pueden hacer en casa, pero es más fácil comprarlas, a no ser que planeé por adelantado y tenga una variedad de ellas a la mano. La siguiente argumentación explica los diferentes tipos de preparaciones que se usan en este libro, al igual que las instrucciones para hacer algunas de ellas. Muchas tiendas de alimentos saludables tienen una larga selección de productos herbales. La calidad varía, así que compre selectivamente. Para las tinturas, busque las marcas que se encuentran en Fuentes. Para los manojos de hierbas, asegúrese que la tienda los cambie con frecuencia o los puede ordenar por el ciberespacio a las compañías que se encuentran en Fuentes.

Tés

Los tés son ligeramente medicinales, por lo general son preparaciones de bebidas de sabor agradable, que se hacen al dejar reposar de una cucharadita a dos cucharadas soperas de hierbas frescas o secas en una taza de agua hirviendo, de 10 a 20 minutos. Después de este término cuele el líquido, tire el material de las hierbas (bueno como abono) y beba el té. Cuando esté utilizando hierbas de un fuerte aroma (como toronjil, lavanda o manzanilla), es necesario tapar la taza o recipiente mientras se está haciendo el té. Esto permite que se conserven los aceites esenciales que contiene la planta y la calidad medicinal del té. La dosis para éste se encuentra entre un cuarto a una taza, de 2 a 8 veces al día, o tomar a sorbos durante todo el día, según se necesite.

Infusiones

Las infusiones son más concentradas que los tés. Por lo general se hacen al dejar reposar de 14,2 a 28,4 gramos de hierbas en un cuarto de litro de agua hirviendo, de 30 minutos a 2 horas, dependiendo de la fuerza deseada. Las infusiones se usan para extraer los constituyentes de las hierbas que no se pueden sacar de forma efectiva al hacer un té, o cuando se necesita una preparación herbal más concentrada. El rango de dosificación de las infusiones es ligeramente menor que, o comparada con la del té. Las siguientes son guías generales para la preparación de infusiones de diferentes partes de la planta:

Raíces. 28,4 gramos de raíz seca en un cuarto de litro de agua hirviendo; dejar hacer por 8 horas.

Corteza. Preparar igual que las raíces.

Hojas. Por lo general, las hojas delicadas y aquellas ricas en aceites esenciales se preparan con 14,2 a 28,4 gramos de hojas secas, o de 30 a 60 gramos de hojas frescas en un cuarto de litro de agua hirviendo, se deja hacer de 1 a 2 horas. Las hojas gruesas requieren que se dejen hasta por 4 horas. Cuando prepare hojas con propósitos nutricionales (como la ortiga), es aconsejable dejar remojar por 2 horas.

Flores. Como son delicadas, ponga 28,4 gramos de flores secas en un cuarto de litro de agua hirviendo, por un máximo de 30 minutos.

Semillas. Generalmente, las semillas aromáticas como el anís o el hinojo se preparan triturándolas (casi una cucharadita) con maja y mortero, luego se ponen de 10 a 15 minutos en una taza con agua hirviendo, se tapa el recipiente.

Decocciones

Las decocciones se hacen al hervir a fuego lento 28,4 gramos de hierbas en un cuarto de litro, de agua hasta por 30 minutos. Primero se ponen las hierbas en una cacerola con agua fría y lentamente se llevan a hervir a fuego lento. Ésta es la mejor técnica para extraer los constituyentes solubles en agua de las hojas, raíces y cortezas duras. Es usual que no se use con las partes más delicadas de la planta, como las flores aromáticas, las hojas y las semillas. La dosis es de una cucharadita a dos cucharadas soperas, o hasta media taza, 2 a 6 veces al día o según se necesite.

Jarabes

Los jarabes son fáciles una vez que se tiene la decocción. Sólo endulce su preparación, agregando una cantidad igual (por volumen) de edulcorante. Una taza de decocción corresponde a 236 ml, así esta cantidad necesitaría de 236 gramos de edulcorante. Yo uso de un cuarto a media taza de miel por una taza de líquido y lo encuentro adecuado; se considera que la miel es dos veces más dulce que el azúcar. Agregue el edulcorante a su decocción caliente y póngala al fuego hasta el punto de ebullición, sin dejar de mover, luego, viértala de inmediato en tarros limpios. Enfríe el jarabe a una temperatura ambiente, etiquételo y métalo al refrigerador. Los jarabes pueden durar muchos meses así. La dosis es similar a una decocción, pero está claro que varía de una hierba a otra. No dé miel a niños menores de un año de edad, porque puede provocar un severo envenenamiento por alimento; la miel contiene esporas *botulinus* que los niños pequeños no pueden digerir.

Baños herbales

Los baños herbales son tremendamente útiles para tranquilizar a los niños. Se preparan al agregar dos cuartos de litro de infusión al baño, 7 gotas de aceites esenciales al agua o una combinación de ambas. Si mantiene cerrada la puerta del cuarto de baño, el aroma de las hierbas y los aceites volátiles llenarán el aire. Esto le dará un efecto relajante. Los baños herbales son un regalo nutritivo que los niños aprecian mucho. Dejar que floten las hierbas directamente en la tina, le da un toque divertido al baño, si su plomería lo permite.

Baños de vapor

Los baños de vapor puede usarse de forma terapéutica para la congestión respiratoria superior y fiebres. Los saunas y los cuartos de vapor se usan de igual forma, en muchas partes del mundo. Esta es una versión simplificada para su casa. Los niños deben estar siempre acompañados por un adulto en un baño de vapor y permitirles salir cuando ya hayan tenido suficiente. Es necesario tener una precaución especial con el agua caliente y el vapor, ya que pueden provocar quemaduras serias. Llene un recipiente con agua y póngalo a hervir. Quítelo de la estufa y agregue un puñado de hierbas ricas en aceites volátiles (menta, salvia y tomillo están bien) o hasta tres gotas de aceites esenciales (cualquiera de los anteriores o eucalipto). Cubra de inmediato. Reuna un par de sillas, una cobija caliente grande —de preferencia de lana— y su cacerola de agua. En ropa interior, siéntese en las sillas y ponga el recipiente tapado cerca de sus pies, teniendo cuidado de no tocar la cacerola. Con la cobija, haga una tienda de campaña sobre usted y su hijo. Ya adentro, destape el recipiente y respire el vapor. Cuando hayan tenido suficiente, vista rápido a su hijo y llévelo a la cama.

Cataplasmas y compresas

Las cataplasmas y las compresas son formas de aplicar las hierbas externamente en áreas específicas del cuerpo. Las cataplasmas se pueden hacer con rapidez al amasar, magullar o hasta masticar hierbas frescas para hacer una masa pulposa y aplicarla así tal cual, en el área afectada. También se pueden hacer al tomar hierbas frescas o secas (las secas necesitarán humedecerse primero en agua caliente), amasarlas y extenderlas sobre un delgado pedazo de tela de algodón, entonces apliquese. Se puede poner una botella con agua caliente sobre las hierbas o tela para mantenerlas calientes. Las cataplasmas se usan para picaduras, mordidas, infecciones localizadas, heridas, furúnculos, abscesos, inflamaciones y tumores.

Las compresas se hacen al empapar la tela en una infusión o decocción calientes, exprimiendo el exceso de agua y aplicando la tela en el área que lo necesite. Cuando se enfríe la compresa, sólo cámbiela. Igual que con el cataplasma, una botella con agua caliente sobre la preparación la conserva caliente.

Lavados

Los lavados son únicamente eso, usted lava el área con una infusión o decocción. Esto se puede hacer como un lavado de ojos, por ejemplo, para tratar la conjuntivitis, o un lavado sobre piel raspada. Este es un efectivo y sencillo remedio externo.

Tinturas

Las tinturas son extracciones de plantas, en alcohol y agua. La combinación de solventes permite la extracción máxima de un número de constituyentes de la planta, que no son altamente solubles más que en agua o en alcohol. Debido a su naturaleza concentrada, permiten que se usen en pequeñas cantidades en ocasiones tan pocas como 5 gotas o hasta una cucharadita. Por su contenido de alcohol, también tienen una vida muy larga en la alacena y son fáciles de absorber.

Cuando lea la información en las botellas de tinturas, notará que junto con la dosis recomendada, puede haber un símbolo de porcentaje que dice 1:2, 1:3, o algo parecido. Esto relaciona la proporción de hierba con el solvente usado al hacer la tintura. En una tintura 1:1, se extrajo una medida de hierba con un equivalente en peso del solvente (alcohol). En una tintura 1:2, se usa una parte de hierba por dos partes de alcohol. Entre más bajo sea el porcentaje, más fuerte es la tintura. Por lo tanto, una tintura de 1:2 es considerablemente más fuerte que una de 1:5. Esto es importante para la dosificación, en particular cuando use plantas medicinales potentes. Diez gotas de una tintura 1:5 serían igual a dos gotas de una 1:1.

Para evitar una dosis equivocada de hierbas medicinales cuando se trate a niños, por lo general se recomienda se usen plantas extractadas en un porcentaje de 1:3, 1:4 o 1:5. Esto permite un gran margen de seguridad en su dosis. Las excepciones son aquellas plantas en las cuales se requiere un porcentaje más alto, para la efectividad medicinal. En este capítulo se asume que usted está usando una tintura de porcentaje 1:3 ó 1:4. Para determinar el porcentaje de la tintura comprada, busque la información en la botella. Evite comprar las tinturas de empresas que no proporcionan esta información, ya que es imposible saber la fuerza de la preparación.

Las instrucciones para la preparación de la tintura están más allá del alcance de este libro, pero los lectores interesados pueden consultar a fitoterapeutas generales o comprar sus tinturas en tiendas de alimentos saludables o a través de los lugares listados en Fuentes.

Glycerites

A las tinturas que se hacen usando glicerina como solvente se les llama glycerites, cuya ventaja consiste en que son increíblemente dulces y por lo tanto muy sabrosas. La desventaja es que la glicerina no siempre es un solvente muy efectivo y tiene un alto contenido de azúcar. Por lo tanto es mejor reservarla para las hierbas que tienen el peor sabor o para usarse en combinación con extractos de alcohol, como edulcorante. La producción de glycerite también está fuera del alcance de este libro, pero cualquier tintura de alcohol puede endulzarse con glicerina, agregando del 25 al 50 por ciento del volumen de la tintura en glicerina. Será necesario aumentar la dosis de la tintura, para compensar la dilución del remedio.

Aceites

Los masajes pueden ser una útil y efectiva práctica para reducir la tensión, y se realza usando aceites herbales para masaje. Las hierbas y los aromas de aceites esenciales relajantes se pueden agregar a una base de aceite de almendra. Siguen dos métodos de preparación:

Método 1: Ponga a hacer una infusión con 14,2 gramos de hierbas secas como flores de manzanilla o lavanda, en media taza de aceite de almendra por 5 días. Cuele y guárdelo en un tarro limpio o en una botella de plástico apretable.

Método 2: Agregue de 5 a 10 gotas de aceite esencial a 120 ml de aceite de almendras, dependiendo qué tan fuerte desea el aroma y agite bien. Guarde en un tarro limpio o en una botella de plástico apretable.

Aceites esenciales

Los aceites esenciales son extractos altamente concentrados de aceites volátiles de plantas. Casi siempre son sólo para uso externo y se aplican sobre la piel, se usan en los baños o en la aromaterapia, en cantidades tan pequeñas como de 2 a 3 gotas. No son fáciles de preparar en casa, sin un equipo sofisticado. Su efecto a través de la piel y del sentido del olfato, actúan en el sistema límbico del cerebro.

Aceites herbales

Algunas veces llamados medicados, los aceites herbales son aceites vegetales en los que se han dejado reposar hierbas por una semana o más. Se usan para músculos adoloridos, torceduras, dolores, infecciones y piel irritada, así como para masajes.

Para hacer un aceite herbal, llene un tarro limpio y totalmente seco con hierbas secas. Luego agréguele aceite hasta el tope. Los aceites de almendra, oliva y ajonjolí son los que se usan más comúnmente, pero cualquier aceite vegetal es bueno. Guárdelo a temperatura ambiente, en un lugar con luz solar indirecta, de 2 a 6 semanas. Se debe evitar la luz directa y el calor. Deje reposar y guarde el aceite en una superficie que no se dañe con alguna infiltración, que pudiera ocurrir. Al final del periodo dado, cuele bien el aceite y consérvelo en un lugar frío y oscuro o póngalo en el refrigerador. Los aceites se conservan hasta por un año y están buenos mientras que no se arrancien.

Ungüentos

Los ungüentos se usan para sanar heridas en la piel. Se pueden hacer de unas cuantas maneras diferentes, todas son efectivas. Este primer método es preferible, porque requiere poco cocimiento de las hierbas y el aceite, por lo tanto, mantiene más de las propiedades sutiles de las hierbas.

Método 1: Preparar un aceite herbal usando los ingredientes de su elección para el ungüento. Luego viértalo en un pequeño recipiente. A esto agregue una cucharada sopera de cera de abeja, rallada, por 29,5 ml de aceite. Caliente con flama muy baja hasta que la cera se derrita. Para probar la consistencia, tome una pequeña cantidad con una cucharita y póngala en el refrigerador. Después de unos minutos se endurecerá hasta su consistencia final. El ungüento debe ser firme y sólido, sin ser tan duro que no se pueda derretir al contacto con la piel. Si la consistencia es la correcta, entonces ponga el ungüento en tarros pequeños, enfríelos a temperatura ambiente, tápelos y guárdelos. Si su ungüento está demasiado suave, agregue más cera de abeja, si por el contrario está duro póngale más aceite.

Método 2: Coloque como 28,4 gramos de hierba y un tercio de taza de aceite en un recipiente pequeño, tapado. Póngalo a hervir a fuego lento por 2 horas sobre una flama muy baja. Si se necesita, agregue un poco de aceite y cuide que no se pegue. Cuele bien las hierbas a través de una tela de algodón o de estopilla, apriete para que salga lo más posible del aceite, del material de las hierbas. Puede ser que necesite dejarlo enfriar antes de hacer esto. Limpie el recipiente y séquelo (tire el material usado de la planta), luego vierta otra vez el aceite, agregando dos cucharadas soperas de cera rallada de abeja. Deje que se derrita con flama baja, moviendo constantemente. Verifique la consistencia como en el primer método, luego embotéllelo y guárdelo.

Método 3: Este método necesita de menos vigilancia. Mezcle 120 ml de aceite, 28,4 gramos de hierbas y 14,2 gramos de cera de abeja, en un recipiente para hornear, con tapa. Horneé a 120°C por cerca de 3 horas. Cuele la mezcla por una tela de estopillas, póngalo en una botella y guárdelo.

Los ungüentos se conservan por cerca de un año, algunas veces más si se mantienen en refrigeración. Para alargar su vida, usted puede agregar una cucharadita de aceite de vitamina E, o de 1 a 2 cucharaditas de una tintura herbal como de echinacea o caléndula, por cada 120 gramos de ungüento (mientras que esté caliente, antes de embotellar).

CONVERTIR LAS DECOCCIONES HERBALES CHINAS EN JARABE

Con frecuencia las hierbas chinas tienen un sabor fuerte y extraño. Un método efectivo para preparar un manojo de hierbas chinas para los niños, es obtener la esencia por medio de la decocción de la fórmula en medio litro de agua durante una hora y luego, colar. Reducir el líquido a fuego lento hasta dos tazas, luego agregar un cuarto de taza de miel, y un cuarto de taza de glicerina vegetal para hacer un jarabe. La dosis es de 1 a 2 cucharadas soperas, 2 a 3 veces al día, aunque esto variará con las diferentes fórmulas. Por lo general, los jarabes preparados con este método, duran varias semanas si se mantienen en el refrigerador.

Fomentando la inmunidad

Algunos niños se enferman con más facilidad y frecuencia que otros. La mayoría de los niños viven en un ambiente repleto de aire contaminado, tensión y otros factores que sobrecargan el sistema inmunológico. Todos los niños se beneficiarán con el uso de hierbas y alimentos que fomenten la inmunidad, en especial durante esos momentos del año cuando las gripas, los resfriados y las infecciones prevalecen más. En el capítulo anterior, vimos el uso de la nutrición para realzar la inmunidad. Combinando esos sencillos conceptos con las sugerencias herbales de este capítulo, virtualmente, usted puede asegurar el mejoramiento de la salud de su hijo. Algunas de mis recetas favoritas que fomentan la inmunidad, se preparan como alimentos que la mayoría de los niños disfrutarán.

SOPA INMUNO-ENRIQUECEDORA

Esta es una sencilla sopa de miso que es muy sabrosa. La variación opcional, que incluye hierbas chinas para fomentar la inmunidad, puede prepararse en los meses de otoño e invierno. Tiene un ligero sabor inusual, pero es difícil que los niños noten la diferencia.

1 cebolla amarilla, rebanada
Ajonjolí tostado o aceite de oliva, para freír
6 hongos shiitake
4 dientes de ajo, machacados

2 zanahorias grandes, finamente rebanadas
1 pieza de jengibre de 1,2 cm
450 gr de tofu firme, en cuadritos
6 piezas de alga marina alaria (wakame) de 10 cm
15 cm de raíz fresca de bardana (gobo), en rebanadas delgadas (opcional, está disponible en las tiendas de alimentos naturales, algunos mercados de agricultores y en tiendas chinas de abarrotes)
Pasta de miso, para sazonar

Fría la cebolla en una pequeña cantidad de ajonjolí tostado o aceite de oliva, hasta que esté un poco dorada. Agregue los demás ingredientes y de 6 a 8 tazas de agua. Ponga a hervir, reduzca a flama baja y cocine durante 30 minutos, cubierto. Quite el jengibre. Agregue varias cucharadas de pasta de miso (yo prefiero el miso de cebada roja) para dar sabor. Se pueden agregar tallarines o arroz cocido a la sopa para dar más cuerpo y sabor.

Variación opcional
Cuando agregue los vegetales a la receta anterior, también ponga:

3 piezas de codonopsis (7,5 cm)
2 piezas de raíz de astrágalo (10 a 15 cm)
1 cucharadita de ginseng rojo chino

Cocine la sopa como se indicó anteriormente y quite las hierbas antes de servir. Se puede poner el ginseng rojo en una esfera de acero inoxidable para té y ponerse en la cacerola, o se puede quitar después de cocinar. Las hierbas se pueden comprar en tiendas de hierbas chinas, o a través de órdenes por correo a los lugares listados en Fuentes.

Sirva la sopa de 1 a 3 veces por semana, usándola con más frecuencia con niños que tengan una tendencia a ser friolentos, o a resfriarse con frecuencia.

SOPA DE POLLO DE LA ABUELITA IDA
Esta es la receta de mi abuelita. Se llama "penicilina judía" ¡por una buena razón!

1 pollo de 1,8 kgs.
Vegetales: zanahorias, apio, chirivía, cebolla
Perejil
Sal y pimienta al gusto
Tallarines (opcional)

Compre el pollo completo (orgánico, aunque no es lo ideal para mi abuelita) y haga que lo corten en cuartos si es posible, o córtelo en casa. Lávelo antes de cocinar. Póngalo en un recipiente, con agua hirviendo por un minuto, sáquelo y luego lave la piel para quitarle la suciedad.

Llene una cacerola con suficiente agua como para cubrir el pollo (mi abuelita recomienda un pollo de 1,8 kilos para una cacerola mediana de sopa) y ponga el agua a hervir. Agregue el pollo y cantidades generosas de zanahorias, apio, chirivía y cebolla. Cocine hasta que el pollo esté suave. Quite la espuma que pueda salir a la superficie. Hacia el final, amarre un pequeño manojo de perejil y póngalo en la olla. Cocine un poco más ("la sopa toma el sabor, pero a la gente no le gusta el perejil en su plato", dice ella). Se debe de cocinar por lo menos por una hora y media. Agregue sal y pimienta al gusto. Cuando esté listo, deje enfriar, luego saque el pollo, póngalo en un plato y separe la carne del hueso (la carne se caerá sola). Ponga el pollo en los platos soperos y vierta la sopa sobre él, o sírvalo por separado. A un lado, cocine los tallarines y agréguelos a la sopa. Mi abuelita decía que se debe asegurar el usar muchos vegetales, para darle un sabor dulzón.

Esto se puede hacer todas las semanas, e irse comiendo poco a poco durante la semana, como un complemento de las comidas o como un refrigerio.

GUISADO DE CEBADA Y VEGETALES
$^1/_2$ cebolla amarilla, picada
2 tallos de apio
10 hongos pequeños, picados
2 zanahorias medianas, en cuadritos
2 cucharadas soperas de aceite de oliva
1 taza de cebada.

Fría todos los vegetales en el aceite de oliva. Agregue la cebada y 6 tazas de agua. Cocine durante una hora o hasta que se cueza la cebada. Agregue sal al gusto. Esto es sencillo, delicioso y nutritivo como acompañamiento de una comida.

LIMONADA DE AJO
De acuerdo, suena raro, pero a mis hijos les encanta y para ser franca, a mí también. Es dulce, amarga y un poco picante; pero no demasiado si se hace de la forma adecuada.

3 dientes de ajo medianos, picados
Jugo de un limón
Jarabe de maple o miel para dar sabor

Coloque el ajo en un tarro de un cuarto de litro y llénelo con agua hirviendo. Deje remojar el ajo por 20 minutos y luego cuélelo. Agregue el limón y endulce con jarabe de maple o miel.

Dar de $^1/_2$ a 2 tazas a diario, la dosis más baja es para prevenir enfermedades y para niños más pequeños, y la mayor para los niños mayores que sientan como si les fuera a dar un resfriado.

No les dé la limonada todos los días, sólo periódicamente, según se necesite.

Hierbas que fomentan la inmunidad

Hay un proverbio chino que dice "un hombre no se enferma porque tenga una enfermedad; tiene una enfermedad porque está enfermo". Las hierbas que fomentan la inmunidad se pueden dar de vez en cuando, durante las estaciones de gripas y resfriados, con más frecuencia a niños que son más propensos a las infecciones y las enfermedades, o a niños que han sido expuestos a, o están "saliendo" de una enfermedad. Recuerde, la meta no es que nunca les dé un resfriado o una infección. Sin embargo, los niños saludables no deberían sucumbir a todo "bicho" que cruce por su camino, ni de igual forma estar enfermos todo el tiempo con secreciones nasales crónicas, infecciones de oído, etcétera. Como usted recordará, mucha gente no se enferma, a pesar de exponerse hasta a enfermedades serias. Su meta es ayudar a su hijo a lograr o mantener una fuerza y vitalidad general. Esto se puede conseguir al usar hierbas que fomenten directamente la inmunidad, además de que promuevan la salud de los individuales sistemas de órganos, como los sistemas linfático, digestivo y respiratorio. El estreñimiento es un colaborador importante para la enfermedad crónica y para la susceptibilidad a condiciones inflamatorias e infecciosas y se debe atender. De forma similar, la congestión linfática y la inflamación crónica de glándulas, pueden disminuir la habilidad del cuerpo para deshacerse de la infección y mantener la salud, y por lo tanto, deben ser tratadas. Asimismo, la tensión es otro colaborador importante para el mal funcionamiento inmunológico; por lo tanto, el sistema nervioso debe tratarse si existe estrés y una tendencia a la debilidad inmunológica. Las siguientes hierbas se pueden usar con regularidad o periódicamente, para tonificar el sistema inmunológico y algunas se pueden usar también como agentes antimicrobiales si ocurre una enfermedad.

ASTRÁGALO *(Astragalus membranaceous)*

El astrágalo es un miembro de la familia de los guisantes, que posee una larga raíz fibrosa que, cuando se corta y prepara con propósitos comerciales, parece un abatelenguas, en tamaño, forma y color. Es una hierba principal en la medicina tradicional china (también crece aquí, en los Estados Unidos) que, debido a su efectividad, se ha generalizado su uso en este país, como un tónico inmunológico. El astrágalo es una de las hierbas más respetadas en el repertorio herbal chino, para fortalecer la resistencia general contra la enfermedad. Las modernas pruebas clínicas han reafirmado su confiabilidad en esta área.[1] Se ha mostrado que el astrágalo estimula la actividad macrófaga, promueve la formación de anticuerpos, complementa la actividad y aumenta la proliferación de linfocitos T.[2]

La forma más fácil para dar el astrágalo con regularidad, es en la Sopa inmuno-enriquecedora (ver página 208). El sabroso caldo se puede tomar varias veces a la semana.

El astrágalo también se puede hacer en una decocción al cocer a fuego lento 3 pedazos de raíz en 3 tazas de agua por una hora. Tire la raíz y guarde el líquido. Se le puede agregar consomé en polvo o pasta de miso para crear un caldo rápido. Dar de un cuarto a una taza por varias semanas o hasta por meses.

También la tintura es aceptable. Dar de un cuarto a una cucharadita 2 veces al día. Es mejor evitar el astrágalo durante condiciones febriles agudas y enfermedades eruptivas. Sin embargo, puede usarse una vez que haya pasado el malestar, para restaurar la energía y la inmunidad.

CALÉNDULA *(Calendula officinalis)*

Las flores de caléndula parecen pequeños penachos de rayos de sol. Son hierbas confiables, para usarse internamente en el tratamiento de muchas enfermedades infecciosas, así como para aplicarla de forma tópica en el tratamiento de heridas en la piel y dolores. La caléndula tiene la habilidad de estimular el funcionamiento del sistema linfático, es responsable de la eliminación del desperdicio de los órganos y sangre, y es un instrumento para mantener fuerte la inmunidad.[3] En la antigüedad, en Europa, las mujeres echaban un puñado de las flores en la cacerola de la sopa familiar, para prevenir la enfermedad. A pesar de que el papel de esta hierba en el tratamiento de la infección está ampliamente reconocido, con frecuencia se olvida su uso como un tónico inmunológico. Sin embargo, las flores de caléndula se pueden usar muy bien para esto. En especial son buenas para los niños que tienen glándulas inflamadas, ya sea en la garganta o alrededor del cuello, en la base de la cabeza y detrás de los oídos.

Debido a que la hierba tiene un sabor un poco amargo, es mejor dársela a los niños en forma de tintura. Como es una hierba muy potente (aunque segura y suave por completo), yo prefiero administrarla en dosis pequeñas, de 5 a 20 gotas, 2 o 3 veces al día, según se necesite, por un par de semanas a la vez.

MANZANILLA *(Matricaria recutita)*

Por mucho tiempo se ha usado la manzanilla como una hierba gentil y confiable, para apaciguar todas las formas de dolor y malestar de los niños. También es un tónico un poco amargo, digestivo y apoya el sistema nervioso. En estudios se ha mostrado que la manzanilla tiene efectos inmunoreguladores en la sangre, aumentando la sensibilidad de las células auxiliares y también puede ser directamente inmunoestimuladora.[4] Como el té de manzanilla tiene un sabor muy agradable cuando se deja reposar por poco tiempo, puede ser más fácil dárselo a los niños de esta manera, solo o ligeramente endulzado con miel o jarabe de maple. En un recipiente tapado, deje reposar de una cucharadita a una cucharada sopera de flores en agua hirviendo por 10 minutos. Cuele el líquido y sírvalo caliente. También se puede utilizar la tintura de manzanilla y como la glycerite, tiene un sabor muy agradable. Dar de un cuarto a una cucharadita hasta 3 veces al día.

PRESERA *(Galium aparine)*

Aunque, por lo general, a la presera, al igual que a la caléndula, no se le considera una fuerte hierba para realzar la inmunidad, con eficacia reduce la congestión linfática (glándulas inflamadas). Estas dos hierbas son compatibles en sus fórmulas, aunque no intercambiables. La presera es fuerte en su estado natural, pero una vez que se corta y seca, pierde su efectividad rápidamente. Por lo tanto, la tintura fresca es preferible a otras formas. Yo la doy cuando hay una congestión linfática (como se describió en la caléndula), pero encuentro que tiene más afinidad con la inflamación y la congestión linfática, que ocurre en la primavera y verano. También se usa cuando hay glándulas inflamadas o garganta irritada, como se discutirá bajo condiciones específicas. Para glándulas o nódulos linfáticos inflamados, dar de un cuarto a una cucharadita de la tintura, hasta 4 veces al día.

ECHINACEA *(Echinacea angustifolia, E. purpurea, E. pallida)*

Durante los últimos 10 años, en los Estados Unidos se oyó muy poco sobre la echinacea, a no ser por los fitoterapeutas y sus clientes; ahora prácticamente es una hierba casera y con justa razón. La echinacea (yo prefiero la *E. angustifolia*) es una confiable hierba antiviral y un leve antimicrobial que ha probado su fortaleza al prevenir infecciones, además de realzar la actividad inmunológica.

Algunos de los componentes de esta planta han mostrado una actividad inmunomoduladora, incluyendo el enriquecimiento de la acción no específica, sobre la inmunidad mediada en las células, al igual que realza la función natural de las células asesinas, en personas saludables y en aquellos con una inmunidad celular deprimida.[5] Una buena echinacea provoca una sensación de adormecimiento y frío en la lengua. La infusión se puede hacer usando 28,4 gr de raíz seca en un cuarto de litro de agua hirviendo, permitiendo que la hierba repose por 2 horas. Cuele y administre de un cuarto a una taza hasta 2 veces al día. La tintura se puede dar en una dosis de 10 gotas a una cucharadita, 2 veces diariamente, para fomentar la inmunidad y prevenir la enfermedad. Se puede usar por varias semanas al mismo tiempo, pero no debería continuarse indefinidamente. El uso de la echinacea para un cuidado severo, se discutirá en enfermedades específicas.

SAÚCO *(Sambucus nigra, S. canadensis)*

Al saúco se le conoce por su habilidad para reducir los síntomas y la duración del resfriado, y yo encuentro que las flores del saúco son un fino y suave enriquecedor de la inmunidad para los niños. El saúco estimula delicadamente al cuerpo para resistir una infección y prefiero reservarla para los sutiles primeros síntomas de enfermedad, como un ligero ardor de garganta, aumento de orina, dolor y enfriamiento. Dar como un té caliente, hecho al dejar reposar en un recipiente tapado, de 1 a 2 cucharaditas de las flores y un cuarto de cucharadita de hojas de hierbabuena en agua hirviendo por 10 minutos. Servir de un cuarto a 3 tazas diarias, caliente y ligeramente endulzado con miel o jarabe de maple, o tomar a sorbos según se necesite. Se considera que los aceites esenciales que se encuentran en la hierbabuena tienen ligeras propiedades inmunoestimulantes, pero aquí se usan para aliviar el estómago, ya que la presera sola puede irritarlo un poco.[6]

AJO *(Allium sativum)*

Por mucho tiempo, el ajo ha gozado de una buena reputación para alejar a los "malos espíritus" y las enfermedades. Se dice que durante la Gran plaga en Europa, quienes evitaron la enfermedad fueron aquellos que habían comido con regularidad grandes cantidades de ajo. En la actualidad, está muy reconocido como un enriquecedor de varios aspectos de inmunidad, como es el realzar la actividad macrófaga y la función de los linfocitos-T, mientras que también es directamente un antimicrobial.[7]

El ajo es mejor para los niños que, por lo general, tienen una buena digestión y no son demasiado debiluchos, pero que aún así son propensos a resfriarse, a tener las manos y los pies fríos y una circulación perezosa. Se puede agregar crudo en pequeñas cantidades a los granos y vegetales, a la sopa o incorporarlos al final del cocimiento para evitar "su sabor fuerte". Se puede sustituir con la Limonada de ajo (ver página 210) que tiene un sabor agradable para muchos niños (en especial para quienes se acostumbran a ella desde edad temprana), o las perlas de ajo (cápsulas suaves) que están disponibles en las tiendas de alimentos naturales. No dar más de un diente de ajo pequeño diariamente, durante todo el invierno, a los niños menores de 7 años de edad. El ajo crudo es demasiado fuerte para los niños más pequeños, aunque hasta los menores de 2 años, pueden tomar la Limonada de ajo.

RAITA

El raita (conocido como tzaziki en Grecia) es un condimento de la cocina hindú que es saludable y delicioso. Con frecuencia, los niños mayores (5 o 6 años o más) lo disfrutarán por completo.

1 pepino mediano, pelado y rallado
2 o 3 dientes de ajo, machacados en una trituradora de ajos
1 taza llena de yogurt orgánico sin endulzar
$1/4$ a $1/2$ cucharadita de sal

Incorpore el pepino y el ajo con el yogurt. Agregue sal al gusto. Mezcle bien y sirva. Es delicioso con las comidas, incluyendo las lentejas, arroz y el pan de pita. Se conserva bien durante la noche en refrigeración.

GINSENG *(Panax ginseng, P. quinquefolium, Eleutherococcus senticosus)*

Existen 3 hierbas en el mercado, conocidas como ginseng: el ginseng rojo chino, el americano y el siberiano. Las 3 hierbas tienen un importante impacto beneficioso en la inmunidad.[8] El ginseng rojo, un ingrediente de la Sopa inmuno-enriquecedora de la página 208, es un excelente tónico inmunológico, pero calienta y estimula demasiado como para usarlo con la mayoría de los niños, y por lo tanto, no es recomendable para su uso general, a no ser que en la sopa. Sin embargo, se ha probado que enriquece la producción de macrófagos, así como la de células B y T, las células naturales asesinas y la actividad en la médula espinal. El ginseng americano es más ligero y más apropiado para los niños, sirve como una confiable medicina para reforzar suavemente la inmunidad y la energía vital. También se ha demostrado que el ginseng siberiano tiene cualidades inmunoestimulantes y se puede usar sobre una base regular.[9] Por lo general, no se recomienda que se usen estas hierbas con niños menores de 5 años. Es mejor reservar el ginseng rojo para los adultos o en ocasiones, usarlo en el alimento. El americano y el siberiano aumentan la fuerza vital, al mismo tiempo que reducen la tensión y la fatiga.[10]

El ginseng americano y el siberiano se pueden dar en forma de tintura; administrar cualquiera de los dos en una dosis de 5 a 30 gotas, hasta 3 veces al día. Se pueden usar sobre una base regular y combinar bien con la raíz de orozuz y la de jengibre. Los niños con hipertensión o enfermedades de riñón o suprarrenales no deben tomar la raíz de orozuz. El jengibre es una hierba antimicrobial ligera y anti-inflamatoria que calienta y estimula el sistema inmunológico.[11] De igual forma los compuestos en orozuz han mostrado efectos inmunomodulatorios.[12]

HONGOS SHIITAKE *(Lentinus edodes)*

En la medicina tradicional china, los hongos shiitake, entre otros hongos medicinales como el reishi y el maitake, han mostrado tener propiedades inmunomodulatorias. En la actualidad los fitoterapeutas occidentales estiman estas cualidades inmunoenriquecedoras. Mientras que la mayoría de la investigación sobre los hongos medicinales y la inmunidad habla de su uso como agentes anticancerígenos, tienen un excelente agregado al repertorio de las hierbas para la inmunidad en general. Es fácil agregarlos a la dieta, debido a que son deliciosos en sopas, frituras y cualquier número de platillos. También pueden hacerse en una decocción, al dejar reposar 6 hongos shiitake en una taza y media de agua por 30 minutos. Cuele y sazone con miso o consomé de vegetales en polvo. Los hongos se pueden comer, tirar (¡buu!) o agregar a los platillos. Dar de media a una taza hasta 4 veces a la semana, o sírvalos en las comidas, de 2 a 3 veces semanalmente.

TOMILLO *(Thymus vulgarus)*

Aunque estoy segura de que es pura coincidencia, se me hace interesante que el tomillo, tan beneficioso en el tratamiento de una amplia variedad de infecciones, deba llevar el nombre de la glándula timo, esencial para la función inmunológica. Mientras que por lo general los fitoterapeutas usan el tomillo para el tratamiento de infecciones activas, yo encuentro que es muy confiable si se usa ocasionalmente como té, para prevenir infecciones durante los meses de otoño e invierno. Si se deja reposar un momento, es más agradable y claramente beneficioso para la circulación y el sistema inmunológico.

Para preparar el tomillo como una bebida, deje reposar una cucharadita de la hierba junto con una cucharada sopera de uvas pasas, en una taza con agua hirviendo por 10 minutos. Cuele el líquido y endúlcelo un poco con miel o jarabe de maple si lo desea. Dar de media a una taza una vez a la semana, más o menos, más seguido si al niño le gusta. Se puede agregar de 5 a 7 gotas de aceite esencial de tomillo al baño de los niños propensos a tener infecciones respiratorias superiores. Al inhalar, el vapor baña a los pulmones de aceites volátiles antimicrobiales. Repita una vez a la semana durante los meses de frío.

Tónicos para el sistema corporal

El promover la inmunidad en niños que tienen debilidad en sistemas corporales específicos, puede requerir de algo más que hierbas inmuno-enriquecedoras. Las siguientes fórmulas son en especial para esos sistemas que, cuando se bloquean o inhiben de un buen funcionamiento, pueden disminuir la eficiencia del sistema inmunológico.

LA SALUD DE LOS INTESTINOS

Los intestinos son nuestra primera línea de defensa inmunológica, y por lo tanto su salud es un factor importante para un óptimo funcionamiento inmunológico. El estreñimiento (menos de una deposición al día; algunas veces cada tercer día para niños de menos de un año) reduce la resistencia a las infecciones, y también interfiere con una buena absorción nutricional. Se puede usar diariamente la siguiente preparación, para niños que sufren estreñimiento o problemas intestinales. Si persisten los problemas, busque la ayuda de un calificado proveedor de cuidado.

LAXANTE SUAVE PARA NIÑOS

14,7 ml de tintura de raíz del diente de león
14,7 ml de tintura de raíz de acedera
7,4 ml de tintura de raíz de orozuz
7,4 ml de tintura de hinojo
14,7 ml de glicerina vegetal

Mezcle todos los ingredientes juntos. Guarde en un tarro de vidrio color ámbar. Dar de media a una cucharadita, hasta cuatro 4 al día, hasta que se logre tener deposiciones saludables. Detenga el tratamiento si no se obtienen resultados después de 2 días.

Esto se pueden hacer también en infusión, utilizando las mismas medidas de las hierbas secas, y dejando reposar 14,2 gr de hierbas secas en 470 ml de agua hirviendo por 2 horas. Omita la glicerina y endulce con 4 cucharadas de miel, jarabe de arroz o malta de cebada. Dar de una cucharadita a una cucharada sopera hasta 4 veces al día y continuar según las instrucciones anteriores. Evite el orozuz, para niños con hipertensión o desórdenes de riñón o suprarrenales. Para estos niños sustituya con malvavisco o raíz de olmo resbaladizo.

TÓNICO PARA EL SISTEMA LINFÁTICO

Considere este tónico para los niños que sufren inflamación crónica de glándulas, que pueden o no estar blandas, así como para niños con problemas crónicos de piel o recurrente dolor de garganta. Un saludable sistema linfático permitirá al cuerpo deshacerse de las infecciones, con rapidez y efectividad. Es posible que también haya estreñimiento y se debe de tratar como se indicó anteriormente.

TÓNICO PARA LIMPIAR LOS CANALES LINFÁTICOS

14,7 ml de tintura de presera
14,7 ml de tintura de raíz de echinacea
14,7 ml de tintura de flores de caléndula
14,7 ml de tintura de bardana

Mezcle las tinturas. Durante 3 meses, dar de un cuarto a una cucharadita hasta 3 veces al día para la inflamación crónica de nódulos linfáticos, o hasta 4 veces al día en condiciones severas.

TÓNICO RESPIRATORIO

Los niños con problemas crónicos de constipación, congestión o pasajes respiratorios inflamados, no pueden luchar contra la infección tan fácil como aquellos con una mucosa respiratoria saludable. Si su hijo tiene congestión respiratoria crónica (tos, alergias, dolor de oídos, flujo nasal, infecciones en el seno nasal o algo parecido), entonces considere una de las siguientes fórmulas para mejorar la fortaleza y la inmunidad.

El siguiente té es una sabrosa fórmula de la fitoterapeuta Rosemary Gladstar y se encuentra, modificada y reimpresa, en mi libro *Naturally Healthy Babies and Children* [Bebés y niños saludables naturalmente].

TÓNICO PARA FACILITAR LA RESPIRACIÓN

14,2 gr de flores de trébol
14,2 gr de hojas secas de gordolobo

7,1 gr de flores de caléndula

7,1 gr de flores de saúco

7,1 gr de raíz seca de malvavisco, finamente picada

7,1 gr de limoncillo seco

7,1 gr de rosas caninas secas

7,1 gr de semillas de anís

Combine todas las hierbas y ponga 4 cucharadas soperas de la mezcla en un tarro de 250 ml. Llénelo con agua hirviendo, cúbrala y deje reposar por 20 minutos. Cuele y administre de un cuarto a una taza 2 veces al día por 3 semanas, luego úselo periódicamente como se necesite.

Su uso se puede alternar con el siguiente elixir.

ELIXIR PARA FORTALECER EL SISTEMA RESPIRATORIO

29,5 ml de tintura de astrágalo

29,5 ml de tintura de angélica

7,4 ml de tintura de hojas de gordolobo

7,4 ml de tintura de flores de saúco

7,4 ml de tintura de tomillo

7,4 ml de tintura de semillas de anís

14,7 ml de concentrado de cerezas negras

14,7 ml de glicerina

Combinar todos los ingredientes y agitar bien antes de usarse. Dar de media a 2 cucharaditas 2 veces al día por 3 semanas, después, según se necesite, en especial durante las estaciones de más susceptibilidad.

SISTEMA NERVIOSO

Con seguridad la tensión y la enfermedad van de la mano, y hasta los niños pueden estar lo suficientemente estresados para disminuir la inmunidad. El siguiente té y fórmulas tónicas se pueden dar según se necesiten, para tonificar el sistema nervioso y en los momentos de mayor tensión para promover la relajación.

Posiblemente la mejor preparación para dar tono al sistema nervioso de los niños, llamada Fórmula para calmar a los niños, me llegó a través de mi maestro, amigo y colega, el fitoterapeuta Michael Tierra, O.M.D. Aquí se encuentra una versión que usted puede preparar en casa, reimpresa de mi libro *ADHD Alternatives* [Alternativas ADHD]:

TRANQUILIZADOR PARA NIÑOS

14,7 ml de tintura de angélica

14,7 ml de tintura de nébeda

14,7 ml de tintura de manzanilla

14,7 ml de tintura de espino

14,7 ml de tintura de toronjil

14,7 ml de tintura de orozuz

14,7 ml de tintura de semillas de azufaifa

28,4 gr de glicerina

Combinar todos los ingredientes y agitar bien antes de usarse. Dar de un cuarto a una cucharadita según se necesite, no exceder de 6 dosis al día. Omita el orozuz para los niños con hipertensión.

TÉ TÓNICO PARA NERVIOS TRANQUILOS

14,2 gr de flores de manzanilla

14,2 gr de toronjil

7,1 gr de nébeda

3,5 gr de flores de lavanda

Combinar todas las hierbas y poner de una cucharadita a una cucharada de la mezcla a reposar, en una taza tapada con agua hirviendo. Deje reposar por 10 minutos, cuele y endulce con miel o jarabe de maple si se desea. Servir caliente, de un cuarto a una taza hasta 3 veces al día.

Propuestas herbales para las enfermedades infantiles

Este capítulo es una guía sobre la forma en que los fitoterapeutas examinan a las enfermedades infantiles, en su práctica clínica. Su acercamiento no sólo incluye el protocolo herbal, sino también la atención a la nutrición, higiene y el entorno del paciente. Todo se ha explicado de una forma clara y concisa, así que usted puede aplicar estos enfoques a su propia discreción. El sentido común y la seguridad son principios guiados para los fitoterapeutas, y así debería ser para los padres. La medicina natural es altamente efectiva y confiable, pero hay veces en que se necesita y debería buscarse del cuidado médico.

Debido a que los síntomas y complicaciones asociadas con cada enfermedad se discutieron en los capítulos anteriores, esta sección sólo proporciona una revisión breve de los síntomas principales de las enfermedades dadas, luego se habla en detalle de los tratamientos opcionales y signos de aviso. Al final de cada sección que describe el uso apropiado de las hierbas, ofrezco selecciones de la medicina tradicional china. Muchas de estas fórmulas tienen profundas y fuertes acciones, y se pueden usar como parte de un programa global de tratamiento, como alternativas para las hierbas occidentales, o en casos más difíciles. Las fórmulas tradicionales chinas son útiles, especialmente para la convalecencia de una enfermedad. Mi experiencia principal con padecimientos de niños es con las hierbas occidentales; sin embargo, también utilizo mucho la medicina tradicional china y obtengo convincentes resultados en mi práctica. Las hierbas chinas están disponibles en algunas tiendas grandes de alimentos naturales, en tiendas de hierbas del barrio chino en muchas ciudades y a través de las compañías listadas en Fuentes. Por conveniencia, recomiendo las preparaciones granuladas, ya que son más fáciles de reconstituir en agua. Para los niños que no les guste el sabor del líquido, se pueden poner los gránulos directamente en la lengua y pasarlos con agua o en una pequeña cantidad de jugo de fruta, escondidos en el alimento o mezclados con miel en una cuchara, para que los niños la chupen (para niños mayores de 18 meses). Sin embargo, las hierbas también se pueden comprar en manojos y prepararse directamente, igual que en Convertir en jarabe las decocciones herbales chinas (ver página 208).

BUSCANDO EL CUIDADO MÉDICO

Muchos padres se preguntan cómo saber cuándo tratar naturalmente y cuándo buscar el cuidado médico. En el momento en que una situación esté más allá del alcance de la medicina natural, o del cuidado de salud de casa, usted verá una advertencia como BUSCAR EL CUIDADO MÉDICO DE INMEDIATO, si es una emergencia o BUSCAR RÁPIDO EL CUIDADO MÉDICO cuando éste se requiera, pero que no sea una emergencia inmediata. Si la situación requiere del consejo de un experto, usted puede ver una advertencia que dice "buscar el consejo de un experimentado proveedor de cuidado".

SEIS PASOS PARA SANAR

Susun Weed, fitoterapeuta, ha definido un sistema que los padres a los que yo he enseñado, han encontrado eminentemente útil para hacer una clasificación a través de las opciones del cuidado de la salud y la decisión que deben tomar. A continuación se encuentran los "Seis pasos para sanar", como se discute en mi libro *Naturally Healthy Babies and Children* [Bebés y niños saludables naturalmente]:

> *Paso 0: No haga nada para interferir, observe.* Por supuesto este es el primer paso, sin importar la magnitud de alguna situación, aun si el paso

de observar tome sólo un segundo. Esto le da tiempo para poner en orden sus ideas, respirar profundamente y responder con sabiduría.

Paso 1: Reunir información. Esta es una extensión natural del paso anterior. Puede tener mucho tiempo para reunir datos al hacer una investigación, llamando a un amigo o médico o buscando en el ciberespacio. La situación puede ser más seria, dándole sólo unos momentos para reunir los suficientes datos sobre lo que está pasando. Por ejemplo, pretendamos que usted se enfrenta a un niño inconsciente. Sólo tiene unos segundos para tratar de saber qué puede estar pasando, mientras llama para pedir ayuda. ¿El niño se está ahogando con algo? ¿Está teniendo una reacción alérgica a algo? ¿Se cayó y se lastimó en la cabeza? Una información clara es una parte importante para encontrar la mejor solución.

Paso 2: Trabajar con la energía. Esto es acerca de mantener o mover la energía en una dirección sanadora. Puede implicar trabajar directamente con la persona o con el entorno. Por ejemplo, para un niño aburrido e irritable, puede ser bueno que le lean historias en voz alta, tener la ventana abierta por un rato y que rocíen en el aire una fragancia refrescante de flores de lavanda, o ver una película de comedia, mientras acomodan y esponjan las almohadas. Trabajar con la energía sólo necesita que usted perciba la forma en que el medio ambiente puede influir o interferir con la cura. Las esencias de flores, la aromaterapia, la homeopatía, orar, la terapia de color, música y la risa (y el llanto), son todos ejemplos del trabajo con la energía.

Paso 3: Nutrir y tonificar. En este paso uno utiliza las hierbas, la nutrición, el masaje, los baños y demás, para construir o apoyar la vitalidad general del niño. Es más probable que las hierbas se usen como alimentos o tónicos suaves, como los ejemplos que se dieron anteriormente para construir la inmunidad. De hecho, éste puede ser uno de los pasos más importantes para fomentar un sistema inmunológico saludable, sin importar su decisión sobre las vacunas.

Paso 4: Estimular o sedar. Aquí, uno puede estar usando remedios fuertes para estimular el sistema inmunológico, para luchar contra una infección activa. Los dolores de cabeza, las fiebres altas, la comezón o las náuseas, todos se pueden tranquilizar con el uso de las hierbas para reducir (sedar) esos síntomas, de la forma apropiada.

Paso 5: Uso de medicamentos farmacéuticos. Esto podría incluir medicamentos que no necesitan receta médica, la prescripción de medicinas y hasta extractos herbales estandarizados o en algunos casos, hierbas extremadamente fuertes. Por lo general, este paso requiere la intervención de un médico experimentado, y es usual que se necesite sólo en casos complicados o en los que no reaccionan.

Paso 6: Invasión física. Esto incluye rayos X, el uso de enemas o lavativas, cirugía u otros procedimientos invasivos. Está claro que éste es el acercamiento más enérgico y debería ser el último recurso. Sin embargo, si repentinamente surgiera una situación severa (por ejemplo, un niño que se corta y requiere suturas), uno debe proceder a este paso casi de inmediato.

ESTABLECER LÍMITES DE TIEMPO

Otra técnica que muchos padres han encontrado muy útil, es el establecer límites de tiempo. Digamos que su hijo tiene una fiebre de 40°C. Usted ya ha trabajado con la medicina natural y sabe que algunas veces un niño puede tener fiebre alta y aún así sentirse perfectamente bien. Es más, no manifiesta síntomas de una enfermedad más seria y aguda como meningitis. Pero usted se siente un poco nervioso por la temperatura alta. Decide establecer un límite de tiempo antes de llamar al consultorio del pediatra. Se dice a usted mismo, si mi hijo sigue en las mismas condiciones en las próximas 4 horas (usted establece el tiempo), volveré a evaluar la situación. Si en cualquier momento dentro del periodo señalado, el niño empeora, eso es todo, voy a ver al doctor. Si en 4 horas la fiebre ha empezado a bajar un poco, siga con las hierbas, baños, etcétera. Durante ese tiempo, usted trabaja muy de cerca con remedios, posiblemente dando un baño templado y ayudando al niño a descansar si puede dormir.

El límite de tiempo le da un cómodo marco de referencia y lo ayuda a sentirse activo, en lugar de sólo estar sentado por ahí, esperando y preguntándose si debería estar haciendo algo diferente. Los límites de tiempo son flexibles, se pueden revaluar en cualquier momento y de verdad lo ayudan a mantener una activa vigilancia sobre una situación.

Herbario

Es raro que las medicinas herbales tengan efectos secundarios, pero siempre existe la posibilidad de que un niño tenga una reacción inusual hacia cualquier sustancia nueva. Siempre dé una pequeña dosis inicial de una hierba, para asegurarse de que la tolera bien. Muchas hierbas y medicamentos farmacéuticos pueden usarse juntos. Por ejemplo, está muy bien beber té de manzanilla mientras toma antibióticos. Sin embargo, no todas las hierbas se pueden mezclar con las medicinas. Por ejemplo, los niños que están tomando antidepresivos, no deberían ingerir este tipo de hierba, y los que están bajo medicaciones estimulantes, no deberían tomar belcho ni ninguna otra hierba estimulante. Por lo tanto, consulte con un médico calificado, antes de dar hierbas a un niño que ya está tomando medicamentos o viceversa.

UN CONSEJO GENERAL SOBRE LA DIETA
Durante una infección, dar alimentos ricos en vitamina A y C, en particular vegetales. La vitamina C puede ser en suplemento, 250 a 500 miligramos con intervalos de 2 a 4 horas, durante una enfermedad infecciosa, dependiendo de la severidad de la condición. La vitamina A se puede obtener del jugo fresco de zanahoria y manzana, al comer papas dulces o zanahorias, o por un suplemento, hasta 5.000 unidades internacionales diarias de beta-caroteno.

Infección natural de sarampión

El sarampión es una infección asociada con el calor interno y la humedad. Los síntomas iniciales son parecidos al resfriado, con secreción nasal, tos y fiebre. Los ojos están adoloridos y sensibles y poco a poco sube la temperatura, con frecuencia hasta de 40,5°C. En la línea del cabello aparece una erupción y se extiende progresivamente al resto del cuerpo. La erupción puede dar mucha comezón. Podría haber dolor de garganta, tos, diarrea y desgano. Todos los síntomas empiezan a ceder a la semana, más o menos. En el momento en que su hijo exhiba síntomas de una infección secundaria, como una tos dolorosa, con dificultad para respirar (probablemente neumonía), severo dolor de cabeza o convulsiones (posible encefalitis), o cualquier otro comportamiento que indique que su hijo está seriamente enfermo, BUSQUE EL CUIDADO MÉDICO DE INMEDIATO. Se aconseja el rápido cuidado médico o ayuda profesional, si su hijo tiene una apariencia general saludable, pero está extremadamente incómodo o si usted siente que necesita ayuda para manejar la situación. Recuerde que para la mayoría de los niños, el sarampión es una enfermedad prolongada y muy incómoda, pero relativamente menor, que permite una recuperación completa con una inmunidad de por vida.

RECOMENDACIONES GENERALES
Mantenga a su hijo en casa, sin ir a la escuela ni a otros compromisos. Anímelo para que haga actividades relajantes y tranquilas desde el momento de la exposición o brote de la enfermedad, hasta que la erupción empiece a ceder.

Otros miembros susceptibles de la familia también pueden haber estado expuestos al sarampión. Se aconseja que se les mantenga en casa, ya que así se evita que la enfermedad se pase a otras personas.

Es importante tomar medidas para aliviar los síntomas de comezón, dolor, ojos irritados y demás. Trate de mantener un entorno agradable y relajado, evite las luces brillantes si esto molesta al niño y mantenga los ruidos fuertes al mínimo.

RECOMENDACIONES SOBRE LA DIETA

Guarde una dieta ligera y nutritiva. Dar granos enteros simples y vegetales hervidos con pequeñas cantidades de proteínas (sólo frijoles, pescado y aves), frutas de la estación en pequeñas cantidades y sopas.

Los líquidos son muy importantes para impedir la deshidratación. Dar agua con frecuencia -cada hora. Es refrescante exprimir un limón o lima en el agua. También dar tés herbales con libertad (ver abajo) o como se recomienda. Evite todos los refrescos, jugos de frutas embotellados (sólo ocasionalmente, y diluido), jugo de naranja y leche.

RECOMENDACIONES HERBALES

Sus metas serán apoyar al cuerpo para que exprese la fiebre, bajándola sólo lo suficiente como para que usted conserve la tranquilidad, si está preocupado, evitando así que se salga de control; estimulando para que brote la erupción, mientras reduce la incomodidad que la acompaña, disminuyendo los malestares generales que acompañan a los síntomas y proporcionando hierbas que fomenten la inmunidad, liberen el calor, reduzcan la inflamación y que también sean antivirales.

Fiebre

La fiebre en sí no es una enfermedad, es la respuesta a la enfermedad de un cuerpo saludable y activo. Por lo tanto, se debe estimular, dentro de lo razonable. ¿Qué es lo prudente? Bueno, en realidad eso depende del nivel de comodidad de los padres y doctores del individuo, pero mi zona de confort es de hasta 40,1°C. Hasta ese punto, yo estoy muy activa en dar líquidos, baños tibios o de esponja y dejar que el niño duerma; que es lo que por lo general hacen cuando les sube la temperatura. También me quedo cerca del niño y muy alerta. Si la fiebre rebasa mi límite, empiezo a bajarla poco a poco, para que permanezca en un rango efectivo, uno en el que yo me sienta segura. Usted tiene que decidir cuál es la zona en la que se siente tranquilo. Sin embargo, bajar las fiebres con acetaminofeno no permite al cuerpo hacer lo que específicamente está tratando de hacer. La fiebre juega un importante papel en la respuesta inmunológica, estimulando la producción de químicos antivirales, como el interferón. Inhibir la fiebre puede llevar la enfermedad más adentro del cuerpo, en lugar de permitir una manifestación total, que se resuelve de forma natural y espontánea. Si usted debe intentar bajar la fiebre, primero trate con infusiones herbales y baños tibios. Nunca dé baños, agua o enemas fríos, a niños con calentura; esto puede provocar un shock.

Muchas de las hierbas que se pueden usar para mantener cómodos a los niños durante las fiebres, y que también son ligeramente antimicrobiales, evitan que la fiebre suba demasiado. Estas incluyen al toronjil, nébeda, saúco, hierbabuena y manzanilla. Estas son las mejores para usarse solas o combinadas como un té. La siguiente es una fórmula para un té delicioso.

TÉ TRANQUILIZANTE
14,2 gr de toronjil
14,2 gr de nébeda
14,2 gr de manzanilla
7,1 gr de flores de saúco
7,1 gr de hojas de menta verde

Combine las hierbas y deje reposar una cucharadita de esta mezcla herbal en 2 tazas de agua por 15 minutos. Cuele y endulce ligeramente el té con miel o jarabe de maple. Sirva caliente, para promover la transpiración y reducir el dolor. Adminístrelo tan seguido como sea posible, durante todo el curso de la enfermedad, hasta medio litro de té al día. Tiene un sabor muy agradable.

Tintura para el sarampión
Aquí está una buena mezcla general para reducir la inflamación, luchar contra la infección viral, aliviar la tos y los dolores, reduciendo las glándulas inflamadas y aliviando la erupción cutánea.

FÓRMULA QUE LIBERA EL CALOR, PARA LA INFLAMACIÓN DE LA PIEL
29,5 ml de tintura de echinacea
14,7 ml de tintura de presera
14,7 ml de tintura de raíz de bardana
14,7 ml de tintura de raíz de diente de león
14,7 ml de tintura de raíz de orozuz (omitir si el niño tiene hipertensión o enfermedad de riñón o suprarrenal)
14,2 gr de skullcap chino
14,2 gr de nébeda
14,7 ml de tintura de cohosh negro

7,4 ml de tintura de semilla de anís

14,7 ml de glicerina vegetal

Combine todos los ingredientes. Dar de un cuarto a una cucharadita cada 3 horas, durante la fase aguda de la enfermedad y cada 4 horas cuando empiece a declinar.

Una fórmula secundaria para los niños que tengan fiebre alta y síntomas más severos, es la combinación de achinacea y goldenseal. Mezcle 14,7 ml de tintura de cada una de estas hierbas y dar de 10 a 30 gotas cada 2 horas, si es necesario. No se use en niños menores de 2 años, sin contar con la guía profesional. Como la goldenseal está en peligro en su forma silvestre debido a la sobrecosecha, utilice sólo la cultivada, y no la hierba recogida a mano. Como es extremadamente amarga, ofrezca una cucharada sopera de compota de manzana o un sorbo de jugo diluido a los niños que se resistan a probarla. También está disponible en forma de glicerite, que es un poco más agradable.

Jarabe para la tos

Para una tos más severa y persistente, usted puede agregar el siguiente jarabe a las hierbas a diario, dar de una cucharadita a una cucharada, según se necesite.

MEZCLA DE JARABE PARA LA TOS, DE LA TÍA AVIVA

14,2 gr de raíz de angélica

14,2 gr de elecampane

14,2 gr de hojas secas de gordolobo

14,2 gr de raíz de malvavisco

14,2 gr de raíz de orozuz

14,2 gr de tomillo

14,2 gr de semillas de anís

7,1 gr de corteza de cerezo silvestre

7,1 gr de raíz de bardana

7,1 gr de lobelia

7,1 gr de corteza de olmo deslizadizo

Preparar un jarabe como se describe en la página 208, usando 28,4 gramos de la mezcla de hierbas, por un cuarto de litro de agua y reducir a una taza antes de agregar el edulcorante.

Calmante para la piel

Para reducir el picor y la inflamación asociados con las ronchas cutáneas del sarampión, bañe al niño todos los días o según se necesite, en infusiones de una o la combinación de las siguientes hierbas: flores de caléndula, raíz de bardana, flores de trébol rojo, flores de manzanilla, álsine, hojas de violeta o flores de lavanda.

Una excelente combinación son las flores de caléndula, lavanda, manzanilla y las hojas de hierbabuena. Combinar todas las hierbas a partes iguales y poner un puñado de la mezcla en un cuarto de litro de agua hirviendo. Cubrir y dejar reposar por 20 minutos. Colar y usar caliente o un poco frío como un lavado, o agregar todo el líquido para un baño tibio.

Un baño de avena también tranquiliza y es fácil de preparar. Tome un puñado de hojuelas de avena, (la misma clase que uno usa para hacer un plato de avena para el desayuno) y póngalas en un calcetín blanco. Amárrelo con un listón y póngalo en agua tibia en una tina de baño. Apriete el calcetín bajo el agua hasta que la avena empiece a liberar un líquido lechoso y con suavidad frótela en la piel del niño. Es un emoliente y con rapidez alivia la comezón por un rato.

Ojos irritados

Las compresas de manzanilla son un alivio para refrescar los ojos irritados. Sólo haga una taza de té de esta hierba, cuélelo bien y aplique sobre los párpados cerrados con un lienzo, caliente o un poco frío como lo prefiera su hijo. Repita tan seguido como se necesite.

Para los niños mayores, es muy relajante poner contra sus ojos cerrados, una pequeña almohada de seda llena de semillas de lino. Se pueden comprar en algunas tiendas grandes de alimentos para la salud y hasta en las tiendas departamentales.

Dolor de garganta

Los dos mejores remedios que he encontrado para el dolor de garganta son la echinacea y la clorofila. Se pueden usar alternadamente cada una o dos horas, según se necesite. Llenar un gotero con tintura de achinacea y vaciar todo el contenido directamente en la parte de atrás de la garganta, o pedir al niño que con suavidad haga gárgaras o trague una cucharadita de clorofila líquida, diluida en dos cucharadas soperas de agua.

Chupar vitamina C masticable, puede ayudar a liberar la inflamación de la garganta y puede combinarse con las recomendaciones anteriores.

Dolor o infección de oídos

Si está involucrado el oído, dar una Fórmula que libera el calor, para la inflamación de la piel (ver página 226) o usar las Gotas de ajo y gordolobo para el oído (abajo) hechos en una base de aceite de oliva, cada 3 horas como máximo. Esto es confiable para eliminar las infecciones del oído medio. Las gotas se pueden hacer en casa o comprarlas en una tienda de alimentos para la salud u ordenar por correo (ver Fuentes).

Para preparar en casa las Gotas de ajo y gordolobo para el oído, ponga una cabeza de ajo, pelada y triturada y 14,2 gr de flores de gordolobo en una jarra de medio litro. Llénela por completo con aceite de oliva y bata un poco los ingredientes con un palito chino de madera, o un cuchillo para mantequilla, para liberar las burbujas de aire. Tape y guarde en un lugar frío y oscuro por una semana. Cuele y póngalo en una botella limpia. Etiquete y guárdelo para su uso.

Para aplicar las gotas para el oído, haga que el niño se acueste sobre el oído sano. Jale con suavidad el lóbulo y vierta 5 gotas ligeramente calientes en el canal del oído. (Caliente el aceite poniendo la botella en agua caliente. Pruebe el aceite en la parte interna de la muñeca, para evitar quemar al niño). No inserte el gotero en el canal del oído, sólo las gotas. Haga que el niño se quede en esa posición de 5 a 10 minutos. Repita de vez en cuando, trate los dos oídos si es necesario.

La convalecencia

Es importante permitir la recuperación total del sarampión, que puede ser una enfermedad extenuante y demandante. Se debe dejar que el niño permanezca en casa sin ir a la escuela y sin actividades, por lo menos por varios días después de que los síntomas desaparezcan. La dieta debe ser saludable y nutritiva pero todavía ligera. Evite alimentos pesados, fritos, productos horneados y alimentos empaquetados. Mantenga una dieta sencilla y natural, principalmente basada en granos enteros, vegetales cocidos, sopas y buenas fuentes de proteínas. Se puede usar fruta con moderación. Por un par de semanas después de la enfermedad limite los productos lácteos al mínimo. Haga que el niño siga descansando, lo tome con calma, se bañe con regularidad, evite las corrientes de aire y que no se esfuerce ni agite. Esto impedirá más enfermedad y reconstruirá la energía y la fuerza.

La siguiente es una fórmula excelente para la convalecencia, que ayuda a restaurar la energía mientras que nutre suavemente el sistema inmunológico.

FÓRMULA PARA RESTAURAR LA ENERGÍA

14,7 ml de tintura de ginseng americano
14,7 ml de tintura de ginseng siberiano
14,7 ml de tintura de skullcap
7,4 ml de tintura de hongo shiitake
7,4 ml de tintura de raíz de orozuz

Combinar los ingredientes en un tarro de vidrio (de preferencia de color ámbar, con una tapa de gotero —ver Fuentes) y guárdela lejos de la luz y calor directos. Dar de media a una cucharadita 3 veces al día, a niños mayores de 5 años. Omita el orozuz a los niños con hipertensión.

MEDICINA TRADICIONAL CHINA

En la medicina china, el tratamiento herbal del sarampión está dividido en las 3 etapas de la enfermedad. La metodología general es "eliminar el calor y la humedad" (infección, inflamación) usando hierbas.

Primera etapa. En la primera, "parecida a la gripa", etapa pre-eruptiva de la enfermedad, se puede usar el siguiente remedio para liberar la tensión, fiebre, escalofríos y los dolores. También es recomendable para gripas y resfriados. Para preparar la Decocción de cimicifuga y pueraria *(Sheng Ma Ge Gen Tang)*, mezcle lo siguiente:

3 a 6 gr de raíz de cimicifuga
3 a 9 gr de raíz de pueraria
3 gr de raíz frita de *Glycyrrhiza uralensis* en miel
6 a 9 gr de raíz de *Paeonia rubra*

Si existe mucho calor, agregue 6 gr de madreselva, 6 gr de semillas de bardana, 3 gr de menta y 3 gr de scrophularia. Esto es especialmente bueno si la piel está muy roja, hay dolor de garganta o fiebre alta. Preparar como una decocción usando 9 gr de las hierbas en 4 tazas de agua, y hierva a fuego lento no por más de 20 minutos. Agregue $^1/_4$ de taza de miel y de glicerina vegetal, para formar el jarabe y dar de una a dos cucharadas soperas, 3 o 4 veces al día. O tómese en su forma preparada, 2 gramos, de 2 a 3 veces al día.

Segunda etapa. En esta etapa de la enfermedad, la de erupción, la meta es eliminar el calor y las toxinas, así como sacar las ronchas por completo. Dar una Decocción de eliminar el calor y las toxinas *(Qing Re Fie Du Tang)* con lonicera y forsythia:

6 a 9 gr de madreselva
6 a 9 gr de forsythia
3 a 6 gr de semilla de bardana
6 a 9 gr de hoja de morera blanca *(morus albi)*

Preparar de la misma forma que la anterior o tomarla en su forma preparada, de 3 a 6 gramos al día.

Tercera etapa. En esta etapa, cuando la enfermedad está empezando a resolverse y la comezón se empieza a desvanecer, la meta es eliminar cualquier calor que quede y nutrir los líquidos del cuerpo, que se pueden haber dañado por el calor. Esta fórmula modificada se llama Decocción de glehnia y hierba de mondo, y contiene lo siguiente:

6 a 9 gr de glehnia
6 a 9 gr de hierba de mondo
6 gr de *Polygonatum odorati*
4,5 gr de hojas de morera blanca *(morus albi)*
4,5 gr de madreselva
3 gr de *Glycyrrhiza uralensis*

Preparar como un jarabe o tomar de 3 a 6 gramos diariamente, en su forma preparada. Omita el orozuz para niños con hipertensión.

Infección de paperas

Las paperas pueden pasar desapercibidas, pero los síntomas típicos incluyen fiebre de moderada a alta, dolor de cabeza, pérdida de apetito, malestar, dolor de cuello e inflamación de las glándulas debajo de los oídos, apareciendo primero de un lado y luego del otro. Tragar y hasta hablar puede ser muy doloroso.

Aunque son raras, las complicaciones incluyen la inflamación testicular y de los ovarios (en ocasiones con dolor) y en casos muy raros, encefalitis o meningitis, y otros problemas varios. Si sospecha complicaciones, CONSULTE AL DOCTOR DE INMEDIATO. Revise las demás posibles complicaciones de las paperas, que se discutieron en el capítulo 4. La mayoría de los niños necesitan hierbas antivirales que modulan la inmunidad y otras que alivian el malestar y la inflamación.

RECOMENDACIONES GENERALES

Igual que con el sarampión, se necesita tomar medidas para proporcionar comodidad y actividades para ocupar el tiempo.

RECOMENDACIONES DIETÉTICAS

Los alimentos fáciles de pasar son esenciales para los niños que tienen las glándulas parótidas muy inflamadas, ya que tragar es muy doloroso.

No les dé productos fríos, dulces ni con una base láctea como los helados o el yogurt, lo que sólo agrava la enfermedad y debilita la inmunidad. En lugar de eso, son buenas las sopas ligeras, papas, papas dulces o chayote cocinado, cereales suaves cocinados, frutas cocidas, guisos mezclados y jugos frescos hechos de fruta y vegetales.

La fitoterapeuta y doctora en naturopatía, Mary Bove, sugiere que durante las paperas se deberían evitar los alimentos ácidos (vinagre, limón, jugo de naranja, jitomates). Es probable que provoquen más dolor al tragar.

Dar a beber muchos líquidos. Evite jugos, refrescos y leche (incluyendo la leche de soya y de arroz). Dé agua, té y caldos.

RECOMENDACIONES HERBALES

Fórmula viral-linfática

Prepare esta fórmula para tratar la fiebre, la infección viral, la inflamación de glándulas y la inmunidad.

FÓRMULA VIRAL-LINFÁTICA

59 ml de tintura de echinacea
14,7 ml de tintura de caléndula
14,7 ml de tintura de orozuz (reemplazar con toronjil si lo desea o para los niños con hipertensión o enfermedad de riñón o suprarrenal)
7,4 ml de tintura de tomillo
7,4 ml de tintura de presera
14,7 ml de glicerina vegetal

Guardar en un frasco de vidrio color ámbar y dar de un cuarto a una cucharadita cada 2 horas, por un espacio de 2 a 3 días, luego reduzca a cada 4 horas hasta que los síntomas desaparezcan.

Dar un té tranquilizador y sabroso, caliente o al tiempo, hecho de cualquier combinación de las siguientes hierbas: trébol rojo, manzanilla, toronjil, menta verde, orozuz, saúco y milenrama.

Fiebre

Para una fiebre alta y persistente, dar el Té tranquilizante (ver página 226) según se necesite.

Dolencia

También se puede dar el Té para la fiebre, para reducir la fatiga y el dolor.

Para dolencias más severas, se puede dar la siguiente tintura, o hasta agregar directamente al té.

ALIVIO DEL DOLOR

7,1 gr de corteza del calambre
7,1 gr de pasiflora
7,5 gr de skullcap
7,5 gr de cohosh negro
28,4 ml de glicerina vegetal

Combine las hierbas y haga una tintura como se explica en página 205. Dar de un cuarto a una cucharadita cada dos horas.

Otra excelente preparación para el dolor y la fiebre, en especial si hay escalofríos o dolor en cuello y hombros, es el Jugo de manzana kudzú. Es delicioso y hasta los niños más pequeños pedirán más. Para prepararlo, diluya $1/2$ taza de manzana pura, sin filtrar, o jugo de pera con $1/2$ taza de agua y hierva a fuego muy lento. En una taza, disuelva media cucharadita de fécula de kudzú en un cuarto de taza de jugo. Cuando esté bien disuelta, agréguela al recipiente y mezcle bien por dos minutos, o hasta que el jugo empiece a espesar muy lentamente. Sirva caliente o al tiempo. Se puede dar sin restricción y es muy beneficioso y nutritivo.

Glándulas parótidas, testículos u ovarios inflamados

Dar con frecuencia la Fórmula viral-linfática, hasta cada dos horas.

Aplicar compresas calientes en el área afectada cada dos horas, o constantemente poniendo encima una botella con agua caliente para retener el calor de las hierbas. Las compresas herbales también pueden usarse para reducir la inflamación. Una combinación de corteza de calambre, hojas de violeta y lobelia se puede hacer como infusión, o al diluir las tinturas (una cucharadita por cada $1/2$ taza de agua) y luego aplicarse.

Las cataplasmas de papa rallada son muy efectivas para bajar la inflamación y deshinchar las glándulas. Tome una papa blanca de cualquier variedad y rállela. Aplíquela directamente sobre el área afectada y cúbrala con un pedazo de gasa o tela. Cuando la cataplasma se caliente, reemplácela por una fresca. Repita con una frecuencia de cada dos horas, hasta que la inflamación se reduzca. Se puede agregar tintura de lobelia al material de la papa rallada para reducir el dolor local. Use $1/2$ de cucharadita de esta tintura por cada cucharada sopera de papa y asegúrese de que la tintura se aplique en la piel.

Es probable que la raíz de poke sea tóxica cuando se usa internamente y no se debe dar a los niños. Sin embargo, es muy efectiva en una aplicación tópica, para desinflamar las glándulas. La raíz fresca se puede rallar y aplicar directamente, o mezclarse con la papa cruda rallada y ponerse sobre el área afectada. Agregar una cucharadita de raíz de poke fresca, o $^{1}/_{4}$ de cucharadita de tintura de esta hierba, por cada cucharada sopera de papa. Quizá también se pueda combinar con la lobelia. No aplique la raíz de poke en la piel herida.

MEDICINA TRADICIONAL CHINA

Los principios de tratamiento de la medicina china son dispersar el aire y eliminar el calor, así como desvanecer la inflamación de las glándulas. Una fórmula general para esto es la Lonicera y forsythia (Elimina el calor y las toxinas), que se puede obtener como una fórmula preparada. Otra fórmula para la fiebre alta; glándulas duras, inflamadas y adoloridas y dolor de garganta, es la llamada Decocción de beneficio universal para eliminar toxinas. Se desarrolló en China durante epidemias generalizadas y contiene las siguientes hierbas:

15 gr de *Scutellaria baicalensis*
15 gr coptis
3 gr de semilla de bardana
3 g de forsythia
3 gr de menta
1,5 gr de scrophularia
3 gr de isatidis
6 gr de platycodon
6 gr de *Glycyrrhiza uralensis*
6 gr de ralladura de cítricos
6 gr de bupleurum
1,5 gr de cimicifuga

Esta fórmula está disponible en forma preparada, que es la manera más aconsejable para tomar. Dar de 2 a 6 gramos a diario. La acción de la hierba coptis, en esta fórmula, es muy parecida a nuestra hierba occidental goldenseal. Use esta fórmula para niños mayores de 7 años. Omita el orozuz (*Glycyrrhiza uralensis)* para los niños con hipertensión.

Rubéola

Por lo general la rubéola es una enfermedad tan leve que pasa sin notarse o es asintomática por completo. Cuando los síntomas aparecen, incluyen signos iniciales parecidos a una gripe, con nódulos linfáticos inflamados alrededor del cuello y en la base de la cabeza, además de una ligera fiebre, pérdida de apetito, fatiga y malestar, y una erupción que empieza en la cara y se esparce por todo el cuerpo; es común que dure sólo unos cuantos días y puede dar comezón. El tratamiento de la rubéola consiste principalmente en proporcionan medidas para mantener cómodo al enfermo y hierbas para apoyar a la inmunidad, son antivirales y promueven la actividad saludable de los nódulos linfáticos.

RECOMENDACIONES GENERALES
Mantenga al niño en casa hasta que pase la etapa contagiosa, (ver capítulo 4) para evitar la exposición al virus, de mujeres susceptibles embarazadas. Estimule a su hijo para que descanse más de lo normal.

RECOMENDACIONES DIETÉTICAS
Proporcione una dieta ligera y saludable que sea fácil de digerir y de tragar, si tiene la garganta adolorida. Dar a beber muchos líquidos.

RECOMENDACIONES HERBALES
Dar la Fórmula liberadora de calor para la inflamación de la piel (ver página 226) y la Fórmula viral-linfática (página 232) según se indica, o simplemente administre de media a una cucharadita de tintura de echinacea junto con 250 miligramos de vitamina C cada dos horas.

Use los tratamientos para la piel, descritos bajo el título de Calmante para la Piel, para aliviar la comezón. Se puede hacer otra fórmula excelente agregando 1 cucharada sopera de tinturas de caléndula, echinacea, lavanda y hierbabuena a 1 taza de solución de hamamélide de virginia, que se puede encontrar en cualquier farmacia. Aplicar en las áreas con erupción, según se necesite. Sólo para uso externo.

MEDICINA TRADICIONAL CHINA
La fórmula para Eliminar el calor y las toxinas, mencionada para el tratamiento del sarampión, también es una fórmula específica para la rubéola y se puede tomar en la forma preparada.

Difteria

Debido a la potencialmente severa y amenazante de la vida naturaleza de la difteria, no es recomendable que usted intente cuidar en casa a su hijo que sufra esta enfermedad. Por lo tanto, aunque sí existen algunas recomendaciones, he decidido no incluirlas. Si sospecha que su hijo tiene difteria, BUSQUE EL CUIDADO MÉDICO DE INMEDIATO. La atención de la convalecencia con medicinas herbales, se puede hacer después de que el niño se haya recuperado por completo de la enfermedad.

Pertussis

Los síntomas iniciales de pertussis, una demandante enfermedad infantil, son el resfriado y la tos. A las pocas semanas, ésta última empeora a una naturaleza severa, y puede durar muchas semanas. El toser, que a menudo provoca que el niño se ponga azul, parecido a como si el pequeño se sofocara y luego vomite, es el síntoma más serio. En casos severos, los accesos de tos pueden provocar una pérdida de oxígeno al cerebro, convulsiones y asfixia. Además, pertussis puede causar encefalitis y daño cerebral permanente, aunque estos problemas son raros entre niños saludables y bien nutridos.

Una vez que la tos aparece, no hay medicamento que pueda tratar la enfermedad, porque su causa directa ya no es un microorganismo, sino los agentes irritantes de la bacteria *Bordetella pertussis*. Se deben tomar medidas para proporcionar comodidad, incluyendo los remedios herbales para minimizar la tos y maximizar el descanso, así como hierbas para prevenir infecciones secundarias (neumonía, por ejemplo).

Precaución:

- Para niños de hasta 2 años, busque la ayuda de un proveedor profesional de cuidado de la salud. Los niños menores de un año son especialmente propensos a las complicaciones.
- Busque el cuidado médico cuando trate con un niño muy pequeño. Se aconseja un tratamiento de antibióticos profilácticos, que pueden prevenir una enfermedad severa en su hijo, en el caso de una epidemia conocida o si se sabe de una exposición.
- Cualquier niño que muestre síntomas de complicaciones, incluyendo una fiebre alta imparable, convulsiones, dificultad para respirar o una persistente cianosis (color azulado alrededor de la boca), debe ser visto por un doctor de inmediato.

RECOMENDACIONES GENERALES

Si usted sospecha de alguna exposición a la tos ferina, empiece el tratamiento del niño lo más pronto posible, para minimizar la severidad de la enfermedad.

Si su hijo tiene tos ferina, usted necesitará estar a su disposición por varias semanas. Debido a que es una enfermedad tan demandante, usted necesitará contar con momentos para que pueda reponerse, aunque sólo salga a tomar un poco de aire o una taza de té.

El descanso es sumamente importante para usted y para su hijo, si por la noche él está irritable y no puede dormir o si existen severos accesos de tos, lo que es muy frecuente. Tome siestas todos los días y vaya a dormir a una hora razonable. Duerma por la mañana, si este es el momento en que los ataques de tos son menos frecuentes.

Para evitar la exposición a infecciones adicionales mientras se está recuperando, procure que el niño tenga los menos contactos posibles con otras personas, hasta que haya recuperado las fuerzas.

El masaje, en particular en la espalda y el pecho, puede ser útil para prevenir los espasmos respiratorios y relaja a los niños. Dar un masaje en los pies al niño cuando se va a dormir, puede ser altamente relajante. Usted no necesita ser un terapeuta profesional para dar un masaje tranquilizante. Confíe en sus manos y en sus instintos o escoja un libro sobre masajes para infantes y niños, en alguna librería de su localidad. Una pequeña cantidad de aceite para dar masajes puede facilitar su trabajo, y si tiene un ligero aroma herbal que promueva la relajación, como lavanda o sándalo, puede ser un agregado beneficioso para los resultados.

RECOMENDACIONES DIETÉTICAS

Simplifique la dieta, ponga una atención especial para evitar los alimentos que produzcan mucosidad como los lácteos, el jugo de naranja y los productos de trigo. También evite las comidas frías y los dulces, concentrándose más en una dieta blanda y nutritiva. Sopas, alimentos proteínicos (pescado, aves, lentejas y otras legumbres), y los vegetales al vapor son excelentes. Todas las verduras ricas en vitaminas C y A, en especial las de hojas verde oscuro, las papas y las papas dulces, son muy recomendables.

Es normal que su hijo pierda el apetito. Comer sólo puede provocar los ataques de tos, así que es probable que el pequeño se niegue a comer de forma natural. Sin embargo, es importante una amplia nutrición para una óptima inmunidad. Siga dándole comida ligera, que sea fácil de digerir y rica en nutrientes. Las sopas y los guisados pueden ser muy buenos en esos casos. Se puede estimular el apetito al hacer un Refresco de licor amargo. Tome una taza de agua mineral con sabor de limón y agregue de 5 a 10 gotas de licor de Angostura (sueco), disponible en las tiendas de alimentos naturales, o agregue 5 gotas de tintura de genciana y 5 gotas de tintura de diente de león, si no puede encontrar aquel licor. Dar media taza 30 minutos antes de las comidas, para estimular los jugos digestivos.

Tanto la fiebre como la tos excesiva provocan que el cuerpo use enormes cantidades de líquidos. Es muy importante reemplazarlos, para evitar la deshidratación y promover el bienestar a nivel celular. Dar mucha agua a su hijo (sola o con unas gotas de limón), té herbal, limonada de ajo, caldos y ocasionalmente fruta fresca o jugo de vegetales. Evite la leche de vaca, de soya y de arroz, el jugo de naranja, el consumo excesivo de jugos de frutas, refrescos y todas las bebidas con cafeína.

RECOMENDACIONES HERBALES
Empiece el tratamiento tan pronto como sospeche la tos ferina para minimizar la severidad de la enfermedad.

Para los primeros síntomas parecidos al resfriado, prepare el siguiente jarabe.

JARABE PARA EL RESFRIADO Y GRIPE INFANTIL
29,5 ml de tintura de echinacea
14,7 ml de tintura de tomillo
14,7 ml de tintura de toronjil
14,7 ml de tintura de saúco
14,7 ml de tintura de orozuz
7,4 ml de tintura de caléndula
7,4 ml de tintura de semillas de anís
29,5 ml de glicerina vegetal

Mezcle todos los ingredientes y agite bien. Administre de un cuarto a una cucharadita hasta cada hora, durante la etapa inicial y cada 2 a 4 horas después de eso.

Estas hierbas también se pueden hacer en una infusión, usando la misma medida de hierbas secas (no tintura) y omitiendo la glicerina. Al principio, dar de un cuarto a una taza hasta cada hora y luego, cada 2 a 4 horas de ahí en adelante, sírvala caliente o al tiempo y endulce ligeramente si lo desea. Tiene un sabor agradable y generalmente a los niños les gusta.

Mi hija Naomi desarrolló una excelente segunda fórmula, que se puede usar de forma alternativa con la anterior y que es muy confiable, para cuando su hijo siente dolor, tiene náuseas o escalofríos.

MÁGICA FÓRMULA HERBAL DE NAOMI

29,5 ml de tintura de echinacea
14,7 ml de tintura de angélica
7,4 ml de tintura de anís
7,4 ml de tintura de cáscara de naranja
7,4 ml de tintura de canela
14,7 ml de glicerina vegetal

Combine todos los ingredientes y agite bien. Dar de un cuarto a media cucharadita según se necesite, hasta cada hora, para reducir los escalofríos, el dolor y malestar. También, esta preparación es un antimicrobial suave, en particular para las condiciones respiratorias.

La Limonada de ajo (ver página 210) es indispensable para el tratamiento de infecciones respiratorias, en especial aquellas acompañadas por grandes cantidades de mucosidad. Adminístrela durante todo el día, como una bebida.

El té para aliviar el silbido producido por los espasmos laríngeos, es especial para los niños con pertussis, mientras que alivia los pasajes irritados e inflamados, al mismo tiempo que es un suave antiespasmódico y expectorante.

TÉ TRANQUILIZADOR DEL SILBIDO POR ESPASMO LARÍNGEO

14,2 gr de tomillo seco
14,2 gr de flores de trébol rojo seco
14,2 gr de raíz de malvavisco

Mezcle todo lo anterior. Hierva un cuarto de litro de agua. En una jarra de 250 ml ponga las hierbas, agregue el agua hirviendo y deje reposar por una hora. Cuele, endulce con miel y administre de un cuarto a media taza cada 2 horas. Esto se puede usar junto con cualquiera de las otras sugerencias herbales.

Se puede usar la Mezcla de jarabe para la tos de la tía Aviva (ver página 227) que es excelente para apaciguar y relajar los pasajes respiratorios, además de promover la expectoración de la mucosidad. Es importante ayudar al cuerpo a arrojarla y no sólo tranquilizar la tos. Este jarabe se puede dar con la frecuencia que se necesite, ya sea en cucharaditas o cucharadas soperas. Se debería usar además de las otras tinturas elegidas, proporcionadas anteriormente, pero se pueden sustituir con el Té Tranquilizador de Silbido, ya que esos ingredientes, excepto el trébol rojo, están incluidos en el jarabe. Las flores secas de esta hierba (14,2 gr) se pueden agregar a la mezcla del jarabe para la tos, antes de su preparación.

Si su hijo está irritable, las tinturas y los tés nervinos pueden aliviar la tensión y promover la relajación. Considere el uso del Tranquilizador para niños (páginas 220) o el Té tónico para nervios tranquilos (página 220). No hay ninguna restricción para usar estos tés, junto con los otros remedios respiratorios.

Hace mucho, las cataplasmas de mostaza fueron muy populares para llevar la circulación al pecho y reducir la tos grave. Mi bisabuela, que murió cuando yo era muy pequeña, empleaba esta técnica con sus niños, aunque no fue hasta que yo llevaba muchos años haciéndolas, que me di cuenta de esto. Administrar las cataplasmas de mostaza es sencillo y muy efectivo, pero hay que tomar varias precauciones, ya que el polvo de mostaza es una sustancia extremadamente cáustica e irritable, lo que puede causar quemaduras si se deja por demasiado tiempo.

Precaución:

- Nunca use una cataplasma de mostaza en un niño menor de 4 años.
- Nunca use una cataplasma en un paciente dormido.
- Siempre aplique algún ungüento o vaselina sobre los pezones, antes de aplicar la cataplasma de mostaza, para proteger este tejido sensible.
- Nunca deje que un paciente use una cataplasma de mostaza sin atención.
- Si el paciente se queja de alguna irritación, retire la cataplasma de mostaza lo más pronto posible (o antes).
- Tenga a la mano un recipiente con agua fría y una toallita, para retirar cualquier residuo del polvo de mostaza.

CATAPLASMA DE MOSTAZA

Artículos:
2 Tazones de vidrio
$1/4$ de taza de polvo de mostaza (el que se usa para cocinar, está bien)
1 trapo de cocina, viejo
1 toalla de baño, grande
1 toallita
Ungüento o vaselina

Para preparar la cataplasma de mostaza:

1. Ponga el trapo de cocina en una superficie plana.
2. Dejando 2,5 cm alrededor del trapo, esparza el polvo de mostaza en el centro del trapo.
3. Doble el borde del trapo sobre las orillas de la mostaza.
4. Empezando con cada orilla y trabajando hacia el centro, enrolle el trapo

sobre la mostaza, como si estuviera enrollando un rollo de jalea o un strudel.

5. Llene un tazón mediano de vidrio con agua muy caliente.
6. Coloque el rollo en el agua.
7. Haga que el paciente se acueste en la cama, con una toalla de baño debajo de la espalda.
8. Aplique una amplia cantidad de ungüento o vaselina en los pezones.
9. Saque la mostaza en rollo del agua, y apriete bien. El vapor puede irritar los ojos o la nariz, así que no respire sobre él directamente.
10. Coloque el rollo en el centro del pecho del paciente y empiece a desenrollar cada lado, con la mostaza hacia abajo, extendiendo hacia los lados del niño, hasta donde llegue el trapo.
11. Envuelva el pecho del niño con la toalla grande y la cataplasma de mostaza, para mantener el calor y arrope al niño dentro de las cobijas.
12. No deje la cataplasma por más de 10 minutos. Los niños pequeños o los muy delgados podrán resistir sólo 2 o 3 minutos. Quite la cataplasma en el momento en que el niño empiece a describir cualquier sensación de picor o ardor.
13. Rápidamente remueva las toallas y la cataplasma, pasando la toallita con agua templada en el niño, para quitar cualquier partícula de polvo que quede. Es normal que el pecho se ponga un poco rojo.
14. Vuelva al niño adentro de las cobijas para mantenerlo caliente.
15. Tire el polvo de mostaza y limpie las toallas.

Una cataplasma de mostaza se puede reservar para los casos con una tos severa. Es notable en su habilidad para reducir los ataques de tos y promover el descanso. No aplique más de una vez al día, y por no más de varios días seguidos.

CONVALECENCIA

La convalecencia es importante para prevenir infecciones secundarias, que con frecuencia llegan después de una larga enfermedad debido al cansancio del cuerpo. Permita un descanso extra antes de regresar a la escuela y proporcione excelentes alimentos altos en nutrientes y proteínas. Estos últimos son muy importantes para restaurar cualquier tejido dañado, al igual que los nutrientes antioxidantes. Dar la Fórmula para restaurar la energía, como se describe en la página 230.

MEDICINA TRADICIONAL CHINA

La medicina china divide a la tos ferina en 3 fases diferentes de tratamiento, que corresponden con las 3 etapas de la enfermedad, que la medicina occidental también reconoce, la fase inicial dura de 7 a 10 días; la etapa paroxismal de tos, de 40 a 60 días y el decline o convalecencia, de 20 a 30 días. La duración de la enfermedad se disminuye con el rápido y efectivo tratamiento herbal y dietético. A la tos ferina se le ve como una acumulación de flemas en el cuerpo, debido particularmente a una mala asimilación. La dieta debe de estar libre de productos lácteos, los alimentos fríos en naturaleza y temperatura, incluir comidas calientes y nutritivas de digestión fácil.

Etapa 1. Los más importantes principios de tratamiento de esta etapa, son el calentar los pulmones y reducir las flemas mientras se fortalece la energía protectora del cuerpo. La principal fórmula de esta etapa es la Decocción del Dragón azul-verde menor, que contiene los siguientes ingredientes:

6 gr de ephedra
3 gr de pinelia
9 gr de peonia blanca
9 gr de canela
9 gr de schisandra
3 gr de perillia
3 gr de orozuz
6 gr de jengibre

Esta fórmula está disponible en un polvo preparado, que se mezcla con una pequeña cantidad de miel y se toma con cuchara o escondido en jugo o té. De forma alternada, se puede hacer una decocción de todas las hierbas usando 10 gramos por 4 tazas de agua hervida, dejando reposar por 30 minutos y dar de 1 a 2 cucharadas soperas cada 2 a 4 horas. Se puede convertir en jarabe al agregar, $1/4$ de taza de miel y glicerina vegetal, de cada uno.

Nota: En años recientes, la ephedra ha recibido mucha publicidad, debido a los efectos colaterales asociados con su uso. Sin embargo, las reacciones serias que han ocurrido, se deben principalmente al mal uso de la hierba, como un auxiliar dietético o droga estimulante. Cuando se utiliza de la forma apropiada y con moderación, en las fórmulas tradicionales chinas, no se espera que ocurran estos efectos colaterales. Por precaución, evite esta hierba en fórmulas para los niños menores de 7 años de edad y no exceda de 2 cucharadas soperas de ella, cada 2 horas. Además, no se tome después de las 5 de la tarde porque puede causar inquietud o insomnio. Detenga su uso si causa irritabilidad o problemas para dormir.

Otro acercamiento es eliminar el calor, reducir la tos y "solucionar lo exterior", lo que significa liberar síntomas como escalofríos, dolor de cabeza, sed y dolor de garganta. Una importante fórmula herbal es la Decocción de morera y crisantemo, que contiene:

7,5 gr de hojas de morera blanca *(Morus albi)*
3 gr de crisantemo
4,5 gr de forsitia
2,4 gr de menta (agregar casi al final del cocimiento)
6 gr de platycodon
4 gr de semillas de albaricoque
6 gr de phragmitis
2,4 gr de *Glycyrrhiza uralensis*

Para hacer la decocción, hierva 10 gramos en 3 tazas de agua por 20 minutos como máximo. Esto se puede convertir en jarabe al agregar miel y glicerina vegetal, $1/4$ de taza de cada uno. También está disponible en forma preparada. Omita el orozuz *(Glycyrrhiza uralensis)* en niños con hipertensión.

Etapa 2. En esta etapa la tos es más severa, y el principal objetivo terapéutico es eliminar el calor, drenar los pulmones y reducir la tos. La Decocción de corteza de morera es la tradicional fórmula general para esto. Modificada para niños, la fórmula contiene raíz de morera, skullcap chino, coptis, gardenia, perillia, semillas de albaricoque y phragmitis, además está disponible en forma preparada.

Etapa 3. En la etapa de declinación, la tos ha disminuido y el niño puede estar débil y exhausto. Aquí, la meta es recargar y reconstruir la energía vital, nutrir los pulmones y apoyar una digestión y asimilación saludable. La fórmula general recomendada para esto se llama Decocción de ginseng y schisandra, que contiene *Panax ginseng*, schisandra, atractylodes, hoelen, orozuz, hierba de mondo, cáscara de cítrico y pinellia. (Omita el orozuz para niños con hipertensión.) Está disponible en forma preparada y se recomienda mucho durante la convalecencia de pertussis.

Tétanos

El tétanos es una infección mortal. Los niños que no están vacunados deben recibir atención médica, si se tiene alguna sospecha o heridas grandes. SI SE SOSPECHA EL TÉTANOS, ÉSTA ES UNA EMERGENCIA MÉDICA.

No se hablará de las propuestas naturales para tratar el tétanos. Recuerde que es una infección que puede tardar varias semanas en aparecer, después del momento de la herida y es posible que ésta pase desapercibida. Por lo tanto, cualquier síntoma de tétanos requiere una evaluación inmediata y los padres que deciden no vacunar, deberían reconocerlos bien.

Si es probable que un niño no vacunado haya estado expuesto al tétanos, se le debe aplicar Inmunoglobulina de tétanos humano (IGTH) después de la herida. Esto es diferente a una inyección de refuerzo del tétanos, y se debe pedir al doctor o al hospital en su visita médica. Los niños vacunados que tengan una herida dudosa, sólo deberían recibir un refuerzo, pero si ya hace más de 5 años que les pusieron el último, entonces se recomienda la IGTH.

La siguiente argumentación explica cómo mantener las heridas limpias y reducir la probabilidad de una infección de tétanos en niños no vacunados.

RECOMENDACIONES GENERALES

Permita que las heridas sangren (por supuesto que no severamente), ya que el fluido de sangre limpia el lugar y remueve los desechos.

Limpie todas las heridas a fondo, removiendo con cuidado la suciedad y las partículas de materia o astillas.

Lave las heridas con detenimiento, sosteniendo la parte herida bajo el chorro de agua por 10 minutos.

Limpie las cortadas y las heridas menores con una solución de peróxido. La acción burbujeante lleva oxígeno al área y ayuda a remover la suciedad y los desechos. Recuerde que el tétanos es anaeróbico; el peróxido de hidrógeno (agua oxigenada) es un agente aeróbico.

A las heridas se les debería estimular para que sanen de adentro hacia fuera, y no rápidamente en la superficie, ya que la infección puede estar albergando huecos por debajo de la piel regenerada. Mantener las heridas penetrantes húmedas, las estimulará para sanar por abajo sin cerrar primero en la superficie.

Haga que sus hijos usen zapatos y tengan mucho cuidado en las áreas de alto riesgo, como alrededor de los caballos y otros ganados, en pasturas donde caballos hayan apacentado y cuando manejen cuchillos, por ejemplo en los campamentos.

Observe una higiene excelente con las heridas para que permanezcan limpias.

Busque el cuidado médico para heridas extensas, las lesiones hechas en áreas de alto riesgo, quemaduras serias, heridas penetrantes y profundas, y cualquier herida en la cual haya materia extraña.

RECOMENDACIONES DIETÉTICAS

Cuando trate de prevenir la infección, mantenga una alta nutrición, y los azúcares y harinas procesadas, al mínimo.

RECOMENDACIONES HERBALES

Limpie todas las heridas con detenimiento, con una solución herbal antimicrobial. El siguiente lavado es efectivo para limpiar heridas.

LAVADO HERBAL ANTIMICROBIAL

29,5 ml de tintura de echinacea
29,5 ml de tintura de caléndula
29,5 ml de tintura de tomillo
29,5 ml de tintura de goldenseal (sólo de fuentes cultivadas)

Para hacer un lavado, diluya una cucharada sopera de tintura en $1/4$ de taza de agua y aplique directamente en el área afectada, hasta cada 2 horas. Durante las primeras 24 horas después de la herida, la tintura puede aplicarse directamente y sin diluirse. Sin embargo, pica y está contraindicada para las quemaduras, las que siempre se deben lavar con solución diluida.

Esta misma tintura puede tomarse internamente, de 10 a 30 gotas cada 2 horas por 2 días completos, luego cada 4 horas, hasta que el peligro de la infección haya pasado.

Nunca aplicar preparaciones con base de aceite como el ungüento a una herida fresca o perforante, ya que pueden atrapar la suciedad en la herida y crear un ambiente anaeróbico. Siempre use lavados, tinturas, baños y compresas hasta que esté seguro que no hay infección y la herida ha empezado a sanar por lo menos por varios días.

Polio

Es altamente improbable que un niño contraiga la polio paralítica mientras viva en los Estados Unidos, o hasta en las Américas. Sin embargo, es posible, en particular cuando se viaja al extranjero. Otra vez, la mayoría de los casos de polio son enfermedades no paralíticas, leves y autolimitantes; algunas son tan leves que usted nunca se imaginaría que su hijo tuvo polio. Si de verdad su pequeño contrajera polio, es aconsejable el cuidado médico y en los casos severos, necesario. LA POLIOMIELITIS PARALÍTICA REQUIERE ATENCIÓN MEDICA.

Debido a que la polio es tan rara en las naciones occidentales desarrolladas, se ha escrito poco sobre el tratamiento natural para esta enfermedad. Yo nunca he tratado una infección de polio. Sin embargo, recomiendo tratamientos que incluirían terapia física y masaje con aceite que contenga Mosto de San Juan, para tratar el sistema nervioso. La tintura de esta hierba se puede usar internamente, en combinación con la Fórmula viral-linfática descrita en la página 232. Agregar 28,4 gr de Mosto de San Juan a la preparación y agite bien para mezclar. Para mantener alta la inmunidad es importante una elevada dosis de vitamina C y A en una dieta muy nutritiva, y evitar el azúcar por completo. Las medicinas herbales se pueden usar en conjunción con las terapias convencionales. Considere las fórmulas usadas para la convalecencia, en las fases de recuperación de esta enfermedad. Use la Fórmula para restaurar la energía, en la página 230 o la Decocción de ginseng y schisandra descrita en la página 243.

MEDICINA TRADICIONAL CHINA

En las primeras etapas de la enfermedad, que en los casos leves se manifiesta sólo como una gripa o con síntomas parecidas al resfriado, uno puede dar la fórmula conocida como Polvo de ginseng para vencer influencias patógenas, también conocida como la Fórmula de ginseng y menta. Disponible como una fórmula preparada, contiene:

10 gr de notopterygii
10 gr de *Angélica pubescentis*
10 gr de cnidium
10 gr de bupleurum
10 gr de platycodon
10 gr de cáscara de cítricos
10 gr de peucedanum
10 gr de ginseng
10 gr de hoelen
5 gr de *Glycyrrhiza uralensis*

Esto se debe dar en la primera etapa de la enfermedad, que es parecida a una gripa. Omitir el orozuz *(Glycyrrhiza uralensis)* para niños con hipertensión.

La medicina tradicional china también ofrece varias fórmulas, para usarse en la recuperación de los aspectos paralíticos y debilitantes de la poliomielitis. Sin embargo, están fuera del campo de acción de este libro; se debería consultar con un doctor en medicina tradicional china.

Varicela

Por lo general, es una enfermedad común de la infancia, de pocas consecuencias, que confiere inmunidad permanente, es raro que requiera de algo más que las medidas para proporcionar comodidad, una dieta sencilla y saludable, y posiblemente hierbas para mantener una fuerte inmunidad o bajar la irritación por completo. Si su hijo muestra cualquiera de los signos de gravedad, incluyendo la complicación neurológica (por ejemplo, convulsiones), implacable dolor de cabeza severo, persistentes náuseas y vómitos o si alguna pápula parezca infectada o se desarrolle dentro de los ojos, BUSQUE EL CUIDADO MÉDICO DE INMEDIATO. Los recién nacidos expuestos a la varicela pueden necesitar de atención médica; consulte a su pediatra, obstetra o partera.

En particular es importante impedir que la pápula se infecte. Use una apropiada higiene y conserve las uñas de su hijo cortas y limpias. La infección leve se puede tratar en casa, si se atiende rápida y enérgicamente, pero si se desarrollan forúnculos debido a una infección de estafilococos (u otros organismos, como el estreptococo), BUSQUE EL CUIDADO MÉDICO.

Las siguientes recomendaciones son para una varicela sin complicaciones. Para casos más severos, aumente la frecuencia y la dosis de los remedios, así como lo seguido de las aplicaciones tópicas y consulte con un calificado profesional de la salud.

Como el virus de la varicela también puede causar herpes, los niños con esa enfermedad lo pueden transmitir a los adultos.

RECOMENDACIONES GENERALES

Seguir una higiene general lavándose las manos antes de tocar cualquier úlcera y conserve las manos del niño limpias y sus uñas cortas. En la mayoría de los casos, esto impedirá que las pápulas se infecten porque el niño las rasque.

Vista al niño con ropa ligera para impedir que el excesivo calor se construya cerca de la piel. Sin embargo, se puede necesitar playeras ligeras de mangas largas y pantalones largos, para impedir que el niño se rasque demasiado. Aliente al niño para que descanse todos los días y proporcione actividades tranquilas para mantenerlo ocupado, y hasta distraído, si está muy incómodo.

RECOMENDACIONES DIETÉTICAS

Mantenga la dieta sencilla y ligera, ofreciendo generalmente alimentos blandos y fáciles de digerir.

Dar muchos líquidos, incluyendo agua, tés herbales y jugos de vegetales o frutas recién hechos, como por ejemplo jugo de zanahoria y manzana, con moderación.

RECOMENDACIONES HERBALES

Dar tintura de echinacea, de un $^1/_4$ a $^1/_2$ cucharadita de cada 2 a 4 horas, dependiendo de la severidad de la infección o la Fórmula viral-linfática siguiendo las instrucciones de la página 232, pero agregue 29,5 ml de tintura de Mosto de San Juan a la preparación, ya que esta hierba es en especial activa contra el virus varicela zoster. Son buenos tónicos inmunológicos, que luchan contra las infecciones virales y promueven la actividad linfática saludable.

El Tónico para limpiar los canales linfáticos (página 218), agregando 28,4 gr de Mosto de San Juan a la preparación, es una excelente elección para niños con mucha comezón y piel enrojecida, y ayuda a aliviar la erupción completa y efectivamente. El Mosto de San Juan también es una hierba efectiva para apoyar el sistema nervioso. Tanto el Té tranquilizador para niños (página 220) como el Té tónico para nervios tranquilos (página 220) son buenas elecciones para niños irritables e incómodos, y se pueden usar en conjunción con cualquier tratamiento antes mencionado.

El té de toronjil es un excelente nervino, impide que la fiebre se salga de control y es especialmente un antiviral para el virus de la varicela. Esta hierba hace tés deliciosos y se puede dar con libertad durante la infección de varicela.

Si se necesita se puede usar el Té tranquilizante (página 226).

Use la Fórmula que libera el calor, para la inflamación de la piel (página 226) si el niño tienen un caso muy malo de varicela.

De forma tópica, las aplicaciones externas descritas para el sarampión se pueden aplicar a la irritación de varicela. O utilice cualquiera de las siguientes aplicaciones:

Rocío de piel. Combine flores de caléndula, lavanda, manzanilla y hojas de hierbabuena en cantidades iguales, y coloque un puñado de la mezcla en un cuarto de litro de agua hirviendo. Cubra y deje reposar por 20 minutos. Cuele y úselo caliente o un poco frío como un lavado, o agregue todo el cuarto de litro de líquido a un baño tibio. De forma alternativa, puede diluir las tinturas de estas hierbas, una cucharadita en $^1/_4$ de taza de extracto hamamélide de virginia (de cualquier farmacia) y use una botella aerosol para aplicarlo.

Baño de avena. Tome un puñado de avena enrollada (la misma clase de las que se usa para la avena del desayuno) y póngalas en un calcetín blanco. Amárrelo con una liga y métalo en agua caliente en una tina. Apriete el calcetín bajo el agua, hasta que la avena empiece a liberar un líquido lechoso y con suavidad frote esto sobre la piel de su hijo. Es emoliente y de verdad libera de la comezón por un rato.

Ungüento. Cuando las úlceras empiecen a formar costras, aplique un ungüento de plantaína, caléndula y comfrey para aliviar la piel. El ungüento es fácil de comprar en las tiendas de alimentos naturales, o hacerse en casa.

Si parece que cualquiera de las ronchas está infectada, aplique una tintura de una combinación de goldenseal, caléndula y mirra, directamente a las úlceras, cada unas cuantas horas o diluya una cucharadita en un cuarto de taza de agua y enjuague cada 2 horas. Si la infección empeora o persiste, busque el cuidado médico.

MEDICINA TRADICIONAL CHINA

A la varicela se le ve como una condición de calor y humedad, y las principales metas terapéuticas son aliviar y disipar estos problemas. Para un típico caso de varicela de leve a moderada, la fórmula general es la Combinación de lonicera y forsythia que contiene:

9 a 15 gr de madreselva
9 a 15 gr de forsythia
3 a 6 gr de platycodon
9 a 12 gr de semilla de bardana
3 a 6 gr de soya (preparada)
6 a 9 gr de schizonepeta
3 a 6 gr de lopatherum
14,2 a 28,4 gr de phragmitis
3 a 6 gr de *Glycyrrhiza uralensis*
3 a 6 gr de menta

Mezcle todos los ingredientes excepto la menta y prepare como una decocción, usando 10 gramos de la combinación de estas hierbas y cocine por 30 minutos. Agregue la menta 5 minutos antes de terminar. Dar de un cuarto a media taza hasta 4 veces al día, o prepare un jarabe y dar de 1 a 2 cucharadas soperas hasta 4 veces al día. Omitir el orozuz *(Glycyrrhiza uralensis)* para niños con hipertensión.

Hib

Mientras que las infecciones comunes provocadas por el Hib, como las de oído, se pueden tratar con alternativas herbales, la meningitis Hib requiere de una ATENCIÓN MÉDICA INMEDIATA. El médico debería ver de inmediato a cualquier niño con un severo e incesante dolor de cabeza, náusea o vómito, fuerte malestar o tensión en el cuello. Sin embargo, se puede hacer mucho para prevenir la infección Hib, más notablemente al amamantar y practicar una nutrición excelente. Los niños de guardería son más propensos a la exposición y periódicamente se les deberían dar hierbas que promueven la inmunidad, de la misma forma que uno les daría un suplemento vitamínico, pero en este caso, no es todos los días. Varias veces a la semana sería lo adecuado. Dar una combinación o variedad de las hierbas de las que se habla en Hierbas que fomentan la inmunidad.

Hepatitis B

La infección de hepatitis B debería ser tratada por un calificado proveedor de cuidado de la salud, o un grupo de ellos que conozcan tanto la enfermedad como las alternativas naturales, que son seguras para el uso en niños. Mientras que la medicina occidental ofrece pocas curas para la hepatitis B, la medicina tradicional china puede proporcionar importantes oportunidades para mejorarla y curarla. En la medicina tradicional china, se considera a esta enfermedad como un exceso de humedad y calor acumulados en el cuerpo, afectando principalmente al hígado. Por lo tanto, las metas terapéuticas son reducir la humedad y el calor; apoyar el hígado y estimular un saludable flujo de bilis. Además, es importante apoyar al sistema inmunológico y usar hierbas antivirales. De acuerdo al fitoterapeuta Alan Tillotson, ejemplos de las hierbas que un médico consideraría usar en el tratamiento de la hepatitis B en niños, incluye a los hongos medicinales (reishi, shiitake, maitake), cúrcuma, crisantemo, raíz de diente de león, skullcap chino, baya, schisandra, leche de abrojo, prunella, bupleurum, baptisia, orozuz y *Artemesia capilaris*. No use estas hierbas en niños menores de 2 años de edad y omita el orozuz para niños con hipertensión. Busque la guía de un proveedor calificado del cuidado de la salud, antes de intentar tratar la hepatitis B en niños y asegúrese de que se efectúen en seguida los exámenes apropiados de enzimas del hígado.

La medicina herbal y natural ofrece un rango de opciones para la prevención y el tratamiento de la enfermedad. Usando una dosis saludable de sentido común y precaución, usted puede ayudar para que su hijo logre niveles óptimos de inmunidad. Un niño con un sistema inmunológico saludable, tiene muchas ventajas para disfrutar una vida larga y saludable. Sin importar la decisión que tome con relación a las vacunas, el valor de invertir en la salud de su hijo no puede subestimarse. Es un regalo especial, uno que debería ser el derecho de nacimiento de todos los niños del planeta.

NUEVE

La homeopatía y las enfermedades infantiles

Del mismo modo que el interés público sobre la medicina herbal ha crecido, también lo ha hecho la atención a la medicina homeopática. De hecho, muchas personas cometen el error de asumir que la medicina homeopática y herbal son la misma disciplina, cuando en realidad son bastante distintas. Mientas que las dos usan algunas de las mismas sustancias, por lo general tienen principios muy diferentes. A pesar de esto, los homeópatas y los fitoterapeutas comparten ciertas filosofías. Una de las más importantes, es que el cuerpo posee la capacidad inherente para sanarse a sí mismo y de hecho, está luchando constantemente por el equilibrio. También, hay un reconocimiento común de que existe una subyacente esencia vital que infunde vida. Los especialistas en ambas medicinas también creen que, en el ambiente natural, se pueden encontrar los elementos necesarios para restaurar la salud. Sin embargo, los homeópatas utilizan las plantas de forma muy diferente a los fitoterapeutas. Además, estos últimos emplean sustancias no herbales, como partes de animales y metales pesados y de la misma forma que los homeópatas, creen en dejar que el proceso de la enfermedad siga su curso natural, mientras que apoya el bienestar del paciente, y en lugar de suprimir los síntomas solamente. Este capítulo explicará algunos de los principios fundamentales de las medicinas homeopáticas, y la forma en que sus remedios se aplican típicamente para las enfermedades infecciosas infantiles.

Al igual que los fitoterapeutas clínicos, yo utilizo los remedios homeopáticos sólo en algunas ocasiones y principalmente, para sustancias que son demasiado tóxicas para usarse en la forma cruda de la planta. Mi preferencia de los remedios herbales sobre los homeopáticos, se basa en el hecho de que estoy más de acuerdo con el uso de las sustancias crudas de la planta, que tienen mensurables constituyentes químicos, que confiar en las incontables y energéticas calidades de los remedios homeopáticos. Me inclino hacia lo tangible en la práctica clínica, en particular cuando se trata de condiciones agudas y potencialmente peligrosas. Prefiero la variedad de aromas, texturas y sabores de las hojas, flores y raíces de las hierbas, a los líquidos homogéneos y píldoras de la homeopatía, que todas saben, huelen y se ven iguales. Además, encuentro que los remedios herbales son más fáciles de aplicar que los homeopáticos, siendo estos últimos totalmente específicos para el individuo. Por ejemplo, la mayoría de las personas con infecciones respiratorias superiores, se beneficiarán de una pequeña selección con hierbas para el sistema respiratorio, mientras que puede haber sólo un remedio homeopático que beneficie a una persona en especial. Esto puede hacer a los remedios homeopáticos un poco imprácticos e inaccesibles, si a media noche un padre me llama con un niño enfermo y sucede que no tiene los cientos de remedios homeopáticos de donde escoger. Sin embargo, es probable que tenga a la mano algo de raíz de jengibre, miel y limón, o por lo menos una cebolla amarilla o un poco de ajo fresco. La información homeopática en este capítulo está basada en mi investigación, más que en la experiencia clínica directa y la incluyo para aquellos lectores que prefieren esta opción o que pueden estar tratando de entenderla.

Por qué la gente escoge los remedios homeopáticos

La gente se decide por las medicinas homeopáticas, por muchas de las mismas razones por las que escogen las hierbas y otras medicinas alternativas: Buscan una opción segura y natural para las terapias médicas convencionales. Las medicinas homeopáticas son formas muy diluidas de una variedad de sustancias, tan disueltas en realidad, que son enteramente benignas (aunque algunos homeópatas creen que tomando el remedio incorrecto se pueden llevar los síntomas más adentro del cuerpo). El hecho mismo de que son inofensivos es lo que conduce a muchas personas a cuestionar si es posible que sirvan. Pero los homeópatas y muchos de sus pacientes están convencidos de su eficacia, basados en la práctica clínica y el uso personal.

Los remedios homeopáticos no sólo son seguros de usar (por ejemplo, sería virtualmente imposible envenenar a alguien con una de estas fórmulas preparada como es debido), sino que debido a su administración —unas cuantas gotas de un líquido extremadamente diluido, o de 3 a 5 gránulos de lactosa que se disuelven en la boca— hacen una administración conveniente, aun para el uso con niños pequeños.

Para terminar, los remedios homeopáticos atraen a aquellos cuyos intereses en la enfermedad se extienden más allá de lo físico, hacia los reinos de lo emocional y espiritual, ya que con frecuencia, los remedios proporcionan instrucciones para su uso, que no sólo se describe para las dolencias físicas, sino también para los tipos de personalidad y tendencias que pudieran mani-festarse. De este modo, el remedio de manzanilla no es sólo para el niño que le están saliendo los dientes, sino también para el que se muestra lloroso, con un comportamiento irritable; la pulsatila no es exclusiva de ojos lacrimosos o flujo de nariz, sino también para la persona sensitiva y de lágrima fácil que posiblemente también muestra estos síntomas físicos. Los homeópatas, de forma muy parecida a los fitoterapeutas, ven las circunstancias de la vida de la persona y sus emociones, no sólo los síntomas físicos.

Desventajas de los remedios homeopáticos

La conveniencia y la seguridad, cuando se combinan con la eficacia, son ven-tajas para usarse en las preparaciones homeopáticas. Sin embargo, del mismo modo existen varias desventajas. Es posible que una de las desventajas más grandes de la homeopatía sea que es muy difícil de encontrar los remedios correctos.

Como se mencionó antes, los remedios homeopáticos son altamente específicos para los individuos. Mientras que esto puede hacer que ciertos remedios tengan un éxito casi milagroso, cuando un homeópata habilidoso los elige con cuidado para pacientes específicos, también deja un margen de error muy amplio. Requiere que uno tenga a la mano una tremenda variedad de remedios, y un extenso conocimiento de la materia médica de la cual tomar una decisión. Mientras que la medicina herbal es un campo muy vasto, con una amplia materia médica, escoger un remedio de forma apropiada y efectiva, no necesariamente requiere una detallada valoración de vida, en particular para las condiciones agudas de enfermedad.

Se considera que los remedios homeopáticos son muy delicados, teniendo muchos factores que los pueden volver totalmente inefectivos. Por ejemplo, los aromas fuertes como los perfumes, especies o hasta el aroma o sabor de menta de la pasta dental, pueden hacer que no tengan algún efecto. Debido a su sensibilidad a las fragancias fuertes, no se deben guardar en el cuarto de baño ni en la cocina. Tampoco se deben tomar con la mano; necesitan ponerse en la boca directamente del envase. Esto pasa hasta con las píldoras y los gránulos. A diferencia de los remedios herbales, que pueden combinarse con los homeopáticos o farmacéuticos, los homeópatas consideran que es mejor no usar otros remedios junto con sus medicamentos, aun las medicinas herbales, porque creen que interfieren con la efectividad de los remedios homeopáticos. Esto puede ser en extremo limitante, cuando está ocurriendo una compleja condición de salud, que necesita varias modalidades a la vez.

Principios de la medicina homeopática

La medicina homeopática está basada en el principio de que lo parecido cura lo parecido. Así, por ejemplo, el café, que en altas dosis causa una excesiva estimulación nerviosa, se usa para tratar la hiperactividad en la forma del remedio homeopático coffea. Samuel Hahnemann, el fundador de la homeopatía como un sistema formal de curación, "probó" cientos de sustancias, al ingerirlas en dosis suficientes para causar efectos colaterales. Los catalogó y utilizó remedios basados en los mismos resultados, para tratar enfermedades cuyos síntomas fueran similares a las reacciones a las sustancias. Se cree que Pasteur y otros de los primeros investigadores modernos de la vacuna, pudieron haber estado influenciados por los principios homeopáticos, evidenciado en parte por el hecho de que los principios modernos de vacunación son, hasta cierto punto, similares a aquellos de la homeopatía. Una manera de usar una sustancia que causa ciertos síntomas, para prevenir o tratar una enfermedad con esos mismos síntomas. Se cree que la sustancia curativa estimula una sutil respuesta celular, que posibilita al cuerpo para cambiar el patrón de la enfermedad. Por lo tanto, algunas veces en la homeopatía se usan las verdaderas diluciones de los organismos enfermos para tratar los mismos malestares; las vacunas emplean el uso de organismos enfermos debilitados, diluidos o atenuados, para prevenir esas enfermedades.

Mientras que las preparaciones homeopáticas no están en peligro ni en sí mismas son peligrosas, evitando la atención médica a favor de la homeopatía, si se necesita lo anterior, entonces sí es peligrosa. Por lo tanto es importante que los padres decidan lo qué es más efectivo para sus hijos, no sólo lo qué es filosóficamente más atractivo.

Las medicinas homeopáticas se preparan al hacer una mezcla inicial muy parecida a la tintura herbal llamada la "tintura madre" que, sin embargo, luego se va diluyendo y "balanceando" (se agita vigorosamente un cierto número de veces de una manera repetitiva). Se piensa que este modelo de dilución y balance vuelve al compuesto inofensivo, mientras que manda el patrón de energía o de longitud de onda de la sustancia por toda la preparación. Se cree que estos son capaces de alterar y curar los modelos enfermos, presentes durante los estados del padecimiento.

El grado en el cual un remedio es diluido y balanceado se expresa en un símbolo numérico que revela la fuerza del remedio. Por lo general, los números 6, 10, 30 y 200 se ven en los remedios disponibles en el mercado. Las letras X, C y M se encuentran en combinación con los números y se refieren respectivamente a diluciones de los décimos, centésimos y milésimos. Entre más fuerte sea la dilución, más fuerte es el remedio. Así que se piensa que uno de 200C es mucho más fuerte que uno de 6X. No es igual tomar dos píldoras de un remedio 100C que uno de 200C, y así sucesivamente. En general, uno empieza usando una potencia baja, como una dosis 6C y sigue progresivamente a unas más altas, si es necesario. La excepción de esto, es cuando la enfermedad o queja tiene un fuerte componente emocional. Para esas condiciones, uno debería empezar con una dosis de 30C.

Los remedios homeopáticos para enfermedades infantiles

Como dije antes, yo no estoy en especial a favor del uso de remedios homeopáticos para atender condiciones serias de enfermedad. Sin embargo, pueden ser una primera línea de respuesta a los iniciales y leves signos de enfermedad, si los padres desean intentar con estos tratamientos que son seguros y fáciles de administrar. Será necesario que encuentren el remedio que es absolutamente específico para su hijo. Por lo tanto, los proporcionados en las siguientes secciones, sobre enfermedades específicas, son sólo generalizaciones. Se pueden aplicar a una amplia variedad de niños que manifiesten similares patrones de síntomas, o no ajustarse al tipo de constitución de su hijo. Por lo tanto, para los padres que desean usar este sistema de curación con la mayor oportunidad de eficacia, es mejor que consulten otros libros específicos de homeopatía y a un homeópata calificado.

El material que sigue, proporciona al lector una información introductora sobre los remedios homeopáticos que comúnmente se usan durante las infecciones infantiles, con una breve descripción de las indicaciones de los remedios. Por favor consulte libros que sean específicamente sobre medicina homeopática, para obtener una información más detallada sobre su uso y las particularidades de las medicinas. Lo que sigue a estos datos es una sección sobre las enfermedades infantiles, con las listas de remedios que con más frecuencia se prescriben para ellos. Vuelva a consultar la materia médica, para las indicaciones de la prescripción.

MATERIA MÉDICA

Acónito se considera como una planta altamente tóxica en su forma cruda, pero como un remedio homeopático, se usa en las primeras y agudas etapas de la enfermedad, cuando existe un repentino principio de fiebre ardiente, sed y tremenda inquietud. Se usa primordialmente para niños con una constitución robusta y mejillas rosadas. El niño puede exhibir síntomas de ansiedad y miedo. Después de la exposición a un clima frío, seco y airoso, el niño puede presentar síntomas del "acónito". Estos niños son muy calientes y secos; el calor y el tocarlos empeora su condición.

Antimonium tartaricum es el remedio más común que se da cuando hay mucha mucosidad en el pecho, existe tos y humedad o erupciones llenas de pus. Por lo general, el niño llora y grita mucho, además puede estar irritable. Los labios, las fosas nasales o los ojos pueden tener una decoloración azulada o negrusca alrededor de las orillas y es común que la lengua tenga una gruesa capa blanca, aunque puede haber orillas rojas. Con frecuencia, la humedad, el movimiento y las estaciones de primavera y otoño agravan los síntomas. A menudo se prescribe este remedio en las últimas etapas de una tos.

Apis, por lo general se prescribe para mordidas, picaduras y heridas penetrantes o siempre que haya hinchazón, inflamación acuosa o ampollas. Puede haber inquietud o pesadez que se agravan con el calor y el contacto, aunque la presión a la cabeza puede aliviar algunos síntomas. Existe una franca sensación de ardor y el niño tiene algo de sed.

Anhídrido arsenioso es apropiado cuando hay vómito, diarrea y debilidad extrema. Es común que haya una gran ansiedad, mucha palidez, piel seca y aversión al frío. El niño se siente muy sediento, pero no puede beber más que pequeños sorbos a la vez. Puede haber una inquietud extrema y un gran deseo de aire fresco, a pesar de tener escalofrío.

Belladona, se recomienda cuando una enfermedad surge repentinamente, después de la exposición a un clima frío y húmedo, y escalofríos después de estar sobrecalentado. También la sobreexposición al sol es una indicación. La enfermedad se manifiesta como inflamaciones agudas, con frecuencia acompañadas por fiebre y tos. El calor y el enrojecimiento brillante son signos fundamentales para el uso de este remedio, igual que las pupilas dilatadas y los ojos irritados. A menudo hay sudor bajo el cabello, en la nuca. La personalidad varía de la irritabilidad al enojo, hasta puede haber violentos arranques, dolor punzante y espasmódico. Aunque, con frecuencia, el niño es propenso a estar muy inquieto, el movimiento, el ruido y el tocarlo agravan los síntomas. La hipersensibilidad es evidente. El frío también contribuye a agravar los síntomas, al igual que las corrientes de aire.

Brionia está indicada para cuando ha habido una exposición a un clima frío, seco y airoso, que resulta en resequedad e inflamación de las membranas mucosas. Hay tendencia a la irritabilidad, enrojecimiento facial, labios secos y partidos, y una extrema necesidad de tomar bebidas calientes. Por lo general, hay una ligera sudoración y puede parecer que las erupciones son suprimidas. Es posible que haya dolor, hasta por el más mínimo movimiento. El aire frío y fresco mejora la disposición, al igual que el tocarlo con firmeza. Es común que los síntomas comiencen lentamente.

Drosera es particularmente indicada donde hay una tos imparable y espasmódica, agravada por el calor y las posiciones reclinadas.

Eupatorio se usa sobre todo para cuando existe un dolor severo en las extremidades y fuertes escalofríos con estremecimientos. Se indica en las primeras etapas de la enfermedad y puede impedir que se desarrollen severos casos.

Eufrasia se usa primordialmente cuando los ojos están rojos, irritados, inflamados y adoloridos, o cuando existe sensibilidad a la luz. También se puede usar para destapar la nariz.

Gelsemium está indicado para cuando existe ansiedad, dolor de extremidades, debilidad extrema y cuando se siente la cabeza caliente y el cuerpo frío. Puede haber fiebre pero poca sed, escalofríos y un deseo de que lo abracen, y dolor de cabeza. Con frecuencia, la condición tiene un comienzo lento y puede precipitarse por la exposición a la humedad y el calor.

Ipecacuana, por mucho tiempo se ha utilizado como un remedio para la tos con mucosidad copiosa, que es difícil de expectorar. El niño puede estar irritable o de mal humor y la condición puede ser más predominante en climas húmedos.

Lachesis se usa cuando hay dolor de garganta que afecta primero el lado izquierdo y luego el derecho; cuando se dificulta el tragar; cuando la garganta tiene un color rojo púrpura y cuando hay una tos que pica, o garrotillo. Con frecuencia hay fuertes escalofríos con un sudor frío y húmedo, también pueden hablar mucho y un aspecto sospechoso de personalidad. Las bebidas frías mejoran el malestar.

Ledum se indica principalmente para las heridas penetrantes. También para astillas, mordidas y picaduras. El cuerpo puede sentirse frío al contacto, aunque el niño tenga calor, puede haber dolor punzante o sensaciones de escozor, el aire frío proporciona comodidad. El contacto y el calor agravan mucho la situación.

Lycopodium, en especial se indica para la garganta adolorida, que afecta primero el lado derecho y luego el izquierdo. Con frecuencia el paciente está de mal humor e irritable, cuando se despierta tiene gases y orina poco, y la lengua está hinchada y seca. Las bebidas tibias mejoran el malestar.

Phytolacca se usa cuando se tiene la garganta irritada que es muy doloroso y se siente como si se tuviera un bulto en la garganta, que está oscura e inflamada. La punta de la lengua está roja y puede haber dolor de cabeza, de espalda y de extremidades, náusea, vértigo, debilidad y dolor en los oídos al tragar. Las bebidas calientes pueden agravar el malestar al tragar.

Phytostigma está indicada para cuando hay debilidad muscular, pequeño temblor o se crispan los ojos, y para cuando los síntomas se agravan por todo lo que está frío. Puede haber parálisis y un caminar sin coordinación.

Pilocarpine es específico para el tratamiento de síntomas de paperas y se usa para reducir la severidad del padecimiento.

Pulsatila está indicada para cuando hay una irritación extrema, que puede cambiar de la risa al llanto. Existen dolores que cambian de lugar, problemas digestivos y deposiciones gruesas. Los síntomas cambiantes son una clara llamada a la pulsatila. Los ambientes mal ventilados son agravantes, y los síntomas son más comunes en quienes tienen una tendencia a sobrecalentarse con facilidad. Con frecuencia el niño se pone peor por las tardes, está pegajoso y quiere que lo abracen y mimen mucho.

Rhus tox se usa para los síntomas que surgen después de una exposición a un clima frío y húmedo, escalofrío y corrientes de aire. Puede haber erupciones en la piel, que den comezón, músculos adoloridos y dolores, inquietud extrema y falta de memoria. Es probable que se deseen bebidas frías, pero las tibias mejoran los síntomas. Una fricción en las partes adoloridas puede aliviar. Una característica de los síntomas es que aparecen lentamente, reaparecen a la misma hora todos los días, y con frecuencia, se concentran más en el lado izquierdo del cuerpo.

Sulfuro se indica especialmente para el salpullido que da comezón y que empeora al medio día. Puede ser en especial muy bueno cuando la erupción no sale con facilidad y cuando los síntomas que permanecen después de la infección han empezado a sanar. Es común usarlo para tratar los síntomas de sarampión.

ENFERMEDADES ESPECÍFICAS DE LA INFANCIA

Se refieren a la materia médica antes expuesta, cuando se busca el remedio apropiado para su hijo.

Los remedios que se enlistan primero, pueden ser los más específicos para la condición, pero cualquiera de estas elecciones pueden tener un papel en el tratamiento, y deberían considerarse como opciones.

Sarampión
Considere usar acónito, apis, anhídrido arsenioso, belladona, brionia, eufrasia, gelsemium, ipecacuana, pulsatila o sulfuro.

Paperas
Considere belladona, lachesis, lycopodium, pilocarpina o rhus tox.

Rubéola
Considere usar acónito, coffea o pulsatila.

Difteria

Mientras el apis, anhídrido arsenioso, lachesis, lycopodium, phytolacca u otros remedios pueden tener un lugar en el tratamiento, la apropiada atención médica es imperativa en el cuidado de los niños que se sospecha que tienen difteria.

Pertussis

Considere brionia, drosera o ipecacuana.

Tétanos

Mientras que el ledum y el hypericum pueden usarse como terapias adjuntas, se debe buscar el cuidado médico si hay sospecha de tétanos.

Polio

La belladona, eupatorium, gelsemium y el phytostigma son todos remedios que pueden considerarse en la prevención y tratamiento de la polio, pero si se sospecha la parálisis, la atención médica es esencial.

Varicela

Considere el antimonium tartaricum, rhus tox y el sulfuro.

Hib

Si se sospecha la meningitis, se debe buscar el cuidado médico de inmediato. Considere lo siguiente como terapia adjunta: acónito, apis, árnica, belladona, brionia, gelsemium o rhus tox.

En todas las situaciones se deben usar las terapias apropiadas. No se debe abandonar el cuidado médico necesario, ni evitarlo por los remedios homeopáticos. Si estos no sirven después de una dosis, se debe repetir ésta otra vez, pero no se debe perder el tiempo para darle al niño un apropiado plan de tratamiento, ya sea con hierbas o las terapias convencionales.

Otra vez, hay muchos libros que hablan sobre la homeopatía, en una forma mucho más comprensiva. Para aquellos de ustedes que están interesados principalmente en las medicinas homeopáticas, por favor acudan a esas referencias para obtener orientación.

Últimas noticias

Desde que terminé este manuscrito, he recibido actualizaciones sobre las últimas noticias del mundo de la vacuna. Esta nueva información es importante e interesante y siento que vale la pena agregarla aquí.

Erradicación global de la polio

Aunque el objetivo de la erradicación global de la poliomielitis para el año 2000 no se logró, el 29 de octubre del mismo año, la región del Pacífico occidental, de la Organización mundial de la salud certificó que esa zona está "libre de la transmisión del poliovirus silvestre nativo".[1] Esta área incluye a 37 países y al 27 por ciento de la población mundial. En 1994, se declaró a las Américas libres de polio. La región europea está esperando que se le declare libre de esta enfermedad pronto, porque no ha tenido un solo caso nativo desde 1998.[2]

¿Está disminuyendo el uso del timerosol?

Es posible que los fabricantes de vacunas se estén dando cuenta de los riesgos del timerosol, un conservador de mercurio que se usa en muchas de las vacunas pediátricas. La AAD aprobó una fórmula de la vacuna DTPa, de Aventis Pasteur, llamada Tripediaa. Este nuevo producto no contiene conservadores y sólo cantidades de rastreo de timerosol, que representan una reducción del 95 por ciento en la cantidad del producto original.[3] El eliminar el timerosol de las vacunas, es un resultado de la presión de la Academia norteamericana de pediatría y el Servicio de salud pública de los Estados Unidos, para limitar la exposición pediátrica al mercurio, en particular de las vacunas. La recomendación inicial para reducir el contenido de timerosol de las vacunas, ocurrió el 8 de julio de 1999. De acuerdo con Buck en el artículo "Actualización de la vacuna pediátrica del 2001", en la actualidad todas las vacunas pediátricas recomendadas están disponibles en, por lo menos, una forma libre o reducida de timerosol.[4]

Nuevos "cocteles" de vacunas

En respuesta a la preocupación de los padres y de los proveedores del cuidado de la salud, de que el niño promedio recibirá más de 20 inyecciones antes de que cumpla 6 años, los fabricantes de vacunas están buscando desarrollar nuevas combinaciones de vacunaciones, para reducir el número actual de inyecciones que reciben los niños. Sin embargo, no se ha determinado la seguridad de combinaciones inmunológicas como esas, y el 7 de marzo del 2001, el Comité asesor de vacunas y productos biológicos relacionados de la AAD, votó para recomendar que una combinación de DTPa y hepatitis B no fueran aprobadas en ese momento. De hecho, cuando a las vacunas convencionales se les había agregado la de neumococo, el índice de fiebre en los vacunados ascendió del 26 por ciento en el grupo de las vacunas de norma, al 43 por ciento en el grupo de vacunas de neumococo combinadas.[5] Por lo tanto, los padres deberían ser cautelosos con las nuevas combinaciones de vacunas, hasta que esté disponible la investigación concluyente, que demuestre su seguridad y eficacia.

APÉNDICE A

Nombres botánicos

Para estar seguro de las hierbas que está usando, usted necesita saber el apropiado nombre científico de la planta, ya que muchas de ellas comparten las denominaciones comunes. La lista que aparece a continuación proporciona el nombre más común de la hierba, que es el utilizado en este libro, junto con la correcta designación botánica.

Nombre común	Nombre botánico
Ajo	*Allium sativum*
Angélica	*Angelica archangelica*
Anís	*Pimpinella anisum*
Árbol de la gutapercha	*Eucommia ulmoides*
Árnica	*Arnica montana*
Asarum	*Asarum sieboldi*
Astrágalo	*Astragalus membranaceous*
Barbasco	*Verbascum thapsus*
Bardana	*Arctium lappa*
Bupleurum	*Bupleurum falcatum*
Caléndula	*Calendula officinalis*
Canela	*Cinnamomum cassia*
Cardo mariano	*Silybum marianum*
Cártamo	*Carthamus tinctorius*
Cáscara de cítrico	*Citrus aurantii*
Cereza salvaje	*Prunus serotina*
Cnidium	*Ligusticum walichii*
Codonopsis	*Codonopsis pilosula*
Cohosh negro	*Cimicifuga racemosa*
Comfrey	*Symphytum officinale*
Coptis	*Coptis chinensis*
Corteza del calambre	*Viburnum opulus*

Nombre común	Nombre botánico
Cúrcuma	*Curcuma longa*
Dang gui	*Angelica sinensis*
Diente de león	*Taraxacum officinale*
Dolichos	*Dolichos lablab*
Echinacea	*Echinacea* spp.
Elecampane	*Inula helenium*
Ephedra	*Ephedra sinica*
Flor del globo	*Platycodon grandiflorum*
Forsythia	*Forsythia suspensa*
Gentiana	*Gentiana lutea*
Ginseng americano	*Panax quinquefolium*
Ginseng de Siberia	*Eleutherococcus senticosus*
Ginseng rojo chino	*See Ginseng*
Ginseng	*Panax ginseng*
Glehnia	*Glehnia littoralis*
Goldenseal	*Hydrastis canadensis*
Hierba de monde	*Ophiopogon japonicus*
Hierbabuena	*Mentha piperita*
Hinojo	*Foeniculum vulgare*
Hoja tintórea de la hierba	*Isatis tinctoria*
Hongo de hoelen	*Poria cocos*
Hongos shiitake	*Lentinus edodes*
Jengibre	*Zingiber officinale*
Kudzu	*Pueraria lobata*
Lavanda	*Lavendula officinalis*
Lobelia	*Lobelia inflata*
Llantén	*Plantago* spp.
Madreselva japonesa	*Lonicera japonica*
Malvavisco	*Althea officinale*
Manzanilla	*Matricaria recutita*
Menta verde	*Menta spicata*
Milenrama	*Achillea millefolium*
Mirra	*Commiphora molmol*
Morera blanca	*Morus Alba*
Mosto de San Juan	*Hypericum perforatum*

Nombre común	Nombre botánico
Nébeda	*Nepeta cataria*
Olmo deslizadizo	*Ulmus rubra*
Orozuz chino	*Glycyrrhiza uralensis*
Orozuz	*Glycyrrhiza glabra*
Pamplina	*Stellaria media*
Pasiflora	*Passiflora incarnata*
Peonia	*Paeonia rubra*
Pinellia	*Pinellia ternata*
Poke	*Phytolacca* spp.
Polvo de la baya de espino	*Crataegus laevigata*
Polygonatum	*Polygonatum odorati*
Presera	*Galium aparine*
Raíz amarilla	*Rumex crispus*
Rehmannia	*Rehmannia glutinosa*
Rosa canina	*Rosa canina*
Salvia	*Salvia officinalis*
Saúco	*Sambucus nigra; S. canadensis*
Scrophularia	*Scrophularia ningpoensis*
Schisandra	*Schisandra chinensis*
Semilla de albaricoque	*Prunus armeniaca*
Semilla de azufaifa	*Zizyphus spinosa*
Skullcap	*Scutellaria baicalensis*
Tomillo	*Thymus vulgaris*
Toronjil	*Melissa officinalis*
Trébol rojo	*Trifolium pratense*
Trichosanthes	*Trichosanthes kirowilii*
Violeta	*Viola odorata*

APÉNDICE B

Fuentes

Las fuentes listadas a continuación, le darán la posibilidad de encontrar información sobre las vacunas, grupos de información de éstas, información sobre medicina herbal y productos herbales.

Fuentes de vacunas

Muchos estados tienen sus propias organizaciones de información sobre vacunas, que son dirigidas por padres preocupados y profesionales. Contacte al Centro de información nacional sobre vacunas, para pedir datos sobre un grupo en su área.

National Vaccine Information Center (NVIC)
[Centro nacional de información sobre vacunación (CNIV)]
421 Church Street, Suite E
Vienna, VA 22180
800-909-SHOT
Sitio en la red: www.909shot.com

New Atlantean Press
[Nueva Prensa Atlante]
P.O. Box 9638
Santa Fe, NM 87504
505-983-1856
Sitio en la red: www.newatlantean.com

Información sobre vacunas

Centers for Disease Control and Prevention
[Centros para el control de la enfermedad y prevención]
National Immunization Hotline: 800-232-2522
Español: 800-232-0233
Sitio en la red: www.cdc.gov/nip/recs/contraindications.htm (entrar aquí y navegar por todo el sitio)

Medicina alternativa

Para encontrar información sobre medicina botánica, homeopática o tradicional china, o localizar a un médico en su área, contacte las siguientes organizaciones:

American Herbalists Guild
[Comunidad norteamericana de fitoterapeutas]
1931 Gaddis Rd.
Canton, GA 30115
770-751-6021
Sitio en la red: www.americanherbalist.com
Esta es la única organización para fitoterapeutas en los Estados Unidos, evaluada
por expertos. Ofrece una variedad de fuentes sobre medicina herbal y médicos. Es
una organización no lucrativa de membresías, que publica una revista académica,
evaluada por expertos de medicina botánica, *The Journal of the American Herbalists
Guild* [La revista de la comunidad norteamericana de fitoterapeutas], ofrece un sim-
posio anual y tiene una variedad de otras publicaciones. Establece un arquetipo para
los médicos botánicos en los Estados Unidos.

American Association of Naturopathic Physicians
[Asociación norteamericana de doctores en naturopatía]
8201 Greensboro Drive, Suite 300
Mclean, VA 22102
703-610-9037
Sitio en la red: www.naturopathic.org

American Association of Oriental Medicine
[Asociación norteamericana de medicina oriental]
433 Front Street
Catasanqua, PA 18032
888-500-7999

National Center for Homeopathy
[Centro nacional para homeopatía]
801 N. Fairfax Street, Suite 306
Alexandria, VA 22314
703-548-7790

Productos botánicos y homeopáticos
En lo personal, la autora compra en las siguientes compañías, y conoce su alta confiabilidad y que ofrecen productos y servicios de máxima calidad.

LifeCycles Midwifery and Center for Herbal Medicine
[Partería ciclos de vida y centro para la medicina herbal]
1931 Gaddis Rd.
Canton, GA 30115
770-751-7548
Dirigida por fitoterapeutas, parteras y la autora Aviva Romm, esta compañía se
especializa en las hierbas necesarias para madres y niños. Ofrece productos cultiva-

dos orgánicamente, que son preparados a mano en pequeñas cantidades que aseguran su calidad y cuidado. Por conveniencia de los lectores que tratan de obtener estos y otros productos herbales que sean difíciles de encontrar, nosotros proveemos los ingredientes herbales chinos mencionados en este libro. Aviva también ofrece consultas, en su oficina y por teléfono.

Avena Botanicals
[Botánicas avena]
219 Mill Street
Rockport, ME 04856
207-594-0694
Hierbas en manojos, tinturas y otros productos herbales orgánicos.

Blessed Herbs
[Hierbas benditas]
109 Barre Plains Rd.
Oakham, MA 01068
800-489-4372
Una gran variedad de productos orgánicos de hierbas en manojos.

Cascade Health Care Products
[Productos cascade para el cuidado de la salud]
141 Commercial St. NE
Salem, OR 97301
800-443-9942
Especializada en las necesidades de las mujeres embarazadas, ofrece libros y productos para el cuidado natural y la preparación del parto en casa.

Frontier Cooperative Herbs
[Hierbas cooperativa frontier]
P.O. Box 299
Norway, IA 52318
800-669-3275
Productos de hierbas en manojos, tinturas, suplementos, así como aceites y otros materiales para preparar productos herbales.

Herb Pharm
[Farmacia herbal]
P.O. Box 116
Williams, OR 97544
800-348-4372
Excelentes tinturas de alta calidad, con la seguridad de que son orgánicas y éticamente elaboradas de forma artesanal.

Herbalist and Alchemist
[Fitoterapeuta y alquimista]
P.O. Box 553
Broadway, NJ 08808
908-689-9092
Excelentes productos de tinturas, incluyendo las tinturas herbales chinas, difíciles de encontrar; alta calidad e integridad.

Homeopathic Educational Services
[Servicios educacionales homeopáticos]
2124 Kittredge St.
Berkeley, CA 94794
800-359-9051
Libros y productos homeopáticos, una compañía confiable con productos de alta calidad.

Maine Seaweed Company
[Compañía de alga marina, de Maine]
P.O. Box 57
Steuben, ME 04680
207-546-2875
Una variedad de algas marinas de alta calidad, éticamente cultivadas, con buena nutrición y pensando en la sensibilidad ambiental.

Mayway Chinese Herbs and Herbal Products
[Hierbas chinas y productos herbales mayway]
780 Broadway
San Fracisco, CA 94133
415-433-3765
Sitio en la Red: www.mayway.com
Un proveedor establecido de productos herbales chinos de calidad, mayway vende hierbas chinas en manojos al público en general.

Redwing/Meridian Books
[Libros Redwing/Meridian]
44 Linden St.
Brookline, MA 02146
800-873-3946
Libros y productos para aquellos que están interesados en aprender más sobre la medicina tradicional china.

Notas

Introducción

1. Stanley Plotkin y Edward Mortimer, *Vaccines* [Vacunas] (Philadelphia: W.B. Saunders, 1988).
2. Barbara Loe Fisher, *The Consumer's Guide to Childhood Vaccines* [La Guía del consumidor para las vacunas infantiles] (Vienna, Va.: National Vaccine Information Center, 1997), 66.

1. Una historia curiosa

1. Stanley Plotkin y Edward Mortimer, introducción de *Vaccines* [Vacunas] (Philadelphia: W.B. Saunders, 1988).
2. Harris Coulter y Barbara Loe Fisher, *DPT: A Shot in the Dark* [DPT: Un disparo en la oscuridad] (New York: Warner Books, 1985), 335. Catherine J. M. Diodati, *Immunization: History, Ethics, Law, and Health* [Inmunización: Historia, ética, ley y salud] (Windsor, Ontario: Integral Aspects, 1999), 3.
3. Coulter y Fisher, 335.
4. Diodati, 3.
5. Plotkin y Mortimer, introducción de *Vaccines* [Vacunas].
6. Ibid.
7. Ibid.
8. Ibid., Diodati, 3.
9. Leon Chaitow, *Vaccination and Immunization: Dangers, Delusions and Alternatives* [Vacunación e inmunización: Peligros, desilusiones y alternativas] (Essex, England: C. W. Daniel, 1987), 4. Harris Coulter, *Divided Legacy: Twentieth-Century Medicine: The Bacteriological Era* [Legado dividido: Medicina del siglo XX: La era bacteriológica] (Berkeley, Calif.: North Atlantic Books, 1994), 56. Coulter proporciona una discusión completa sobre la historia de la medicina isopática, su relación con la homeopática y la relación posible de las dos con el desarrollo de las vacunas de Pasteur y sus contemporáneos.
10. Ibid.
11. Plotkin y Mortimer, introducción de *Vaccines* [Vacunas].
12. Diodati, 4.
13. Neil Miller, *Immunization: Theory vs. Reality* [Inmunización: Teoria contra realidad] (Santa Fe, N. Mex.: New Atlantean Press, 1999), 23.
14. Diodati, 4.
15. Ibid., Miller, 24.
16. Diodati, 4.
17. Plotkin y Mortimer, introducción de *Vaccines* [Vacunas]. Chaitow, 4.
18. Plotkin y Mortimer, introducción de *Vaccines* [Vacunas].

19. Miller, 24.

20. Ibid.

21. Ibid., 28.

22. Diodati, 5.

23. Ibid., 28. Chaitow, 5.

24. Chaitow, 6. Miller, 28.

25. Coulter, 45.

26. Chaitow, 6.

27. Ibid.

28. Chaitow, 6. Coulter, 385.

29. Coulter, 385.

30. Ibid.

31. Plotkin y Mortimer, introducción de *Vaccines* [Vacunas].

32. Diodati, 7. Plotkin y Mortimer, introducción de *Vaccines* [Vacunas].

33. Walene James, *Immunization: The Reality behind the Myth* [Inmunización: La realidad detrás del mito] (Westport, Conn.: Bergin and Garvey, 1995), 70.

34. Jill Stansbury, "De la materia mórbida a la microbiología moderna: Una discusión sobre toxemia, materia mórbida y la teoría del germen", *Medicine from the Earth: Official Proceedings* [Medicina de la Tierra: Procedimientos oficiales] (Black Mountain, N.C., 2000), 164. James, 72. Chaitow, 11. Miller, 29.

35. Coulter, 358.

36. Chaitow, 6.

37. Coulter y Fisher, 24.

38. Stephen Preblud y Samuel Katz, "Vacuna contra el sarampión", en Plotkin y Mortimer, *Vaccines* [Vacunas], 182.

39. Robert Weibel, "Vacuna contra las paperas", en Plotkin y Montimer, *Vaccines* [Vacunas], 223.

40. Stanley Plotkin, "Vacuna contra la rubéola", en Plotkin y Mortimer, *Vaccines* [Vacunas], 235.

41. Frederick C. Robbins, "Historia de la polio", en Plotkin y Mortimer, *Vaccines* [Vacunas], 98.

42. Ibid., 98. El argumento de la aparición estacional de la polio se discutirá en el capítulo 4, bajo polio, y en los capítulos posteriores cuando se hable de nutrición y de la medicina tradicional china.

43. Ibid.

44. Jonas Salk y Jacques Drucker, "Vacuna de poliovirus no infeccioso", en Plotkin y Mortimer, *Vaccines* [Vacunas], 159.

45. Diodati, 16.

46. Diodati, 12.

47. Ibid.

48. Ibid., 13.

2. Índices descendientes de enfermedad y la eficacia de la vacuna

1. Walene James, *Immunization: The Reality behind the Myth* [La realidad detrás del mito] (Westport, Conn.: Bergin and Garvey, 1995), 32.

2. Stanley Plotkin y Edward Mortimer, introducción de *Vaccines* [Vacunas] (Philadelphia: W.B. Saunders. 1988). Robert Koch desarrolló los postulados de la enfermedad de Koch. Su trabajo condujo a la producción de las variedades puras del bacilo del antrax, probando que es la causa de la enfermedad del antrax.

3. Leon Chaitow, *Vaccination and Immunization: Dangers, Delusions, and Alternatives* [Vacunación e inmunización: Peligros, desilusiones y alternativas] (Essex, England: C. W. Daniel, 1987), 6.

4. Plotkin y Mortimer, introducción de *Vaccines* [Vacunas].

5. Richard Moskowitz, "Inmunizaciones: El otro lado", *Mothering* [Maternidad], no. 31 (primavera 1984): 32. También ver James, 26; Chaitow, 53–58 y Barbara Loe Fisher, *The Consumer's Guide to Childhood Vaccines* [La guía del consumidor de vacunas infantiles] (Vienna, Va.: National Vaccine Information Center, 1997), 26.

6. Moskowitz, 32.

7. Catherine J. M. Diodati, *Immunization: History, Ethics, Law, and Health* [Inmunización: Historia, ética, ley y salud] (Windsor, Ontario: Integral Aspects, 1999), 99–102.

8. Alan Hinman, "La controversia de la vacuna contra pertussis", *Public Health Reports* [Reportes de salud pública] 99, no. 3 (mayo-junio 1984): 258.

9. Edward J. Mortimer, "Inmunización contra la enfermedad infecciosa", *Science* [Ciencia] 200 (26 de mayo de 1978): 904. Mortimer cita las siguientes fuentes para sus estadísticas: Departamento de censos, *Historical Times to 1970* [Tiempos históricos a 1970], parte 1 (Washington, D.C.: Bureau of the Census, Government Printing Office, 1975); Departamento de censos, *Special Reports, Mortality Statistics 1900–1904* [Reportes especiales, Estadísticas de mortandad 1900–1904 (Washington, D.C.; Departments of Commerce and Labor, Government Printing Office, 1906); Centro nacional para estadísticas de la salud, *Vital Statistics of the United States* [Estadísticas vitales de los Estados Unidos], 1973, vol. 2, *Mortality* [Mortalidad], parte A (Rockville, Md.: Department of Health, Education, and Welfare, Public Health Services, 1977).

10. Moskowitz, 33.

11. Chaitow, 54.

12. Diodati, 100.

13. Ibid., 255.

14. Ibid., 256.

15. Mortimer, "Inmunización contra la enfermedad infecciosa", 256.

16. Departamento de Salud y Servicios Humanos de los Estados Unidos y los Centros para el control y prevención de la enfermedad, *Six Common Misconceptions about Vaccination and How to Respond to Them* [Seis malentendidos comunes sobre la vacunación y cómo responder a ellos] (Baltimore: U.S. Department of Health and Human Services and the Centers for Disease Control and Prevention, 1996), 14–15.

17. Robert Mendelsohn, *How to Raise a Healthy Child in Spite of Your Doctor* [Cómo criar a un niño saludable, a pesar de su doctor] (New York: Ballantine, 1984), 230.

18. Ibid., 33.

19. Ibid.

20. Harris Coulter y Barbara Loe Fisher, *DPT: A Shot in the Dark* [DPT: Un disparo en la oscuridad] (New York: Warner Books, 1985), 16.

21. Ibid., 17.

22. Ibid., 18–19.

23. Ibid., 172.

24. Ibid.

25. Ibid., 173.

26. Mortimer, "Inmunización contra la enfermedad infecciosa", 256.

27. Celia D. C. Christie y otros, "La epidemia de pertussis en Cincinnati: Resurgimiento de la enfermedad en una población altamente inmunizada", *New England Journal of Medicine* [Revista de medicina de Nueva Inglaterra] 331, no. 1 (17 de julio de 1994): 16.

28. Ibid., 18.

29. Scott Halperin y otros, "La persistencia de pertussis en una población inmunizada: Resultados del incrementado programa de vigilancia de pertussis de Nova Escocia", *Journal of Pediatrics* [Revista de pediatría] 115, no. 5 (noviembre 1989): 686–93.

30. Ibid.

31. Alan Hinman y Jeffey Koplan, "Pertussis y la vacuna contra pertussis: Reanálisis de los beneficios, riesgos y costos", *Journal of the American Medical Association* [Revista de la asociación norteamericana de medicina] 251, no. 23 (15 de junio de 1984): 3109–13.

32. Gordon Stewart, "La vacuna contra pertussis: Beneficios y riesgos", *New England Journal of Medicine* [Revista de la de medicina de Nueva Inglaterra] 302, no. 11 (13 de marzo de 1980): 634.

33. Neil Miller, *Vaccines: Are They Really Safe and Effective?* [Vacunas: ¿En realidad son seguras y efectivas?] (Santa Fe, N. Mex.: New Atlantean Press, 1999).

34. Randall Neustaedter, *The Immunization Reason* [El motivo para la inmunización] (Berkeley, Calif.: North Atlantic Books, 1990), 45.

35. Ibid.

36. Mortimer, 904. Mendelsohn, 236. Miller, 25–29.

37. Diodati, 105.

38. Ibid.

39. Ibid., 108

40. James, 38. Chaitow, 69.

41. Neustaedter, 54.

42. James, 38.

43. Neustaedter, 54.

44. Ibid.

45. Miller, 25–29.

46. Diodati, 108.

47. Diodati, 109–10.

48. Ibid., 39.

49. Miller, 25–29.

50. Joseph L. Melnick, "Poliovacunas vivas atenuadas", en Plotkin y Mortimer, *Vaccines* [Vacunas], 115.

51. Diodati, 115.
52. Melnick, 119.
53. Ibid., 115. Neustaedter, 37.
54. Peter Strebel y otros, "Epidemiología de la poliomielitis en los Estados Unidos, una década después del último caso reportado de una enfermedad asociada con el virus silvestre nativo", *Clinical Infectious Disease* [Enfermedad clínica infecciosa] 114 (febrero 1992): 570.
55. Ibid.
56. *Washington Post*, 24 de septiembre de 1976, citado por Miller, 21.
57. Miller, 11–23.
58. Melnick, 138. Miller, 11–23. Diodati, 118. James, 36. Strebel y otros, 569.
59. James, 36.
60. Michael Lawless y otros, "Susceptibilidad a la rubéola en los niños de sexto grado: Efectividad de la práctica actual de inmunización", *Pediatrics* [Pediatría] 65, no. 6 (junio 1980): 1087.
61. Ibid., 1089.
62. Miller, 29.
63. Lawless y otros, 1088.
64. Ibid., Neustaedter, 64. Moskowitz, 35.
65. Mortimer, 904.
66. Chaitow, 54.
67. Neustaedter, 51.
68. Chaitow, 58.
69. Ibid.
70. Neustaedter, 51.
71. Ibid., Mendelsohn, 223.
72. Miller, 24–25.

3. El maravilloso sistema inmunológico

1. Walene James, *Immunization: The Reality Behind the Myth* [Inmunización: La realidad detrás el mito] (Westport, Conn.: Bergin and Garvey, 1995), 105.
2. James, 106.
3. Richard Moskowitz, "El caso contra las inmunizaciones", *Mothering* [Maternidad] (primavera de 1984): 31–37. James, 39–40.
4. Robert Wallace, *Biology: The World of Life* [Biología: El mundo de la vida] (New York: Addison Wesley Longman, 1997), 200.
5. Jill Stansbury, "De la materia mórbida a la microbiología moderna: Una discusión de toxemia, materia mórbida y la teoría del germen", *Medicines from the Earth: Official Proceedings* [Medicinas de la Tierra: Procedimientos oficiales] (Black Mountain, N.C., 2000), 165.
6. Cedric Mims y otros, *Medical Microbiology* [Microbiología médica] (Boston: Mosby, 1993), 32–37.
7. Edward Mortimer, "Inmunización contra la enfermedad infecciosa", *Science* [Ciencia] 200 (26 de mayo de 1978): 902.

8. Joseph Bellanti, "Los principios básicos de inmunología subyacentes a los procedimientos de vacunación", Vacunaciones pediátricas: Actualización 1990 (edición especial), *Pediatric Clinics of North America* [Clínicas pediátricas de Norteamérica] 37, no. 3 (junio 1990): 515.

9. Harold Buttram y John Chris Hoffman, "Poniendo a las vacunas en perpectiva", *Mothering* [Maternidad] (invierno 1985): 29.

10. Bellanti, "Principios básicos de inmunología", 515.

11. Ibid., 514.

12. Ibid., 515.

13. La autora contactó directamente a los mejores fabricantes de vacunas, para obtener los instructivos de los paquetes. Las compañías cuyo material he obtenido, incluyen Pasteur Merieux Connaught, Merck and Company, Lederle, Wyeth-Ayerst y Smith Kline Beecham. Todo el material se obtuvo en 2000 y la mayoría tiene derechos de autor de 1999.

14. "Uso de los Cultivos de célula humana en la fabricación de vacunas", Centros para el control de la enfermedad y Programa de prevención nacional de inmunización, www.cdc.gov/nip/vacsafe/concerns/gen/humancell.htm, 1.

15. Catherine J. M. Diodati, *Immunization: History, Ethics, Law, and Health* [Inmunización: Historia, ética, ley y salud] (Windsor, Ontario: Integral Aspects, 1999), 71.

16. Ibid.

17. E. L. Hurwitz y H. Morgenstern, "Efectos de la vacuna de difteria-tétanos-pertussis o tétanos en las alergias y los síntomas respiratorios relacionados con la alergia entre niños y adolescentes, en los Estados Unidos", *Journal of Manipulative Physiologic Therapy* [Revista de terapia de fisiología manipuladora] 23, no. 2 (febrero del 2000): 81–90.

18. N. P. Thompson y otros, "¿Es la vacuna contra el sarampión un factor de riesgo para la enfermedad de inflamación intestinal?" *Lancet* [Lanceta] 29, no. 345 (abril 2000) (8957): 1071–74.

19. Margaret B. Rennels, "Reinstituir la vacuna contra la hepatitis B para todos los infantes", *American Academy of Pediatric News* [Noticias de la academia norteamericana de pediatría] 15, no. 11 (noviembre 1999): 6.

4. Las enfermedades infantiles y "las enfermedades prevenibles con vacunas"

1. Centros de control de la enfermedad, "Reporte semanal de enfermedad y mortandad" 2000; 49: 35–47. *Journal of the American Medical Association* [Revista de la asociación norteamericana de medicina] 283, no. 7 (16 de febrero de 2000): 876.

2. Ibid.

3. Ibid. A mediados de la década de 1990, la vacuna VPO (poliovirus oral) se dio en dos dosis, seguidas por otras dos de VPI (poliovirus inactivado). Antes de eso, y en la primera mitad de la década de 1990, la VPO se daba toda en 4 dosis. Despúes de 1996, al reconocer que esta vacuna puede causar poliomielitis, y en el esfuerzo para eliminar la posibilidad de la poliomielitis paralítica asociada con la vacuna (PPAV), se recomendó dar todas las 4 dosis de la VPI. Si está disponible, la VPO se puede dar sólo en las siguientes circunstancias: en el caso de campañas masivas

de vacunación, para controlar las epidemias de polio; para niños no vacunados, que van a salir del país por 4 semanas, a lugares donde la polio es endémica o epidémica; para niños de padres que no aceptarán el número recomendado de inyecciones de VPI. Se les debe dar la VPO sólo para la tercera y cuarta dosis, y únicamente después de que se hayan discutido los riesgos de la PPVA.

4. Edward Mortimer, "Inmunización contra enfermedades infecciosas", *Science* [Ciencia] 200 (26 de mayo de 1978): 904.

5. "Reporte semanal de enfermedad y mortandad", 35–47. *Journal of the American Medical Association* [Revista de la asociación norteamericana de medicina], 876.

6. Robert L. Davis, "Extrainmunización de la vacuna —¿Demasiado de algo bueno?", *Journal of the American Medical Association* [Revista de la asociación norteamericana de medicina] 283, no. 10 (8 de marzo del 2000): 1339. Suzanne M. Feikema y otros, "Extrainmunización entre los niños norteamericanos", *Journal of the American Medical Association* [Revista de la asociación norteamericana de medicina] 283, no. 10 (8 de marzo del 2000): 1311.

7. Feikema y otros, 1311–12.

8. Davis, 1340.

9. Stanley Preblud y Samuel Katz, "Vacuna contra el sarampión", en Stanley Plotkin y Edward Mortimer, *Vaccines* [Vacunas] (Philadelphia: W. B. Saunders, 1988), 182.

10. James Cherry, "La 'nueva' epidemiología de sarampión y rubéola", *Hospital Practice* [Práctica de hospital] (julio 1980): 49. Preblud y Katz, 183.

11. Barbara Loe Fisher, *The Consumer's Guide to Childhood Vaccines* [La guía del consumidor para las vacunas infantiles] (Vienna, Va.: National Vaccine Information Center, 1997), 16.

12. Preblud y Katz, 188.

13. Ibid.

14. Cherry, 54.

15. Ibid., 9.

16. Ibid., 50.

17. Ibid., 51.

18. Ibid.

19. Robert E. Weibel, "Vacuna contra las paperas", en Plotkin y Mortimer, *Vaccines* [Vacunas], 223.

20. Ibid.

21. Ibid., 224

22. Stanley Plotkin, "Vacuna contra la rubéola", en Plotkin y Mortimer, *Vaccines* [Vacuna], 235.

23. Fisher, 19.

24. Michael Lawless y otros, "Susceptibilidad a la rubéola en los niños de sexto grado: Efectividad de las prácticas actuales de inmunización", *Pediatrics* [Pediatría] 65, no. 6 (junio 1980): 1086–89.

25. Walter Orenstein y otros, "Vacuna contra la rubéola y los empleados de hospital susceptibles: Pobre participación médica", *Journal of the American Medical Association* [Revista de la asociación norteamericana de medicina] 245, no. 7 (20 de febrero de 1981): 711–13.

26. Stanley Plotkin y Edward Mortimer, "Difteria toxoide", en Plotkin y Mortimer, *Vaccines* [Vacunas] (Philadelphia: W. B. Saunders, 1988).

27. Ibid.

28. Michael Alderson, "Estadísticas internacionales de mortandad", Washington, D.C., Hechos en Archivo, 1981, 177–78.

29. Leon Chaitow, *Vaccination and Immunization: Dangers, Delusions, and Alternatives* [Vacunación e inmunización: Peligros, desilusiones y alternativas] (Essex, England: C. W. Daniel, 1987), 53.

30. Chaitow, 58. Neil Miller, *Vaccines: Are They Really Safe and Effective?* [Vacunas: ¿En realidad son seguras y efectivas?] (Santa Fe, N. Mex.: New Atlantean Press, 1999), 24–25.

31. *Taber's Cyclopedic Medical Dictionary* [Gigantesco diccionario médico Taber], 15th ed. (Philadelphia: F. A. Davis, 1985), 470.

32. Plotkin y Mortimer, "Difteria toxoide".

33. Ibid.

34. Ibid.

35. Allan Hinman y Jeffrey Koplan, "Pertussis y la vacuna contra pertussis: Reanálisis de los beneficios, riesgos y costos", *Journal of the American Medical Association* [Revista de la asociación norteamericana de medicina] 251, no. 23 (15 de junio de 1984): 3109.

36. Fisher, 10.

37. Hinman y Koplan, "Pertussis y la vacuna contra pertusis", 3109–10.

38. Edward Mortimer, "Vacuna contra pertussis", en Plotkin y Mortimer, *Vaccines* [Vacunas], 78.

39. Mortimer, "Vacuna contra pertussis", 78.

40. Fisher, 11.

41. Mortimer, "Vacuna contra pertussis", 82.

42. Ibid.

43. Stanley Plotkin y Edward Mortimer, "Tétanos", en Plotkin y Mortimer, *Vaccines* [Vacunas].

44. Plotkin y Mortimer, "Tétanos".

45. Mortimer, "Inmunización contra la enfermedad infecciosa", 902.

46. Plotkin y Mortimer, "Tétanos".

47. Ibid.

48. Ibid.

49. Randall Neustaedter, *The Immunization Reason* [La razón de la inmunización] (Berkeley, Calif.: North Atlantic Books, 1990), 31. Richard Moskowitz, "Inmunizaciones: El otro lado", *Mothering* [Maternidad], no. 31 (primavera 1984): 33–37.

50. Joseph L. Melnick, "Poliovacunas vivas atenuadas", en Plotkin y Mortimer, *Vaccines* [Vacunas]. Frederick Robbins, "Historia de la polio", en Plotkin y Mortimer, *Vaccines* [Vacunas], 98.

51. Melnick, 115.

52. Fisher, 15.

53. *Taber's Cyclopedic Medical Dictionary* [Gigantesco diccionario médico Taber], 1337.

54. Ibid.

55. Melnick, 116.

56. *Taber's Cyclopedic Medical Dictionary* [Gigantesco diccionario médico Taber], 1337.

57. Merck and Company, "Varivax, vacuna de virus vivo de varicela" (instructivo insertado en el paquete de la vacuna de varicela, de Merck and Company), 1995.

58. Michiaki Takahashi, "Vacuna contra varicela", en Plotkin y Mortimer, *Vaccines* [Vacunas], 526.

59. Ibid., 527.

60. Fisher, 24–25.

61. *Taber's Cyclopedic Medical Dictionary* [Gigantesco diccionario médico Taber], 1835–36.

62. Fisher, 20. Joel Ward y Stephen Cochi, "Vacunas contra haemophilus influenzae", en Plotkin y Mortimer, *Vaccines* [Vacunas], 303.

63. Ward y Cochi, 300.

64. Fisher, 21.

65. Ward y Cochi, 304.

66. Ibid.

67. Ibid., 301.

68. Ward y Cochi, 304. Merck and Company, "PedvaxHIB líquida" (inserto en el paquete de la vacuna conjugada de Haemophilus B), 1998.

69. Gary Freed y otros, "La aceptación de los médicos familiares, de la inmunización universal infantil de la hepatitis B", *Journal of Family Practice* [Revista de práctica familiar] 36, no. 2 (febrero 1993): 153–57.

70. Ibid.

71. Catherine J. M. Diodati, *Immunization: History, Ethics, Law and Health* [Inmunización: Historia, ética, ley y salud] (Windsor, Ontario: Integral Aspects, 1999), 122–23.

72. Merck and Company, "Recombivax HB" (inserto en el paquete de la vacuna contra hepatitis B), 1998. Diodati, 122–23.

73. Diodati, 122–23.

74. Janet Zand y otros, *Smart Medicine for a Healthier Child* [Medicina inteligente para un niño más saludable] (Garden City, N.Y.: Avery Publishing, 1994).

75. Fisher, 22.

76. Gary Freed y otros, "Reacciones de los pediatras a las recomendaciones de los nuevos centros para el control de la enfermedad, para la inmunización universal de infantes, con la vacuna contra la hepatitis B", *Pediatrics* [Pediatría] 91, no. 4 (abril 1993). Freed y otros, "Aceptación del médico familiar", 153–57.

5. ¿Qué pasa con los riesgos?

1. Kathleen Stratton y otros, *Adverse Events Associated with Childhood Vaccines: Evidence Bearing on Causality* [Eventos adversos asociados con las vacunas infantiles: Evidencia soportada en la causalidad] (Washington, D.C.: National Academy Press, 1994), v.

2. Claudia Kalb y Donna Foote, "¿Son necesarias las vacunas?", *Newsweek*, 13 de septiembre de 1999, 73–74.

3. Stratton y otros, 73.

4. Stratton y otros, 1.

5. Fármaco-epidemiología, Centro de monitoreo de medicamentos y Departamento médico, CIBA-GEIGY, Basel, Suiza, *Bratisl Lek Litsy*, 1991, Nov.; 92 (11): 549–53.

6. Ibid.

7. Stratton y otros, 2.

8. Ibid.

9. "Una vacuna de alto precio", *The Washington Post*, 23 de mayo de 1986.

10. Kalb y Foote, 73–74.

11. Ibid. Centros de control y prevención de la enfermedad, "Actualización: Efectos colaterales de la vacuna, reacciones adversas, contraindicaciones y precauciones: Recomendaciones del comité asesor en las prácticas de inmunización (CAPI)", *Morbidity and Mortality Weekly Report* [Reporte semanal de enfermedad y mortandad] 45, no. RR-12 (6 de septiembre de 1996).

12. Robert Chen y Beth Hibbs, "Seguridad de la vacuna: Desafíos actuales y futuros", *Pediatric Annals* [Crónicas pediátricas] 27, no. 7 (julio 1998): 445.

13. Ibid., 446.

14. Leon Chaitow, *Vaccination and Immunization: Dangers, Delusions, and Alternatives* [Vacunación e inmunización: Peligros, desilusiones y alternativas] (Essex, England: C. W. Daniel, 1987), 88.

15. Ibid., 74

16. Stratton y otros, 23.

17. Charles Marwick, "Aclarando el camino para el uso de la nueva vacuna combinada", *Journal of the American Medical Association* [Revista de la asociación norteamericana de medicina] 283, no. 10 (2000): 876–78. Chen y Hibbs, 447. Edward Mortimer, "Inmunización contra la enfermedad infecciosa", *Science* [Ciencia] 200 (26 de mayo de 1978): 906.

18. Chen y Hibbs, 447.

19. Mortimer, "Inmunización contra la enfermedad infecciosa", 906. Chen y Hibbs, 447.

20. Mortimer, "Inmunización contra la enfermedad infecciosa", 906.

21. Ibid.

22. Ibid.

23. Chen y Hibbs, 447.

24. Ibid.

25. Marwick, 876–78.

26. Departamento norteamericano de salud y servicios humanos y los Centros de control y prevención de la enfermedad, *Six Common Misconceptions about Vaccination and How to Respond to Them* [Seis malentendidos comunes sobre la vacunación y cómo responder a ellos] (Baltimore: U.S. Department of Health and Human Services and the Centers for Disease Control and Prevention, 1996), 14–15.

27. Stratton y otros, 279.

28. M. M. Braun y S. S. Ellenberg, "Epidemiología descriptiva de eventos adversos después de la inmunización: Sistema de reportes de eventos adversos de la vacuna

(SREAV), 1991–1994", *Journal of Pediatrics* [Revista de pediatría] 131, no. 4 (octubre 1997): 529–35.

29. Ibid.

30. Stratton y otros, 274–83. Barbara Loe Fisher, *The Consumer's Guide to Childhood Vaccines* [La guía del consumidor para las vacunas infantiles] (Vienna, Va.: National Vaccine Information Center, 1997), 64–65.

31. Fisher, 64. Neil Miller, *Vaccines: Are They Really Safe and Effective?* [Vacunas: ¿En realidad son seguras y efectivas?] (Santa Fe, N. Mex.: New Atlantean Press, 1999), 57.

32. Miller, 63.

33. Andrea Rock, "Los peligros letales del negocio de vacunas, de los miles de millones de dólares", *Money* [Dinero] 25, no. 12 (diciembre 1996).

34. Ibid.

35. Chen y Hibbs, 448.

36. Rock, citado en Catherine J. M. Diodati, *Immunization: History, Ethics, Law, and Health* [Inmunización: Historia, ética, ley y salud] (Windsor, Ontario: Integral Aspects, 1999), 173.

37. Ibid.

38. Ibid.

39. Diodati, 173.

40. Chen y Hibbs, 449.

41. Ibid.

42. Chaitow, 82.

43. Departamento de salud y servicios humanos de los Estados Unidos y los CCE, *What you need to know about vaccine Information Statements* [Lo que usted necesita saber acerca de las declaraciones sobre la información de las vacunas] (U.S. Department of Health and Human Services and the CDC, 1999).

44. Miller, 31–32. Roland Sutter y otros, "Riesgos atribuidos a la inyección de la DTP, al provocar poliomielitis paralítica, durante una gran epidemia en Oman", *Journal of Infectious Diseases* [Revista de enfermedades infecciosas] 165 (1992): 444–49. Conversación personal con Vance Dietz, M.D., especialista en enfermedades infecciosas, Centros del control de la enfermedad, julio 2000.

45. Departamento de salud y servicios humanos de los Estados Unidos y los CCE, *What you need to know* [Lo que usted necesita saber].

46. Marwick, 876–78.

47. Ibid.

48. Ibid.

49. Stratton y otros, 274–83.

50. C. Flavo y H. Horowitz, "Reacciones adversas asociadas con la administración simultánea de las vacunas múltiples a viajeros", *Journal of General Internal Medicine* [Revista de medicina general interna] 9, no. 5 (mayo 1994): 255–60.

51. Fisher, 38.

52. Centros de control y prevención de la enfermedad, "Actualización: Efectos colaterales de la vacuna".

53. Stratton y otros, 274–83. Fisher, 118.

54. Ibid.
55. Centros de control y prevención de la enfermedad, "Actualización: Efectos colaterales de la vacuna".
56. Fisher, 38. Stratton y otros, 129.
57. Stratton y otros, 122.
58. Ibid., 122–30.
59. Stratton y otros, 163–65. Fisher, 38.
60. Stratton y otros, 164, 176.
61. Ibid., 168.
62. Ibid., 141–46.
63. Ibid., 144.
64. Ibid., 148.
65. Kevin Morris y George Rylance, "Síndrome Guillain-Barré después de la vacuna de sarampión, paperas y rubéola", *Lancet* [Lanceta] 343 (primero, de enero de 1994): 60.
66. Ibid.
67. Stratton y otros, 135–42.
68. J. McEwen, "Inicio precoz de la reacción después de la vacuna contra sarampión: Nuevos reportes australianos", *Medical Journal of Australia* [Revista médica de Australia] 110 (noviembre 12, 1983): 503–505.
69. Laboratorio central de medicamentos, Instituto central de investigación (Himachal Pradesh, India), "Reacciones adversas después de la vacuna contra el sarampión, en la India", *National Medical Journal of India* [Revista médica nacional de la India] 8, no. 5 (septiembre-octubre 1995): 208–10.
70. Diodati, 221–24. Wendy Pugh, "Plan de los científicos australianos para modificar genéticamente con sarampión los alimentos", Reuters, febrero 2000. "Administración en aerosol, de la vacuna contra el sarampión Superior al Método Subcutáneo", *Lancet* [Lanceta] 355 (2000): 798–803.
71. Pugh, "Alimento modificado genéticamente con sarampión".
72. Diodati, 233.
73. Anne-Marie Plesner, "Problemas en el andar, después de la vacuna contra el sarampión, paperas y rubéola", *Lancet* [Lanceta] 345 (4 de febrero de 1995), 316.
74. Ibid.
75. V. Jayarjan y P. A. Sedler, "Pérdida del oído después de la vacuna contra el sarampión", cita incierta de la revista (julio 22, 1994), 184.
76. M. Feeney y otros, "Estudio de un caso de control de vacunación de sarampión y enfermedad de intestino inflamado: El grupo oriental dorset de gastroenterología", *Lancet* [Lanceta] 350, no. 9080 (13 de septiembre de 1997): 764–66. N.P. Thompson y otros, "¿Es la vacuna contra el sarampión un factor de riesgo para la enfermedad de intestino inflamado?", *Lancet* [Lanceta] 345, no. 8957 (29 abril de 1995): 1071–74.
77. Thompson y otros, 1071–74. A. J. Wakefield y otros, "Hiperplasia nodular linfoide de ileo, colitis no específica y desorden penetrante evolucionista en los niños", *Lancet* [Lanceta] 351 (28 de febrero de 1998): 637–41.
78. Thompson y otros, 1071.

79. Ibid., 1073.

80. Peter Patriarca y Judy Beeler, "La vacuna contra sarampión y la enfermedad de intestinos inflamados", *Lancet* [Lanceta] 345, no. 8957 (29 de abril 1995): 1062–63.

81. A. Sugiura y A. Yamada, "Meningitis aséptica, como una complicación de la vacuna contra las paperas", *Pediatric Infectious Disease Journal* [Revista pediátrica sobre enfermedad infecciosa] 10, no 3 (marzo 1991): 209–13.

82. Norman Begg, "Reporte sobre la meningitis asociada con la vacuna contra las paperas", *Archives of Disease in Childhood* [Archivos de enfermedad en la infancia] 68 (1993): 526.

83. Stratton y otros, 134.

84. "Meningitis por paperas y la vacuna SPR", *Lancet* [Lanceta] (28 de octubre de 1989): 1015.

85. Jane McDonald y otros, "Rasgos clínicos y epidemiológicos de la meningoencefalitis por paperas y la posible enfermedad relacionada con la vacuna", *Pediatric Infectious Disease Journal* [Revista pediátrica de enfermedad infecciosa] 8, no. 11 (noviembre 1989): 751–55.

86. H. J. Schmitt y otros, "Retiro de una vacuna contra las paperas: Razones e impactos", *European Journal of Pediatrics* [Revista europea de pediatría] 152 (1993): 387–88.

87. Ibid., McDonald y otros, 751–55.

88. "Meningitis por paperas, después de la inmunización de sarampión, paperas y rubéola", *Lancet* [Lanceta] (12 de agosto 1989): 394.

89. Stratton y otros, 154.

90. Ibid.

91. Ibid., 188.

92. Ibid., 176.

93. Mortimer, "Inmunización contra la enfermedad infecciosa", 905.

94. J. K. Chantler, y otros, "Infección persistente del virus de rubéola, asociada con la artritis crónica en niños", *New England Journal of Medicine* [Revista de medicina de Nueva Inglaterra] 131, no. 18 (31 octubre de 1985): 1117.

95. Walene James, *Immunization: The Reality Behind the Myth* [Inmunización: La realidad detrás del mito] (Westport, Conn.: Bergin and Garvey, 1995), 10.

96. Stanley Plotkin, "Vacuna contra la rubéola", en Stanley Plotkin y Edward Mortiner, *Vaccines* [Vacunas] (Philadelphia: W. B. Saunders, 1988), 247–48.

97. Ibid.

98. Ibid.

99. Walter Orenstein y otros, "Vacuna contra la rubéola y los empleados susceptibles de hospital: Deficiente participación médica", *Journal of the American Medical Association* [Revista de la asociación norteamericana de medicina] 245, no. 7 (20 de febrero de 1981): 713.

100. Ibid.

101. Allen D. Allen, "¿Es la inmunización contra la rubéola RA27/3 una causa de la fatiga crónica?", *Medical Hypotheses* [Hipótesis médica] 27 (1988): 217–20.

102. A. P. Lieberman, "El virus de rubéola en el síndrome de fatiga crónica", *Clinical Ecology* [Ecología clínica] 7, no 3: 51–54.

103. Stratton y otros, 156.

104. Plotkin. "Vacuna contra la rubéola", 247–49.

105. Ibid.

106. Mary Megson, "¿Es el autismo un defecto de la proteína G-alfa, que se puede revertir con la vitamina A natural?" (presentación que siguió a la conferencia ¡Venza el autismo ahora! de 1999). Se puede contactar a la Dra. Megson, una pediatra evolucionista, en Highland II Office Park, 7229 Forest Avenue, Suite 11, Richmond, VA 23226. Su ensayo está disponible en el ciberespacio, en www.autism.com/ari/megson.html.

107. Debora Hirtz, "Los retos del autismo —¿Por qué aumentan los indices?" (presentación del Instituto nacional de desórdenes neurológicos y apoplejía, INS, ante el Comité de reforma gubernamental, 6 de abril de 2000).

108. Dan Burton, Discurso inaugural "Autismo: Retos actuales, necesidades futuras —¿Por qué aumentan los indices?" (presentación ante el Comité de reforma gubernamental, 6 de abril de 2000). Disponible en el ciberespacio www.house.gov/reform/hearings/healthcare/00.06.04/opening_statement.htm.

109. Stratton y otros, 34–39.

110. Vijendra Singh, "Autismo: Retos actuales, necesidades futuras —¿Por qué aumentan los índices?" (presentación ante el Comité de Reforma Gubernamental, 6 de abril de 2000). Disponible en el ciberespacio: www.house.gov/reform/hearings/healthcare/.06.04/opening_statement.htm.

111. Wakefield y otros, 637–41.

112. Ibid., 638.

113. Ibid., 639–40

114. Ibid., 640. Andrew Wakefield, "Testimonio ante el comité de vigilancia del congreso sobre el autismo y la inmunización".

115. Ver n. 106 anterior.

116. Bernard Rimland, "El aumento de autismo: Investigación necesaria sobre la conexión con la vacuna" (presentación al Comité de reforma gubernamental, 6 de abril del 2000).

117. Wakefield.

118. F. Edward Yazbak, "Autismo: ¿Existe una conexión con la vacuna?" (1999). Disponible en el ciberespacio: http://garynull.com/Documents/autism99b.htm.

119. E. H. Relyveld y otros, "Propuestas racionales para reducir las reacciones adversas en el hombre, a las vacunas que contienen toxoides de tétanos y difteria", *Vaccine* [Vacuna] 16, no. 9–10 (mayo-junio 1998): 1016–23.

120. Burton.

121. Shelley Hendrix Reynolds. "Autismo: Retos actuales, necesidades futuras —¿Por qué aumentan los indices?" (presentación ante el Comité de reforma gubernamental, 6 de abril de 2000).

122. Relyveld y otros, 1016–23. A. Mark y M. Granstrom, "El papel del aluminio para las reacciones adversas y la inmunogeneticidad del refuerzo de la vacuna de difteria-tétanos", *Acta pediátrica* 83, no. 2 (febrero de 1994): 159–63.

123. Stratton y otros, 75–76

124. Ibid., 97.

125. Ibid., 98.

126. Alan Hinman, "La controversia de la vacuna contra pertussis", *Public Health Reports* [Reportes de salud pública] 99, no. 3 (mayo-junio 1984). *255*

127. Mortimer, "Vacuna contra pertussis", 84.

128. Gordon Stewart, "Vacuna contra pertussis: Beneficios y riesgos", *New England Journal of Medicine* [Revista de medicina de Nueva Inglaterra] 302, no. 11 (13 de marzo de 1980): 634. Gordon Stewart, "Beneficios y riesgos de la vacuna contra pertussis", *New England Journal of Medicine* [Revista de medicina de Nueva Inglaterra] 303, no. 17 (23 de octubre de 1980): 1004.

129. Hinman, 255.

130. Ibid. Scott Halperin y otros, "Persistencia de pertussis en una población inmunizada: Resultados del intensificado programa de vigilancia de pertussis de Nueva Escocia", *Journal of Pediatrics* [Revista de pediatría] 115, no. 5 (noviembre 1989): 687.

131. Hinman, 256.

132. Halperin y otros, 690.

133. Ibid., 691.

134. Alan Hinman y Jeffrey Koplan, "Pertussis y la vacuna contra pertussis. Reanálisis de los beneficios, riesgos y costos", *Journal of the American* Medical *Association* [Revista de la asociación norteamericana de medicina] 251. no. 23 (15 junio de 1984): 3110.

135. Roger Barkin y Michael Pichichero, "Vacuna de difteria-pertussis-tétanos: Reactogenicidad de productos comerciales", *Pediatrics* [Pediatría] 63, no. 2 (febrero 1979): 256–60.

136. Departamento de salud y servicios humanos de los Estados Unidos y los CCE, *What You Need to Know* [Lo que usted necesita saber].

137. Barkin y Pichichero, 259.

138. Jeffrey Koplan y otros, "Vacuna contra pertussis: Un análisis de los beneficios, riesgos y costos", *New England Journal of Medicine* [Revista de medicina de Nueva Inglaterra] 30, no. 17 (25 de octubre de 1979): 907.

139. Ibid.

140. Hinman y Koplan, 3113.

141. Barkin y Pichichero, 260.

142. Gordon Stewart, "Vacunación contra la tos ferina: Eficacia contra riesgo", *Lancet* [Lanceta] 1, no. 8005 (29 de enero de 1977): 234–37.

143. P. E. Fine y R. T. Chen "Variables confusas en los estudios de las reacciones adversas a las vacunas", *American Journal of Epidemiology* [Revista norteamericana de epidemiología] 136, no. 2 (15 de julio de 1992): 121–35.

144. Barkin y Pichichero, 259.

145. Hinman, 257.

146. T. M. Pollock y J. Morris, "Una encuesta de siete años de los desórdenes atribuidos a la vacunación en la región noroeste del Támesis", *Lancet* [Lanceta] 1, no. 8327 (2 de abril de 1983): 753–57.

147. Hinman, 258.

148. G. S. Golden, "Vacuna contra pertussis y lesión al cerebro", *Journal of Pediatrics* [Revista de pediatría] 116, no. 6 (junio 1990): 854–61.

149. Mortimer, "Vacuna contra pertussis", 85.
150. Departamento de salud y servicios humanos de los Estados Unidos y los CCE, "Actualización: Efectos colaterales de la vacuna, reacciones adversas, contraindicaciones y precauciones: Recomendaciones del comité asesor, en las prácticas de inmunización", *Morbidity and Mortality Weekly Report* [Reporte semanal de enfermedad y mortandad] 45, no. RR-12 (6 de septiembre de 1996). 22–23.
151. Ibid.
152. H. C. Stetler y otros, "Historia de convulsiones y uso de la vacuna contra pertussis", *Journal of Pediatrics* [Revista de pediatría] 107, no.2 (agosto 1985): 175–79.
153. Ibid.
154. James Cherry y otros, "Reporte del grupo de trabajo sobre pertussis y la inmunización contra pertussis", *Pediatrics* [Pediatría] 81 (1988): 939–84.
155. L. J. Baraff y otros, "Infantes y niños con convulsiones y episodios hipotónicos-hiposensibles después de la inmunización de difteria-tétanos-pertussis: Evaluación complementaria", *Pediatrics* [Pediatría] 81, no. 6 (junio 1988): 789–94. H. Goodwin y otros, "Vacunación de niños después de un previo episodio hipotónico-hiposensitivo", *Journal of Pediatric Child Health* [Revista de salud pediátrica del niño] 35, no. 6 (diciembre 1999): 549–52. C. P. Howson y H. V. Fineberg, "Eventos adversos después de las vacunas contra pertussis y rubéola: Resumen de un reporte del instituto de medicina", *Journal of the American Medical Association* [Revista norteamericana de medicina] 267, no. 3 (15 de enero de 1992): 392–96.
156. R. M. Andrews y otros, "Vacunando a los niños con un historial de una reaccion seria después de la vacunación o alergia al huevo", *Medical Journal of Australia* [Revista médica de Australia] 168, no. 10 (mayo 1998): 491–94.
157. Departamento de salud y servicios humanos de los Estados Unidos y los CCE, "Actualización: Efectos colaterales de la vacuna".
158. R. K. Gupta y E. H. Relyveld, "Reacciones adversas después de la inyección de la vacuna asimilada de difteria-pertussis-tétanos (DPT), No se deben sólo a organismos o componentes de pertussis en la vacuna", *Vaccine* [Vacuna] 9, no. 10 (octubre 1991): 699–702.
159. E. L. Hurwitz y H. Morgenstern, "Efectos de vacuna de la difteria-tétanos-pertussis o de tétanos en alergias y síntomas respiratorios, relacionados con la alergia, entre niños y adolescentes en los Estados Unidos", *Journal of Manipulative Physiologic Therapy* [Revista de terapia de fisiología manipuladora] 23, no. 2 (febrero 2000): 81–90. Michel Odent, "Vacuna contra pertussis y el asma: ¿Existe una unión?" *Journal of the American Medical Association* [Revista de la asociación norteamericana de medicina] 272, no. 8 (24–31 de agosto de 1994): 592–93. E. Cserhati, "Actual punto de vista sobre la etiología de asma bronquial infantil", *Orv Hetil* 140, no. 48 (28 de noviembre de 1999): 2675–83.
160. Hurwitz y Morgenstern, 81–90.
161. Odent, 592–93.
162. S. M. Wintermeyer y otros, "Vacunas de célula completa y acelular", *Annals of pharmacotherapy* [Crónicas de farmacoterapia] 28, no. 7–8 (julio-agosto 1994): 925–39.

163. M. E. Pichichero y otros, "Vacuna de pertussis acelular en infantes de dos meses de edad, en los Estados Unidos" *Pediatrics* [Pediatría] 89, no., 5, parte 1 (mayo 1992): 882–87.

164. James Cherry, "Eficiencia comparativa de las vacunas de pertussis acelular: Un análisis de experimentos recientes", *Pediatric Infectious Disease Journal* [Revista pedriátrica de enfermedad infecciosa] 16, suplemento (abril 1997): S90–96.

165. S. Meriste y otros, "Seguridad e inmunidad de la vacuna combinada DTPa-PVI para la primera vacunación y el refuerzo", *Scandinavian Journal of Infectious Disease* [Revista escandinava de enfermedad infecciosa] 31, no. 6 (1993): 587–91.

166. Instituto italiano de salud, "Proyecto pertussis 1992–1994", *Istisan Report* [Reporte Istisan], 18.

167. Fisher, 35.

168. Ibid.

169. Harris Coulter y Barbara Loe Fisher, *DPT: A Shot in the Dark* [DPT: Un disparo en la oscuridad] (New York: Warner Book, 1985), 236.

170. Roger Bernier y otros, "Vacunación de difteria-anatoxinas de tétanos-pertusis y La repentina muerte de infantes en Tennessee", *The Journal of Pediatrics* [La revista de pediatría] 101, no. 3 (septiembre 1982): 419.

171. Ibid., 420–21.

172. Neustaedter, 45.

173. Stratton y otros, 70.

174. Ibid., 107–8.

175. Ibid., 108.

176. Ibid., 107

177. Ibid., 110.

178. Dan Vergano, "Todavía se usa la vacuna oral de polio a pesar de los riesgos", *USA Today*, [Norteamérica hoy], 9 de noviembre de 1999.

179. Stratton y otros, 190.

180. Peter Strebel y otros, "Epidemiología de poliomielitis en los Estados Unidos, una década después del último caso reportado de enfermedad relacionada con el virus silvestre nativo", *Clinical Infectious Diseases* [Enfermedades infecciosas clínicas]. 114 (febrero de 1992): 568–79

181. Stratton y otros, 200.

182. Ibid.

183. Debbie Bookchin y Jim Schumacher, "El virus y la vacuna, parte 1–3", *Atlantic Monthly* [Atlántico mensual] (enero, febrero y marzo 2000). Walter Kyle, "Retrovirus simio, poliovacuna y origen del SIDA", *Lancet* [Lanceta] 339 (7 de marzo de 1992): 600–601.

184. Centros para el control de la enfermedad, "Virus simio 40 (SV40) y el cáncer", 28 de marzo del 2000. Disponible en el ciberespacio en www.cdc.gov/nip/vacsafe/concerns/Cancer/default.htm.

185. Ibid.

186. Ibid.

187. Kyle, 600–601.

188. Ibid.

189. B. L. Horvath y F. Fornosi, "Excreción del virus SV-40 después de la administración oral de vacuna contaminada de polio", *Acta Biológica* (junio 1964), 11–12.
190. Centros para el control de la enfermedad, "Virus simio 40".
191. Ibid.
192. Bookchin y Schumacher.
193. Ibid.
194. Ibid.
195. Centros de control de la enfermedad, "Virus Simio 40".
196. Fisher, 7.
197. Merck and Company, "Varivax, vacuna de virus vivo de varicela" (inserto en el paquete de la vacuna contra la varicela, de Merck and Company), 1995.
198. Fisher, 45.
199. Merck and Company, "Varivax, vacuna de virus vivo de varicela".
200. M. Brisson, y otros, "Análisis de los progresos de los Índices de la vacuna contra la varicela", *Vaccine* [Vacuna] 18, no. 25 (2000): 2775–78.
201. Merck and Company, "Varivax, vacuna de virus vivo de varicela".
202. Michiaki Takahashi, "Vacuna contra la varicela", en Plotkin y Mortimer, *Vaccine* [Vacunas].
203. Smith Kline Beecham, "Vacuna combinada de OmniHIB Hemofilia B (toxoide conjugada de tétanos)" (inserto en el paquete de la vacuna Hib de Smith Kline Beecham), 2000.
204. Stratton y otros, 239.
205. Ibid., 250–53.
206. Ibid.
207. Ibid., 251.
208. Fisher 43. Smith Kline Beecham.
209. Smith Kline Beecham.
210. Frederic Shaw, "Escándalo por timerosal, un conservador poco conocido, reclamos de norteamérica, de la política de la vacuna contra hepatitis B", *Hepatitis Control Report* [Reporte de control de hepatitis] 4, no. 2 (verano 1999).
211. Ibid.
212. N. Linder, "Fiebre Inexplicable en recién nacidos puede estar asociada con la vacuna contra hepatitis B", *Archives of Disease in Childhood: Fetal and Neonatal Edition* [Archivos de la enfermedad en la infancia: Edición fetal y recién nacidos] 81, no. 3 (noviembre 1999): F206–7.
213. Ibid.
214. G. Vautier y J. E. Carty, "Aguda artritis reumatoide sero-positiva, que ocurre después de la vacunación contra hepatitis", *British Journal of Rheumatology* [Revista británica de remautología] 33 (1994): 991. Eric Hachulla y otros, "Artritis reactiva después de la vacuna contra hepatitis B", *Journal of Rheumatology* [Revista de reumatología] 179 (1990): 1250–51. P. Poullin y B. Gabriel, "Trombocitopenia púrpura, después de la vacuna recombinada de hepatitis B", *Lancet* [Lanceta] 344 (5 de noviembre de 1994): 1293.
215. Stratton y otros, 223.
216. L. Herroelen y otros, "Falta de mielina en el sistema nervioso central, después de

la inmunización con la vacuna recombinada de hepatitis B", *Lancet* [Lanceta] 338 (9 de noviembre de 1991): 1174.

217. E. Touze y otros, "Primera falta de mielina del sistema nervioso central y la vacunación contra la hepatitis B: Estudio de un caso piloto", *Revue Neurologique* [Análisis neurológico] (París) 156, no. 3 (2000): 242–46.

218. Jean Francis Maillefert y otros, "Exacerbación del lupus eritematoso sistemático después de la vacuna contra hepatitis B", *Arthritis and Rheumatism* [Artritis y reumatismo] 43, no. 2 (febrero 2000): 468.

219. Daniel Battafarano y otros, carta al editor de *Arthritis and Rheumatism* [Artritis y reumatismo] 43, no. 2 (febrero 2000): 468–69.

220. J. Barthelow Classen, "Inmunización infantil y diabetes melitus", *New Zealand Journal of Medicine* [Revista de medicina de Nueva Zelanda] 109, no. 1022 (24 de mayo de 1996): 195.

221. Ibid.

222. Gary Freed y otros, "Aceptación del médico familiar, de la inmunización universal contra la hepatitis B de infantes", *Journal of Family Practice* [Revista de práctica familiar] 36, no. 2 (febrero de 1993): 153–57.

223. Gary Freed y otros, "Reacciones de los pediatras a una nueva recomendación de los Nuevos centros para el control de la enfermedad, para la inmunización universal de infantes con la vacuna contra la hepatitis B, *Pediatrics* [Pediatría] 91, no. 4 (abril de 1992): 699–702.

6. Decisiones personales y políticas públicas

1. M. M. Ipp y otros, "Profilaxis con acetominofeno de las reacciones adversas después de la vacunación de infantes con la vacuna de difteria-pertussis-anatoxina de tétanos-polio", *Pediatric Infectious Disease Journal* [Revista pediátrica de enfermedad infecciosa] 6, no. 8 (agosto 1987): 721–25.

2. M. M. Ipp y otros, "Reacciones adversas a la vacunación contra la difteria, tétanos, pertussis-polio en niños de dieciocho meses de edad: Efectos en el lugar de la inyección y longitud de la aguja", *Pediatrics* [Pediatría] 83, no. 5 (mayo 1989): 679–82.

3. L. J. Baraff y otros, "Reacciones asociadas con la DTP: Un análisis del lugar de la inyección, fabricante, reacciones anteriores y dosis", *Pediatrics* [Pediatría] 73, no. 1 (enero de 1984): 31–36.

4. Patty Brennan, *Vaccine Choices: Homeopathic Alternatives, and Parental Rights* [Elecciones de vacuna: Alternativas homeopáticas y derechos paternales] (Ann Arbor, Mich.: Holistic Midwifery Institute, 1999).

5. Barbara Loe Fisher, *The Consumer's Guide to Childhood Vaccines* [La guía del consumidor, para las vacunas infantiles] (Vienna, Va,: National Vaccine Información Center, 1997), 56.

6. Ibid., 58.

7. Ibid., 59.

8. Julius Landwirth, "Aspectos médico-legal de inmunización", *Pediatric Clinics of North America* [Clínicas pediátricas de norteamérica] 37, no. 3 (junio 1990) Vacunaciones pediátricas: Actualización 1990 (edición especial): 772.

9. Ibid.

10. Catherine J. M. Diodati, *Immunization: History, Ethics, Law, and Health* [Inmunización: Historia, ética, ley y salud] (Windsor, Ontario: Integral Aspects, 1999), 171.

11. Ibid.

12. Ibid., 172

13. Fisher, 61.

14. Ibid., 60.

15. Brennan, 37. Fisher, 60.

16. V. J. Dietz y otros, "Prácticas, políticas y factores de administración de vacunación asociados con altos niveles de cobertura de vacunas en las clínicas públicas de Georgia; Equipo del programa de evaluación de la inmunización en Georgia", *Archives of Pediatric and Adolescent Medicine* [Archivos de pediatría y medicina de la adolescencia] 154, no. 2 (febrero 2000): 184–89.

17. Richard Fried, "Consecuencias en salud, de dispensas de las leyes de inmunización", *Journal of the American Medical Association* [Revista de la asociación norteamericana de medicina] 283, no. 9 (primero de marzo del 2000): 1140.

7. Propuestas naturales para la salud y la inmunidad

1. Walene James, *Immunization: The Reality behind the Myth* [Inmunización: La realidad detrás del mito] (Westport, Conn.; Bergin and Garvery, 1995), 109.

2. Richard Moskowitz, "Vacunación: Un sacramento de la medicina moderna" (presentado en la conferencia anual de la Sociedad de homeopatía, Manchester, Inglaterra, septiembre 1991). Publicado en *Homeopath* [Homeopatía] 12 (marzo 1992): 137–44.

3. Vijendra Singh (presentación al Comité sobre reforma gubernamental, audiencias sobre vacunación y autismo, 4 de junio del 2000). Disponible en www.house.gov/reform/hearings/healthcare/00.06.04/singh.htm.

4. Chandra and R. K. Chandra, "Nutrición, respuesta inmune y resultados", *Progress in Food and Nutrition Science* [Progreso en la ciencia de alimentación y nutrición] 10, no. 1–2 (1986): 1–65.

5. James, 8.

6. Harold Buttram y John Chris Hoffman, "Poniendo a las vacunas en perspectiva", *Mothering* [Maternidad] (invierno 1985): 31.

7. F. Wang and C. Shi, "Inmunoglobulina A secretora en la leche humana y excrementos de infantes, de 1 a 4 meses después del parto", *Chung Hua Fu Chan Ko Tsa Chih* 30, no. 10 (30 de octubre de 1995): 588–90. C. P. Speer y H. Hein-Kreikenbaum, "Importancia inmunológica de la leche materna", *Monatasschiftr Kinderheikunde* 141, no. 1 (enero 1993): 10–20. A. Prentice, "El amamantar aumenta las concentraciones de IgA en la orina de los infantes", *Archives of Disease in Childhood* [Archivos de la enfermedad en la infancia] 62, no. 8 (agosto 1987): 792–95.

8. Speer y Hein-Kreikenbaum, 10–20.

9. Ibid.

10. Ibid.

11. L. A. Hanson y otros, "Amamantar: Visión general y la inmunología de la leche materna", *Acta Pediátrica* 36, no. 5 (octubre 1994): 557–61.

12. C. Barriga y otros, "Efecto del suero del alimento materno y en fórmula de infantes, sobre la función leucocito polimorfonuclear", *Comparative Immunology, Microbiology, and Infectious Diseases* [Inmunología comparativa, microbiología y enfermedades infecciosas] 20, no. 1 (enero 1997): 21–27. C. Barriga y otros, "Suero hemolítico y actividad bactericida en el alimentos materno y en fórmula de Infantes", *Revista Española de Fisiología* 51, no. 4 (diciembre de 1995): 218–18.

13. L. A. Hanson, "La leche humana y la defensa del anfitrión: Efectos inmediatos y a largo plazo", *Acta Pediátrica* 88, no. 4, suplemento (30 de agosto de 1999): 42–46.

14. Ibid.

15. J. S. Hawkes y otros, "Los efectos de la leche materna en las subpoblaciones de linfocitos, en infantes saludables de término, de 6 meses de edad", *Pediatric Research* [Investigación pediátrica] 45, no. 5 (mayo 1995), parte 1: 648–51.

16. H. Hasselbalch, "Influencia de la leche materna en el tamaño del timo, al final de la infancia", *European Journal of Pediatrics* [Revista europea de pediatría] 158, no. 12 (diciembre 1999): 964–67.

17. L. A. Hanson, "El amamantar proporciona una pasiva y probablemente de por vida inmunidad activa", *Annals of Allergy, Asthma, and Immunology* [Crónicas de alergia, asma e inmunología] 82, no. 5 (mayo 1999): 478. Hanson y otros, "Amamantar: Visión general", 557–61. S. Villalpando y M. Hamosh, "Efectos tempranos y tardíos de la leche materna: ¿En realidad importa el amamantar? *Biology of the Neonate* [Biología del recién nacido] 74, no. 2 (1998): 177–91.

18. Hanson, "Leche humana y defensa del anfitrión", 42–46. Hanson y otros, "Amamantar: Visión general", 557–61. K. M. Bernt y M. A. Walker, "Leche materna como un portador de mensajes bioquímicos", *Acta Pediátrica* 88, no. 430, suplemento (agosto 1999): 27–41. D. Dai y W. A. Walker, "Nutrientes protectores y colonización bacterial en el intestino humano inmaduro", *Advanced Pediatrics* [Pediatría avanzada] 46 (1999): 353–82. M. B. Yellis, "La leche materna humana y la facilitación del desarrollo y maduración gastrointestinal", *Gastroenterologic Nursing* [Asistencia gastroenterológica] 18, no. 1 (enero-febrero 1995): 11–15.

19. Joseph Bellanti, "Infecciones recurrentes del tracto respiratorio en pacientes pediátricos", *Drugs* [Medicamentos] 54, suplemento 1 (1997): 1–4.

20. M. Xanthou y otros, "La leche humana y la defensa intestinal del anfitrión en recién nacidos: Una actualización", *Advanced Pediatrics* [Pediatría avanzada] 42 (1995): 171–208.

21. A. S. Goldman y otros, "Protección inmunológica de los infantes prematuros, por la leche humana", *Seminars in Perinatology* [Seminarios en perinatología] 18, no. 6 (diciembre 1994): 495–501.

22. S. Orlando, "La importancia inmunológica de la leche materna", *Journal of Obstetric and Gynecologic Neonatal Nursing* [Revista de obstetricia y asistencia ginecológica neonatal] 24, no. 7 (septiembre 1995): 678–83.

23. M. K. Davis, "Revisión de la evidencia para una asociación entre la alimentación del niño y el cáncer infantil", *International Journal of Cancer* [Revista internacional de cáncer] 11, suplemento (1998): 29–33.

24. Ibid.

25. P. B. Laurence, "Leche materna: La mejor fuente de nutrición para niños de Término y Prematuros", *Pediatric Clinics of North America* [Clínicas Pediátricas de norteamérica] 41, no. 5 (octubre 1994): 925–41. P. L. Engle y otros, "Desarrollo del niño: Vulnerabilidad y capacidad de recuperación", *Social Science and Medicine* [Ciencia y medicina sociales] 43, no. 5 (septiembre 1996): 621–35.

26. L. A. Hanson, "La pareja madre-hijo y el sistema inmunológico", *Acta Pediátrica* 89, no. 3 (marzo 2000): 252–58.

27. A. G. Cummings y F. M. Thompson, "Cambios postnatales en la respuesta inmune de la mucosidad: Una perspectiva fisiológica del amamantar y el destetar", *Immunology and Cell Biology* [Inmunología y biología celular] 75, no. 5 (octubre 1997): 419–29.

28. N. B. Duerbeck, "Amamantar: Lo que debería saber para que pueda hablar con sus pacientes", *Comprehensive Therapy* [Terapia comprensiva] 24, no. 6–7 (junio-julio 1998): 310–18.

29. V. Y. Yu, "El papel de los nucleótidos dietéticos en la nutrición infantil y los recién nacidos", *Singapore Medical Journal* [Revista médica de Singapur] 39, no. 4 (abril 1998): 145–50.

30. A. E. Gordon y otros, "Los efectos protectores del amamantar, en relación al síndrome de muerte súbita del lactante (SMSL): Los efectos de la leche humana y las preparaciones de la fórmula infantil, en la fijación del clostridium perfringens a las células epiteliales", *FEMS Immunology and Medical Microbiology* [Inmunología y microbiología medica FSME] 25, no. 1–2 (agosto 1999): 167–73.

31. Chandra y Chandra, "Nutrición, respuesta inmunológica y consecuencias", 1–65.

32. J. P. Revillard y G. Cozon, "Modelos experimentales y mecanismos de deficiencias inmunológicas de origen nutricional", *Food Additives and Contaminants* [Aditivos y contaminantes del alimento] 1, suplemento (1990): S82–86.

33. R. K. Chandra, "Nutrición y el sistema inmunológico: Una introducción", *American Journal of Clinical Nutrition* [Revista norteamericana de nutrición clínica] 66, no. 2 (agosto 1997): 460–63S.

34. R. K. Chandra, "Nutrición e inmunología: De la biología clínica a la celular y de regreso", *Proceedings of the Nutrition Society* [Procedimientos de la sociedad de nutrición] 58, no. 3 (agosto 1999): 681–83.

35. R. K. Chandra, "Nutrición e inmunoregulación: Importancia para la resistencia del anfitrión a los tumores y las enfermedades infecciosas en humanos y roedores", *Journal of Nutrition* [Revista de nutrición] 122, no. 3, suplemento (marzo 1992): 754–57.

36. Chandra, "Nutrición e inmunología", 681–83.

37. R. K. Chandra, "Interacciones entre la nutrición temprana y el sistema inmunológico", *Ciba Foundation Symposium* [Simposio de la fundación ciba] 156 (1991): 77–89.

38. Chandra, "Interacciones", 77–89. R. K. Chandra, "Regulación nutricional de inmunidad y riesgo de la enfermedad", *Indian Journal of Pediatrics* [Revista de pediatría de la India] 56, no. 5 (septiembre-octubre 1989): 607–11.

39. G. Zuin y N. Principi, "Elementos de rastreo y vitaminas en inmunomodulación

en la infancia y en la niñez", *European Journal of Cancer Prevention* [Revista europea de prevención del cáncer] 6, suplemento 1 (marzo 1997): S69–77.

40. D. A. Hughes, "Efectos de los antioxidantes dietéticos en la función inmunológica de los adultos de mediana edad", *Proceedings of the Nutrition Society* [Procedimientos de la sociedad de la nutrición] 58 (febrero 1999): 79–84. Este artículo también se concentra en las vitaminas antioxidantes y sus efectos en los sistemas inmunológicos de sujetos jóvenes.

41. A. Bendich, "La vitamina E y la función inmunológica", *Basic Life Science* [Ciencia básica de la vida] 49 (1988): 615–20.

42. M. del Río y otros, "Mejoramiento por varios antioxidantes, de la función macrófaga in vitro", *Life Sciences* [Ciencias de la vida] 63, no. 10 (1998): 871–81.

43. Y. Elitsur y otros, "La vitamina A y los ácidos retinoicos en inmunomodulación en linfocitos intestinales humanos", *Immunopharmacology* [Inmunofarmacología] 35, no. 3 (enero 1997): 247–53.

44. R. D. Semba, "La vitamina A y la inmunidad a las infecciones virales, bacteriales y protozoarias", *Proceedings of the Nutrition Society* [Procedimientos de la sociedad de la nutrición] 58, no. 3 (agosto 1999): 719–27.

45. Ibid.

46. L. S. Harbige, "La nutrición y la inmunidad con el enfasis sobre la infección y la enfermedad autoinmune", *Nutrition and Health* [Nutrición y salud] 10, no. 4 (1996): 285–312.

47. M. M. Rahman y otros, "Efectos de la administración temprana de vitamina A en la inmunidad, mediada por células, en infantes menores de 6 meses", *American Journal of Clinical Nutrition* [Revista norteamericana de nutrición clinica] 65, no. 1 (enero 1997): 144–48.

48. D. I. Thurnham, "Micronutrientes y función inmunológica: Algunos desarrollos recientes", *Journal of Clinical Pathology* [Revista de patología clínica] 50, no. 11 (noviembre 1997): 887–91. S. Moriguchi, "La inmunidad celular y las vitaminas", *Nippon Rinsho* [Revista japonesa de medicina clínica] 57, no. 10 (octubre 1999): 2313–18.

49. M. M. Rahman y otros, "Administración simultánea de vitamina A en el contacto de inmunización rutinaria, intensifica la respuesta del anticuerpo a la vacuna contra la difteria, en infantes menores de 6 meses", *Journal of Nutrition* [Revista de nutrición] 129, no. 12 (diciembre 1999): 2192–95. R. Bahl y otros, "Administración de vitamina A con la vacuna contra el sarampión, en infantes de 9 meses de edad no reduce lo inmunogenicidad", *Journal of Nutrition* [Revista de nutrición] 129, no. 8 (agosto 1999): 1569–73. C. S. Benn y otros, "Experimento aleatorio de los efectos del suplemento de vitamina A, en la respuesta de anticuerpos a la vacuna de sarampión, en Guinea-Bissau, África Occidental", *Lancet* [Lanceta] 12, 350, no. 9071 (julio 1997): 101–5.

50. Bendich, 615–20.

51. Harbige, 285–312.

52. Ibid.

53. Bendich, 615–20.

54. Thurnham, 887–91.

55. Ibid.

56. R. A. Good y E. Lorenz, "Nutrición e inmunidad celular", *International Journal of Immunopharmacology* [Revista internacional de inmunofarmacología] 14, no. 3 (abril 1992): 361–66. Chandra y Chandra, "Nutrición, respuesta inmune y consecuencia", 1–65. Chandra, "Nutrición y el sistema inmunológico", 460–63S.

57. Chandra, "Regulación nutricional de inmunidad", 607–11.

58. Harbige, 285–312.

59. R. K. Chandra, "Interacciones de nutrición, infección y respuesta inmunológica", *Acta Pediatrica Scandinavia* [Acta pediátrica de Escandinavia] 68, no. 1 (enero 1979): 137–44.

60. K. S. Kubena y D. N. McMurray, "La nutrición y el sistema inmunológico: Una revisión de las interacciones nutrientes-nutrientes", *Journal of the American Dietetic Association* [Revista de la asociación norteamericana de dietética] 11 (noviembre 1996): 1156–64.

61. Chandra, "La nutrición y el sistema inmunológico", 460–63S. Chandra y Chandra, "Nutrición, respuesta inmunológica y consecuencia", 1–65. Revillard y Cozon, S82–86. Good y Lorenz, 361–66.

62. Revillard y Cozon, S82–86. Good y Lorenz, 361–66.

63. Lori Smolin and Mary Grosvenor, *Nutrition: Science and Applications* [Nutrición: ciencia y aplicaciones] (New York: Harcourt Brace, 1997).

64. Mary Bove, *An Encyclopedia of Natural Healing for Infants and Children* [Una enciclopedia de curación natural para infantes y niños] (New Canaan, Conn.: Keats, 1996).

65. A. Sánchez y otros, "El papel de los azúcares en la fagocitosis neutrofílica humana", *American Journal of Clinical Nutrition* [Revista norteamericana de nutrición clínica] 26 (1973): 1180–84. J. Bernstein y otros, "Depresión de la transformación de linfocitos, después de la ingestión de glucosa oral", *American Journal of Clinical Nutrition* [Revista norteamericana de nutrición clínica] 30 (1977): 613.

66. James, 54–55.

8. Las medicinas herbales y las enfermedades infantiles

1. Xy Li, "Medicinas herbales Inmunomoduladoras chinas", *Memorias de instituto Oswaldo Cruz* 86, no. 12, suplemento (1991): 150–64. Y. Yoshida y otros, "La actividad inmunomoduladora de las hierbas medicinales chinas y *Oldenlandia diffusa*, en particular", *International Journal of Immunopharmacology* [Revista internacional de inmunofarmacología] 19, no. 7 (julio 1997): 359–70.

2. Li, 150–64. Stephen Buhner, *Herbal Antibiotics* [Antibióticos herbales] (Pownal, Vt.: Storey Books, 1999), 71–72.

3. H. Wagner y otros, "Acción inmunoestimuladora de polisacáridos (heteroglicanos) de las plantas más altas", *Arzeimittelforschung* 35, no. 7 (1985): 1069–75.

4. Wagner y otros, 1069–75. B. S. Uteshev at al., "La actividad inmunomoduladora de los heteropolisacáridos de la manzanilla alemana, durante la inmersión y enfriamiento del aire", *Eksperimental'naia i Klinicheskaia Farmakologiia* 62, no. 6 (noviembre-diciembre 1999): 52–55.

5. V. R. Bauer y otros, "Estudios inmunológicos in vivo e in vitro, en extractos de echinacea", *Arzeimittekforschung* 38, no. 2 (febrero 1988): 276–81. E. G. Coeugniet y E. Elek, "Inmunomodulación con *Viscum Album* y *Echinacea purpúrea*", *Onkologie* 10, no. 3, suplemento (junio 1987): 27–33. Wagner y otros, 1069–75. D. M. Ver y otros, "Efectos in vitro de la toxicidad de la echinacea y el ginseng en la célula natural asesina, y dependientes del anticuerpo en sujetos saludables y pacientes con síndrome de fatiga crónica o el síndrome de inmunodeficiencia adquirida", *Immunopharmacology* [Inmunofarmacología] 35, no. 3 (enero 1997): 229–35. J. Rehman y otros, "Producción incrementada de inmunoglobulinas G y M de antígeno específico, después de un tratamiento in vivo con las plantas medicinales *Echinacea angustifolia* y *Hydrastis canadensis*", *Immunol Lett* 1; 68, no. 2–3 (junio 1999): 391–95. L. Z. Sun y otros, "Coneflower americana: Un papel profiláctico que involucra la inmunidad no específica", *Journal of Alternative and Complementary Medicine* [Revista de medicina alternativa y complementaria] 5, no. 5 (octubre 1999): 437–46.

6. A. I. Sow y otros, "Actividad antibacterial de aceites esenciales de menta, en Senegal", *Dakar Medical Journal* [Revista médica de Dakar] 40, no. 2 (1995): 193–95.

7. J. Dankert y otros, "Actividad bactericida de jugos crudos del *Allium ascalonicum*, *Allium cepa* y *Allium sativum*", *Zentralblatt fur Bakteriologie* 245, no. 1–2 (octubre 1979): 229–39. B. H. Lau y otros, "Compuestos de ajo de macrófago modulado y las funciones de linfocito-T", *Molecular Biotherapy* [Bioterapia molecular] 3, no. 2 (junio 1991): 103–7. H. Salman y otros, "Efectos de un derivado de ajo (alliin) en las respuestas inmunes de las células periféricas de la sangre", *International Journal of Immunopharmacology* [Revista internacional de inmunofarmacología] 21, no. 9 (septiembre 1999): 589–97.

8. S. Nakajima, "Los efectos del ginseng radix rubra en las células endoteliales vasculares humanas", *American Journal of Chinese Medicine* [Revista norteamericana de medicina china] 26, no. 3–4 (1998): 365–73. F. Scaglione y otros, "Eficiencia y seguridad del extracto de ginseng estandarizado G115, para potenciar la vacuna contra el síndrome de la influenza y la protección contra el resfriado común", *Drugs under Experimental and Clinical Research* [Medicamentos bajo investigación experimental y clínica] 22, no. 2 (1996): 65–72. C. Klein y otros, "Del alimento al apoyo nutricional, a los nutraceuticales específicos: Un viaje a través del tiempo en el tratamiento de la enfermedad", *Journal of Gastroenterology* [Revista de gastroenterología] 35, no. 12, suplemento (2000): 1–6.

9. Wagner y otros, 1069–75.

10. S. Szolomicki y otros, "La influencia de los componentes activos del *Eleutherococcus senticosus* en la defensa celular y el acondicionamiento físico en el hombre", *Phytoterapia Research* [Investigación de fitoterapia] 14, no. 1 (febrero 2000): 30–35.

11. N. Mascolo y otros, "Investigación Etnofarmacológica" del Jengibre (Zingiber officinale)", *Journal of Ethnopharmacology* [Revista de Etnofarmacología] 27, no. 1–2 (noviembre 1989): 129–40.

12. M. Nose y otros, "Activación de macrófagos por fracciones de polisacáridos crudos obtenidos de las inyecciones de *Glycyrrhiza glabra* y raíces velludas de *Glycyrrhiza*

uralensis In Vitro", *Biological Pharmacology Bulletin* [Boletín biológico de farmacología] 21, no. 10 (octubre 1998): 1110–12.

10. Ultimas noticias

1. Anon. "Transferencia de salud pública: Certificación de la erradicación de poliomielitis —región del Pacífico occidental, octubre del 2000", *Morbidity and Mortality Weekly Report* [Reporte semanal de morbosidad y mortandad] 50, no. 1 (2001): 1–3.
2. J. T. John, "Las etapas finales de la erradicación global de la polio", *New England Journal of Medicine* [Revista de medicina de Nueva Inglaterra] 343 (2000): 806–7.
3. Anon, "El grupo asesor de expertos de la AAD exhorta a la agencia no aprobar la vacuna GlaxoSmithKline", *Reuters Medical News* [Noticias médicas de Reuters], 7 de marzo del 2001.
4. Marcia Buck, "Actualización del 2001 de la vacuna pediátrica", *Pediatric Pharmacotherapy* [Farmacoterapia pediátrica] 7, no. 3 (2001): 703–10.
5. Academia norteamericana de médicos familiares, Academia norteamericana de pediatría, Comité asesor de prácticas de inmunización, el Servicio de salud pública de los Estados Unidos. Declaración conjunta sobre el retiro del timerosol de las vacunas en www.cdc.gov/nip/vacsafe/concerns/thimerosal/joint_statement_00 .htm (a partir del 3/20/01).

Glosario

adjutor. Una sustancia, como el fostato de aluminio o el hidróxido de aluminio, que cuando se agrega a una vacuna aumenta la respuesta antigénica.

anafilaxis. Una aguda, con frecuencia dramática reacción sistemática que amenaza la vida, caracterizada por la comezón, urticaria, ansiedad respiratoria y colapso vascular generalizados, y algunas veces convulsiones, vómito, calambres e incontinencia; es importante que se proporcione tratamiento médico con antihistamínicos, de inmediato.

antígeno. Una sustancia que estimula la producción de los anticuerpos, que interactúan especialmente con esa sustancia.

artralgia. Dolor de articulaciones.

artritis. Inflamación de articulaciones, con dolor, inflamación y enrojecimiento.

atenuada. Describe una sustancia con una virulencia disminuida, con frecuencia acompañada por la exposición de la sustancia a condiciones tales como el calor extremo, u otras circunstancias adversas a la sustancia (en el caso de las vacunas, los microorganismos).

autismo. Un desorden evolutivo que se caracteriza por la incapacidad para comunicarse e interactuar normalmente, con una tendencia hacia la inaccesibilidad, movimiento altamente repetitivo, enojos y problemas de lenguaje.

cianosis. Decoloración azulosa o grisácea de la piel, debido a la falta de oxígeno y exceso de dióxido de carbono; puede ser causada por ciertos medicamentos o cualquier cosa que interfiera con la respiración.

complemento. Una serie de problemas enzimáticos en el suero, que son sensibilizados para destruir a las bacterias y a otras células, y que están involucrados en un gran número de respuestas inmunológicas.

convulsiones. Serie de contracciones involuntarias y relajaciones musculares, causada por alterados patrones de ondas cerebrales, como resultado de fiebres altas, trauma en la cabeza, infección u otro agravio.

desmielinación. Destrucción de la vaina de mielina, que es la pies exteri o protectora de los nervios que ayudan en la transmisión de los impulsos nerviosos; puede ser temporal, pero a menudo debilita severamente y es fatal.

desorden de convulsión residual. Convulsiones recurrentes en la ausencia de fiebre; también llamada epilepsia.

diabetes melitus dependiente de insulina. También conocida como diabetes juvenil o tipo I; una enfermedad autoinmune, caracterizada por bajos o ausentes niveles de la insulina que circula de forma normal en el cuerpo.

encefalitis. Una inflamación del cerebro, a menudo acompañada por fiebre y cambios en los leucocitos en el fluido cerebroespinal.

encefalopatía. Una condición en la cual se afecta el cerebro, llevando a cambios en la conciencia y puede incluir aletargamiento, convulsiones y coma.

endémica. Una enfermedad que ocurre contínuamente en una población dada, con frecuencia se refiere a una enfermedad con baja mortandad.

enfermedad de Crohn. Inflamación del íleon del intestino, que lleva a la ulceración, estrechándose y engrosándose: causa dolor y severa dificultad digestiva, con estreñimiento y diarrea, y vómito, algunas veces.

epidémica. Una enfermedad infecciosa que ataca a mucha gente a la vez y en la misma localización geográfica.

episodios de hiporespuesta hipotónica (EHH). Shock y colapso; caracterizado por la pérdida de conciencia, palidez, flacidez, cianosis y respiración poco profunda. Puede haber fiebre, pero es probable que el niño se sienta frío al tacto. La vacuna DPT puede causar EHH, se desconocen los efectos a largo plazo de esos episodios.

eritema multiforme. Una erupción cutánea con ampollas de color rojo oscuro, circulares y llenas de líquido, usualmente en las extremidades, y no causan molestias, puede ser provocada por infecciones y reacciones a los medicamentos. El síndrome Stevens-Johnson es una forma severa y potencialmente mortal, con grandes lesiones que producen ampollas.

esclerosis múltiple. Una pérdida de mielina crónica del sistema nervioso central, que ocurre con más frecuencia en los hombres, y causa síntomas de pérdida de la visión en un ojo, dolor de ojos; dolor, entumecimiento, hormigueo, ardor y movimiento en la cara o extremidades, y con el tiempo, la degeneración con pérdida de visión, parálisis, dificultad al hablar, disfunción de vejiga e intestinos y convulsiones. Puede ser ligera, entrar en remisión o llevar a un severo deterioro físico.

esclerosis panencefalisis subaguda (EPES). Una rara forma de encefalitis que puede afectar la materia blanca y gris del cerebro; es una enfermedad insidiosa que aparece hasta varios años después del evento inicial, y causa que empeore progresivamente la disfunción cerebral que con frecuencia es fatal.

hemiplejia. Parálisis de un lado del cuerpo.

inmunogenicidad. La habilidad de una sustancia para estimular la formación de anticuerpos.

inocular. Inyectar microorganismos, sueros o materiales tóxicos en el cuerpo.

lupus eritematoso. Un desorden inflamatorio autoinmune, que principalmente afecta a las mujeres jóvenes, caracterizada por una erupción en forma de mariposa sobre los pómulos y a través del puente nasal, fiebre, dolor en las articulaciones, malestar, lesiones en la piel, con la forma de un disco, pérdida de cabello, sensibilidad a la luz, artritis sin deformidad y un número de otros síntomas clínicos y hallazgos de laboratorio. Puede ser fatal en casos severos, debido a los efectos dañinos en varios sistemas de órganos.

meningitis aséptica. Inflamación de las meninges, con aumento en el conteo de leucocitos, pero que no se detecta ninguna bacteria en los cultivos ni en el análisis.

mielitis transversal. Aguda enfermedad de la médula espinal asociada con lesiones de ésta, dando como resultado un repentino dolor en la espalda baja, seguido por dolor y debilidad en las extremidades inferiores, posible parálisis intestinal y de vejiga, y con frecuencia incapacidades permanentes.

neuritis óptica. Una enfermedad de falta de mielina del nervio óptico, puede ser un signo inicial de esclerosis múltiple.

ofritis. Inflamación de los ovarios.

orquitis. Inflamación de los testículos.

parálisis de Bell. Repentina parálisis facial debido a la inflamación de los nervios, puede ser temporal o permanente; se desconoce su causa, pero se cree que es una infección viral o un mal funcionamiento del sistema inmunológico.

pródromo. La etapa inicial de la enfermedad.

síndrome de Reye. Un agudo y algunas veces fatal síndrome de encefalopatía infantil, en el cual existe la degeneración del hígado y una importante inflamación cerebral, con cambios en la conciencia; asociado con infecciones virales y con el uso de aspirina durante las infecciones virales, ocurre sólo en los menores de 18 años de edad.

síndrome Guillain-Barré (SGB). También se le llama neuritis post-infecciosa o polineurosis inflamatoria aguda de falta de mielina; los síntomas son agudos, con un rápido inicio de debilidad muscular extrema, parálisis, pérdida de reflejos de los tendones y falta de mielina de los nervios periféricos. Los síntomas pueden ocurrir hasta 4 semanas después de una infección o vacuna. Puede ser fatal debido a una falla respiratoria.

sordera sensorineural. Pérdida de la audición, debida al daño al final de las estructuras de los órganos dentro del caracol óseo del oído, o en las conexiones nerviosas de éste.

trivalente. Que contiene 3 componentes, como en la vacuna de difteria-pertussis-tétanos (DPT).

trombocitopenia púrpura. Una forma severa de trombocitopenia que lleva al sangrado en la piel y en las membranas mucosas, usualmente se hace evidente como moretones dispersos, en especial en la parte inferior de las piernas; es frecuente que en los niños sea el resultado de una infección viral y por lo general, es autolimitante, aunque puede tomar varias semanas o meses para su recuperación completa; los casos severos pueden ser fatales.

trombocitopenia. Una disminución significativa en el conteo de plaquetas, como resultado de los desórdenes en la coagulación de la sangre.

viremia. La presencia de virus en la sangre.

Lecturas recomendadas

A lo largo este libro usted puede encontrar numerosas referencias de artículos de la literatura médica. Aunque todos esos materiales referidos en este texto, están disponibles a través de las fuentes de bibliotecas en el ciberespacio (por ejemplo, Medline, a la que se puede acceder a través de PubMed; utilice su máquina favorita de búsqueda) o de bibliotecas médicas más grandes. Debido a la extensiva naturaleza de las referencias y el fácil acceso a ellas como acotaciones, he decidido no poner los artículos de revistas médicas en esta lista de lecturas recomendadas. Los materiales en esta sección representan los libros usados en mi investigación. Ya que no estoy de acuerdo con las opiniones de todos los críticos de vacuna, ni puedo atestiguar para verificar la veracidad de toda su información, mucho recomiendo que lea e investigue este tema extensamente. Por lo tanto, he incluido una variedad de lo que considero que es la mejor y más ampliamente mencionada literatura sobre la vacuna. También podrá encontrar un número de libros sobre médicas alternativas y curación natural para niños. Una biblioteca casera de referencia, puede ser un valioso activo para todos los padres y en particular es importante para las preocupaciones sobre la salud pediátrica.

Literatura sobre vacunas

Buttram, Harold, y John Chris Hoffman. *Vaccinations and Immune Malfunction* [Vacunaciones y desorden inmunológico]. Quakertown, Pa.: Randolph Society, 1985.

Chaitow, Leon. *Vaccination and Immunization: Dangers, Delusions, and Alternatives* [Vacunación e inmunización: Peligros, desilusiones y alternativas]. Somerset, England: C. W. Daniel, 1994.

Coulter, Harris. *Divided Legacy: Twentieth-Century Medicine: The Bacteriological Era* [Legado dividido: Medicina del siglo XX: La era bacteriológica]. Berkeley, Calif.: North Atlantic Books, 1994.

Coulter, Harris, y Barbara Loe Fisher. *DPT: A Shot in the Dark* [DPT: Un disparo en la oscuridad]. New York: Warner Books, 1985.

Diodati, Catherine J. M. *Immunization: History, Ethics, Law, and Health* [Inmunización: Historia, ética, ley y salud]. Windsor, Ontario: Integral Aspects, 1999.

Fisher, Barbara Loe. *The Consumer's Guide to Childhood Vaccines* [La guía del consumidor para las vacunas infantiles]. Vienna, Va.: National Vaccine Information Center, 1997.

James, Walene. *Immunization: The Reality behind the Myth* [Inmunización: La realidad detrás del mito]. Westport, Conn.: Bergin and Garvey, 1995.

Miller, Neil. *Immunization: Theory vs. Reality* [Inmunización: Teoría contra realidad]. Santa Fe, N. Mex.: New Atlantean Press, 1999.

———. *Vaccines: Are They Really Safe and Effective?* [Vacunas: ¿En realidad son seguras y efectivas?]. Santa Fe, N. Mex.: New Atlantean Press, 1999.

Mothering Magazine. *Immunizations* [Inmunizaciones]. Albuquerque, N. Mex.: Mothering Publications, 1984.

Neustaedter, Randall. *The Immunization Decision* [La decisión de inmunización]. Berkeley, Calif.: North Atlantic Books, 1990.

Plotkin, Stanley, y Edward Mortimer. *Vaccines* [Vacunas]. Philadelphia: W. B. Saunders, 1988.

Stratton, Katheleen, y otros. *Adverse Events Associated with Childhood Vaccines: Evidence Bearing on Causality* [Eventos adversos asoiados con las vacunas infantiles: Evidencia soportada en la causalidad]. Washington, D.C.: National Academy Press, 1994.

Microbiología médica

Levinson, Warren, y Ernest Jawetz. *Medical Microbiology and Immunology* [Microbiología médica e inmunología]. Stamford, Conn.: Appleton and Lange, 1996.

Mims, Cedric, y otros. *Medical Microbiology* [Microbiología médica]. Boston, Md.: Mosby, 1993.

Medicina natural, hierbas y nutrición

Bensky, Dan, y Randall Barolet. *Chinese Herbal Medicines: Formulas and Strategies* [Medicinas herbales chinas: Fórmulas y estrategias]. Seattle, Wash.: Eastland Press, 1990.

Bove, Mary. *An Encyclopedia of Natural Healing for Infants and Children* [Una enciclopedia de curación natural para infantes y niños]. New Canaan, Conn.: Keats, 1996.

Brennan, Patty. *Vaccine Choices: Homeopathic Alternatives, and Parental Rights* [Elecciones de vacuna: Alternativas homeopáticas y derechos paternales]. Ann Arbor, Mich.: Holistic Midwifery Institute, 1999.

Brinker, Frances. *Herb Contraindications and Drug Interactions* [Contraindicaciones herbales e interacciones de medicamentos]. Sandy, Ore.: Eclectic Medical Publications, 1998.

Buhner, Stephen. *Herbal Antibiotics* [Antibióticos herbales]. Pownal, Vt.: Storey Books, 1999.

Cummings, Stephen, y Dana Ullman. *Everybody's Guide to Homeopathic Medicines* [Guía para todos, para las medicinas homeopáticas]. Los Ángeles: Jeremy Tarcher, 1984.

Flaws, Bob. *A Handbook of TCM Pediatrics* [Un libro de bolsillo de MTC, de pediatría]. Boulder, Colo.: Blue Poppy Press, 1997.

———. *Turtle Tail and Other Tender Mercies* [Cola de tortuga y otras compasivas indulgencias]. Boulder, Colo.: Blue Poppy Press, 1985.

Galland, Leo. *SuperImmunity for Kids* [Super-inmunidad para niños]. New York: Dell Publishing, 1988.

McGuffin, Michael, y otros. *Botanical Safety Handbook* [Libro de bolsillo, de seguridad botánica]. Boca Raton, Fla.: CRC Press, 1997.

Mendelsohn, Robert. *How to Raise a Healthy Child in Spite of Your Doctor* [Cómo criar a un niño saludable, a pesar de su doctor]. New York: Ballantine, 1984.

Mills, Simon, y Kerry Bone. *Principles and Practice of Phytotherapy* [Principios y prácticas de fitoterapia]. New York: Churchill Livingstone, 2000.

Murray, Michael. *Encyclopedia of Nutritional Supplements* [Enciclopedia de suplementos nutricionales]. Rocklin, Calif.: Prima, 1996.

Romm, Aviva Jill. *Natural Healing for Babies and Children* [Curación natural para bebés y niños]. Freedom, Calif.: Crossing Press, 1996.

———. *Naturally Healthy Babies and Children* [Bebés y niños naturalmente saludables]. Pownal, Vt.: Storey Books, 2000.

Romm, Aviva Jill, y Tracy Romm. *ADHD Alternatives* [Alternativas AHDA]. Pownal, Vt.: Storey Books, 2000.

Smolin, Lori, y Mary Grosvenor. *Nutrition: Science and Applications* [Nutrición: Ciencia y aplicaciones]. New York: Harcourt Brace, 1997.

Zand, Janet, y otros. *Smart Medicine for a Healthier Child* [Medicina inteligente para un niño saludable]. Garden City, N.Y.: Avery, 1994.

Índice